— 全国高等职业教育康复治疗技术专业新形态规划教材 —

康复心理学

（供康复治疗技术、中医康复技术等专业使用）

主　编　陈　进

中国协和医科大学出版社

北　京

内容提要

本教材是“全国高等职业教育康复治疗技术专业新形态规划教材”之一，系根据本套教材的编写指导思想和原则要求，结合专业培养目标和本课程要求的教学目标编写而成，内容涵盖了康复心理学的基本概念与发展脉络、主要心理学派的理论基础、康复对象的心理特点、心理应激机制与应对、心理评估与咨询技术、心理治疗方法，以及针对不同系统（如中枢神经系统、运动系统、心肺系统等）疾病和特殊人群（如儿童、老年人）制订的心理康复策略。此外，本教材还增加了丰富的数字资源，包括微课、课件、思维导图、岗位对标考试等知识点总结、能力测试等，丰富了教材内容，增强了线上和线下教学的联动性，以提升学生学习的主动性和积极性。

本教材主要供康复治疗技术、中医康复技术等专业使用，也可作为一线医务工作者的参考书。

图书在版编目（CIP）数据

康复心理学 / 陈进主编. -- 北京：中国协和医科大学出版社, 2025. 7. -- (全国高等职业教育康复治疗技术专业新形态规划教材). -- ISBN 978-7-5679-2647-9

Ⅰ. R493

中国国家版本馆CIP数据核字第2025GJ9720号

主　　编　陈　进
策划编辑　魏亚萌
责任编辑　魏亚萌
封面设计　邱晓俐
责任校对　张　麓
责任印制　黄艳霞
出版发行　**中国协和医科大学出版社**
（北京市东城区东单三条9号　邮编100730　电话010-65260431）
网　　址　www.pumcp.com
印　　刷　三河市龙大印装有限公司
开　　本　889mm×1194mm　1/16
印　　张　16.25
字　　数　420千字
版　　次　2025年7月第1版
印　　次　2025年7月第1次印刷
定　　价　52.00元

全国高等职业教育康复治疗技术专业新形态规划教材建设指导委员会

全国高等职业教育康复治疗技术专业
新形态规划教材数字教材建设指导委员会

编者名单

主　　编 陈　进

副 主 编 田凤娟　杨　阳　卞　立

编　　者（按姓氏笔画排序）

马劭瑄（江苏护理职业学院）

卞　立（浙江中医药大学附属宁波市中医院）

田凤娟（菏泽医学专科学校）

严海霞（无锡市精神卫生中心）

李令岭（广州体育学院）

杨　阳（沧州医学高等专科学校）

张　玉（江苏医药职业学院）

张艺珊（山东中医药高等专科学校）

陈　进（江苏医药职业学院）

侯　俊（重庆市江津中医院）

焦颗玲（菏泽医学专科学校）

强丽莉（无锡市惠山区康复医院）

戴文骏（南京医科大学第一附属医院）

数字教材编者名单

主　　编 陈　进

编　　者（按姓氏笔画排序）

许金成（无锡市惠山区人民医院）

陈　进（江苏医药职业学院）

熊利娟（无锡市惠山区康复医院）

出版说明

随着我国人口老龄化加速、慢性病患病率上升及全民健康意识增强，康复治疗技术已成为现代医疗体系的重要支柱。《“健康中国2030”规划纲要》提出，要加强康复等急需紧缺专业人才培养培训，加大康复治疗师等健康人才培养培训力度。当前，我国康复治疗师缺口高达数十万人，专业人才培养迫在眉睫。同时，智能康复设备、数字疗法等新技术的应用，要求从业者兼具传统康复技能与数字化工具操作能力。在此背景下，职业教育作为技术技能人才培养的主阵地，亟需建设适应产业升级、符合岗位需求的新型教材体系，为培养高层次、专业化人才奠定基础。

本套教材以实践科学发展观为指导思想，以服务教学、指导教学、规范教学、适应我国医学教育改革为宗旨，立足高等职业教育教学实际，以胜任能力培养为目标，使课程设置与理论实践紧密衔接，突出教材内容的实用性、先进性、科学性和通用性。本套教材为新形态教材，具体体现为：体现教育改革精神与职业教育特色；注重产教融合，突出实践教学；以实际操作技能为导向，融入新技术、新方法；融合思政，强化价值引领；以学生为中心，丰富模块设计；纸质教材与数字教材融合；教材编写在贯彻职业教育理念的同时，亦充分体现现代化的教育思想和方法，以全面提升学生的创新精神、人文素养、胜任能力等综合素质，培养适应医疗卫生体制改革的复合型和应用型人才。

同时，本套教材的编写遵循教材编写的基本规律，秉持“三基、五性、三特定”的原则，注重基础理论、基本知识和基本技能的培养，内容深度和广度适应全国高等职业教育的需求。教材编写以康复治疗技术专业的培养目标为导向，着重培养学生的职业技能，满足职业岗位需求、学生学习需求和社会需求。教材内容涵盖了康复治疗领域工作岗位所需的知识、技能和素质，帮助学生全面理解工作岗位，培养学生科学的临床思维和学习方法，以满足社会对学生知识和技能的要求，强调培养学生的创新能力、信息获取技能和终身学习能力，确保教材的启发性。在编写过程中，我们充分考虑到高等职业教育的多样性，确保教材既能适应不同院校的需求，又能满足学生毕业时的知识和技能要求。

本套教材涵盖康复评定技术、运动疗法技术、作业治疗技术等17门课程，定位清晰、特色鲜明，具有以下特点。

一、构建高质量、互动性强的创新形态教材体系

本系列教材为创新形态教材，教材所有内容，均实现数字化呈现；同时，为纸质教材提供配套教学视频、微课、思维导图、教学课件、在线练习等丰富教学资源，学生可直接获取与教材内容相关联的课程资源；支持多媒体资源嵌入与实时更新；配套的数字教材平台，支持在线教学、资源共享、数据分析等功能，实现教学全流程数字化管理，满足多样化教学需求。这种创新的学习方式，不仅提高了教学效果，也丰富了学习体验，使学习更加便捷，提升了学生的学习积极性和主动性。

二、强化价值引领，助推专业教育与思政教育相融合

本套教材以专业知识为载体，以思政教育为引领，深度挖掘专业课程蕴含的思政资源，巧妙融入教材内容，全方位助推专业教育与思政教育深度交融，培育德技兼修人才。在教材编写中，我们注重以康复案例为切入点，将社会主义核心价值观、医者仁心的职业精神、中华优秀传统文化等思政元素自然融入专业知识点。引导学生树立正确的职业价值观，具备社会责任感，在实践教学环节强化人文关怀培养，使学生在掌握专业技能的同时，自觉践行“健康所系，性命相托”的医者担当。

三、体现教育改革精神与职业教育特色

本套教材深入贯彻国家职业教育改革精神，坚持以人为本、能力为重，强调实践操作和技能培训，注重培养学生的职业素养和实际工作能力。内容贴近职业实践，力求使学生能够顺利进入职业领域，成为胜任基层医疗机构或康复治疗相关岗位的高级技术型专业人才。编写过程中，我们注重教材内容与实际工作岗位匹配，确保教材内容符合基层实际工作的需求。

四、注重产教融合，突出实践教学

高等职业教育强调产教深度融合，创新培养模式，这是职业教育的重要发展方向。本套教材的建设始终把提高人才培养质量放在首位，密切联系实际，突出实践教学，将专业内容设置与行业需求对接；推动教学与行业技术发展同步，使课程内容与职业标准对接；完善职业教育教学过程机制，使教学过程与实际工作过程对接。

五、贴合考试，对接行业需求

本教材严格遵循《国家职业教育改革实施方案》及职业教育规划教材建设要求，以康复治疗师职业标准为核心，将岗位技能、职业技能竞赛、职业资格考试内容有机融入教材，实现“岗课赛证”融通，助力学生无缝对接行业需求。

六、以学生为中心，丰富模块设计

考虑到职业教育学生的年龄和学习特点，本套教材的模块设置丰富多样，包括案例导入、思维导图、考试知识点总结、习题等模块。这种结构不仅有助于学生理解和记忆知识点，还能提高学生的学习兴趣和学习效果。每个模块设计精细，既有理论讲解，又有实践应用，旨在全面提升学生的综合素质。

希望本套教材的出版，能够推动高质量康复治疗技术专业人才的培养，促进我国康复治疗专业领域的教材建设与教育发展，为促进我国康复事业的发展和保障人民健康作出积极贡献。

前　言

随着医学模式由“生物医学模式”向“生物-心理-社会医学模式”转变，心理因素在康复治疗中的作用日益受到重视。康复不仅是身体功能的恢复，更是心理、情感、社会适应能力的全面重建。为帮助高等职业院校学生系统掌握康复心理学基础知识与临床技能，全国多位长期从事康复教学与临床实践的一线教师与医生联合编写了本教材。

本教材紧贴高等职业教育的教学实际与人才培养目标，兼顾理论性与实用性，突出“学得会、用得上”的核心理念，力求使学生在掌握康复心理学基础理论的同时，具备初步的心理评估、咨询和干预能力，能够胜任临床一线康复工作中常见心理问题的诊断与干预。

本教材共十一章，内容涵盖康复心理学的基本概念与发展脉络、主要心理学派的理论基础、康复对象的心理特点、心理应激机制与应对、心理评估与咨询技术、心理治疗方法，以及针对不同系统（如中枢神经系统、运动系统、心肺系统等）疾病和特殊人群（如儿童、老年人）制订的心理康复策略。

本教材内容结构由浅入深，注重理论联系实际，便于教学与开展自学。教材在编写过程中充分吸收了国家最新职业教育标准与临床工作一线反馈，增加了大量典型案例与实训建议，旨在帮助学生更好地将所学知识转化为岗位技能。同时，教材中适当引入心理测量工具（如EPQ、SCL-90、16PF、SDS）和常用干预技术（如CBT、放松训练、正念疗法等），为学生的职业发展和继续学习打下坚实的基础。

本教材可作为高等职业教育康复治疗技术、中医康复技术等相关专业的教学用书，也可作为康复科、心理科、疼痛科等临床一线医务工作者的学习与参考资料。

由于编者水平有限，内容难免有不尽完善之处，诚恳欢迎广大教师、学生及同行提出宝贵意见，以不断修订完善，使本教材更好地服务于职业教育与康复实践。

编　者

2025年4月

目 录

第一章　康复心理学认知 …… 001
第一节　认识康复心理学 …… 002
一、康复心理学的概念 …… 002
二、康复心理学的研究对象 …… 003
三、康复心理学的研究内容 …… 003
四、康复心理学的作用 …… 005
五、康复心理学的研究方法 …… 006
六、我国康复心理学的发展 …… 007
第二节　心理学派的心理康复理论和方法 …… 010
一、精神分析学派的心理康复理论和方法 …… 011
二、行为主义学派的心理康复理论和方法 …… 011
三、人本主义学派的心理康复理论和方法 …… 012
四、认知学派的心理康复理论和方法 …… 013
五、心理生理学派的心理康复理论和方法 …… 014
第三节　康复患者的心理特点 …… 015
一、康复患者的心理反应 …… 015
二、康复患者的心理特征 …… 015
三、康复患者的心理需要 …… 017

第二章　康复心理学基础 …… 019
第一节　心理现象与其实质 …… 020
一、心理现象 …… 020
二、心理的实质 …… 021
第二节　认知过程 …… 021
一、感觉 …… 022
二、知觉 …… 023
三、记忆 …… 023
四、思维 …… 025
五、想象 …… 026
六、注意 …… 026

七、认知过程在康复治疗中的应用 …… 027
第三节　情绪、情感与意志过程 …… 029
一、情绪、情感过程 …… 029
二、意志过程 …… 030
三、情绪、情感与意志过程在康复治疗中的应用 …… 032
第四节　人格 …… 033
一、概述 …… 033
二、人格心理倾向性 …… 034
三、人格心理特征 …… 036
四、自我意识系统 …… 040

第三章　心理应激与应激障碍 …… 042
第一节　心理应激 …… 043
一、概述 …… 043
二、应激源的类型 …… 044
三、应激的理论模型 …… 044
四、应激反应的心理机制 …… 045
五、应激反应的生理机制 …… 045
六、心理应激与心理健康 …… 046
七、心理应激的应对与管理 …… 047
八、心理康复中的心理应激干预 …… 047
九、心理应激评估工具 …… 048
十、心理应激干预方法 …… 049
第二节　应激障碍 …… 050
一、急性应激障碍 …… 050
二、创伤后应激障碍 …… 051
三、适应障碍 …… 053
第三节　心理防御机制与应对 …… 054
一、心理防御机制 …… 054
二、应对 …… 058
三、心理防御机制与应对的关系 …… 060

第四章　康复心理评估技术 …… 062
第一节　心理健康与心理卫生 …… 063
一、概述 …… 063
二、心理健康的研究和标准 …… 064
第二节　康复心理评估的常用方法 …… 066
一、概述 …… 066
二、康复心理评估的原则 …… 066
三、康复心理评估者应具备的条件 …… 067

四、康复心理评估的常用方法 …… 068
第三节 康复心理评估常用的心理测验 …… 074
一、智力测验 …… 074
二、人格测验 …… 076
三、神经心理测验 …… 079
四、临床评定量表 …… 081
五、其他评定量表 …… 084

第五章 康复心理咨询技术 …… 086
第一节 建立医患关系 …… 087
一、医患关系概述 …… 087
二、患者角色 …… 089
三、医患关系的影响因素 …… 092
四、医患沟通的心理学技能 …… 094
五、沟通技巧在临床中的应用 …… 096
第二节 康复心理咨询的主要技术与咨询过程 …… 101
一、主要技术 …… 101
二、咨询过程 …… 105

第六章 康复心理治疗技术 …… 110
第一节 行为治疗 …… 111
一、概述 …… 111
二、行为治疗的特点 …… 111
三、行为治疗的基本过程 …… 112
四、行为治疗的主要方法 …… 113
第二节 认知行为疗法 …… 121
一、概述 …… 121
二、理性情绪行为疗法 …… 121
三、贝克认知疗法 …… 124
第三节 其他治疗技术 …… 127
一、支持性心理治疗 …… 127
二、焦点解决短程疗法 …… 128
三、表达性心理治疗 …… 129
四、家庭治疗 …… 130
五、团体治疗 …… 132
六、正念 …… 133

第七章 中枢神经系统疾病的心理康复 …… 137
第一节 脑卒中的心理康复 …… 138
一、概述 …… 138

二、脑卒中不同阶段的心理特征 …… 138
三、脑卒中的心理障碍表现 …… 139
四、脑卒中的心理评估方法 …… 142
五、脑卒中的心理康复方法 …… 143
六、脑卒中心理康复的重要性 …… 146
第二节　脊髓损伤的心理康复 …… 146
一、脊髓损伤后的临床表现和心理特征 …… 146
二、脊髓损伤的心理评估方法 …… 149
三、神经心理障碍评估 …… 150
四、脊髓损伤的心理康复方法 …… 152
第三节　阿尔茨海默病的心理康复 …… 154
一、概述 …… 154
二、阿尔茨海默病的临床表现 …… 155
三、阿尔茨海默病的心理特征 …… 156
四、阿尔茨海默病的心理评估方法 …… 158
五、阿尔茨海默病的心理康复方法 …… 160

第八章　运动系统疾病的心理康复 …… 163
第一节　骨关节炎的心理康复 …… 164
一、概述 …… 164
二、骨关节炎的心理特征 …… 165
三、骨关节炎的心理评估方法 …… 165
四、骨关节炎的心理康复方法 …… 166
第二节　腰椎间盘突出症的心理康复 …… 169
一、概述 …… 169
二、腰椎间盘突出症的心理特征 …… 169
三、腰椎间盘突出症的心理评估方法 …… 171
四、腰椎间盘突出症的心理康复方法 …… 171
第三节　截肢的心理康复 …… 174
一、概述 …… 174
二、截肢的心理特征 …… 174
三、截肢的心理评估方法 …… 176
四、截肢的心理康复方法 …… 177

第九章　心肺系统疾病的心理康复 …… 180
第一节　冠状动脉粥样硬化性心脏病的心理康复 …… 181
一、概述 …… 181
二、冠状动脉粥样硬化性心脏病的心理特征 …… 181
三、冠状动脉粥样硬化性心脏病的心理评估方法 …… 183
四、冠状动脉粥样硬化性心脏病的心理康复方法 …… 184

第二节　高血压的心理康复 …… 187
一、概述 …… 187
二、高血压的心理特征 …… 188
三、高血压的心理评估方法 …… 189
四、高血压的心理康复方法 …… 191
第三节　慢性阻塞性肺疾病的心理康复 …… 195
一、概述 …… 195
二、慢性阻塞性肺疾病的心理特征 …… 195
三、慢性阻塞性肺疾病的心理评估方法 …… 197
四、慢性阻塞性肺疾病的心理康复方法 …… 199

第十章　疼痛和睡眠障碍的心理康复 …… 204
第一节　疼痛的心理康复 …… 205
一、疼痛的定义与分类 …… 205
二、疼痛的心理特征 …… 205
三、心理评估工具与方法 …… 205
四、心理干预策略 …… 206
五、案例分析与应用 …… 206
第二节　睡眠障碍的心理康复 …… 207
一、睡眠障碍的定义与分类 …… 207
二、睡眠障碍的心理特征 …… 207
三、心理评估工具与方法 …… 207
四、心理干预策略 …… 207
五、案例分析与应用 …… 208

第十一章　特殊人群的心理康复 …… 213
第一节　儿童心理康复 …… 214
一、儿童的心理发展 …… 214
二、儿童常见精神障碍 …… 215
三、儿童的心理影响因素 …… 218
四、儿童的心理康复特征、原则及方法 …… 220
第二节　老年人心理康复 …… 227
一、老年人的生理心理变化 …… 228
二、老年人的心理特征 …… 229
三、老年人的心理影响因素 …… 232
四、老年人的心理康复方法 …… 234

参考文献 …… 237

第一章　康复心理学认知

教学课件

微课：认知重构技术

学习目标

素质目标

具有对康复患者心理需求的敏感性和同理心；树立以患者为中心的服务理念，尊重患者的心理健康权益。

知识目标

（1）掌握：康复心理学的概念。

（2）熟悉：康复心理学的研究对象、研究内容及其作用；康复患者心理特点。

（3）了解：康复心理学的研究方法、发展状况；心理康复理论和方法。

能力目标

能将康复心理学的基本概念和理论应用于实际康复场景，分析患者心理特点，制订心理支持策略。

案例导入

【案例】

患者，男，62岁，退休教师。既往性格温和、耐心，行事谨慎，情绪稳定。半年前因突发心肌梗死导致心功能受损，虽经抢救脱离危险，但需长期服药并限制体力活动。患者因身体虚弱无法继续从事喜爱的园艺活动，逐渐出现情绪低落、兴趣减退，常对家人抱怨“成了废人”“拖累全家”。近期拒绝复诊，对医生的康复建议表现出明显抵触，认为“治疗无用”，并多次因琐事与家人发生争吵。患者回避社交，拒绝与老友联络，甚至不愿出门散步，整日卧床，自我封闭倾向显著。

【问题】

1．请初步判断该患者当前处于哪个心理阶段？

2．基于马斯洛需求层次论，分析患者当前未满足的心理需求。

·核心知识拆解·

康复心理学作为应用心理学的重要分支，专注通过心理干预帮助患者恢复心理健康、社会功能和生活质量。其研究对象涵盖残疾人、老年患者、儿童患者、慢性病患者及精神障碍患者等，研究内容包括心理行为与伤病残的关系、临床咨询、心理评定及心理行为治疗技术的应用。康复心理学的作用在于培养患者的积极情绪、动员患者的心理代偿功能、纠正患者的错误认知、运用心理防御机制为患者提供心理咨询与治疗支持、发展社会福利事业及防止医源性影响。康复患者的心理特点包括休克-恐惧期、否认-怀疑期、愤怒-沮丧期和接受-适应期四个阶段，以及认知障碍和情绪情感障碍等心理特征。康复患者的心理需求包括康复需求、安全需求、爱与归属需求、尊重需求和自我实现需求，医护人员需关注这些需求，提供全面的身心康复支持。

第一节　认识康复心理学

心理学是研究心理现象发生与发展规律的科学。心理作为大脑功能的体现，虽源自大脑，但并非物质产品。心理活动通过反应外界刺激的方式存在，是对外界信息的加工与反映。心理学通常分为基础心理学和应用心理学，前者侧重理论和规律，后者则将这些理论应用于实际生活，旨在提升人们的生活和工作质量。康复心理学作为应用心理学的一个分支，专注于帮助个体恢复心理健康，尤其是在个体出现身心障碍后的心理干预，帮助其提高生活质量、调整心态，并重建社会功能。

一、康复心理学的概念

康复心理学（rehabilitation psychology）是心理学的一个重要分支，专注研究和应用心理学知识与技能，帮助残疾和慢性健康问题人群最大限度地恢复健康、功能和社会参与能力。其核心目标是通过心理干预，克服患者的消极心理因素，激发积极情绪和主观能动性，促进机体功能的代偿与恢复，愈合心理创伤，提升社会适应能力，最终提高患者的生活质量。

康复心理学的出现和发展源于医学模式的转变，尤其是生物-心理-社会医学模式的提出。这一模式扩展了医学服务的对象，不仅关注患者的生理健康，还重视心理和社会因素，强调全面提高人类的健康与幸福。康复心理学着重于心理功能和社会功能的恢复与适应，帮助个体在身体、心理和社会层面实现全面康复。从儿童发育障碍到老年认知功能障碍，从慢性病患者到灾难幸存者，康复心理学为不同年龄阶段和健康问题的人群提供了重要的心理支持。特别是对于具有认知损害的病残者（如脑卒中、脑外伤患者），心理评估和干预成为其康复的关键环节。此外，康复心理学还关注患者心理障碍对其本人、照料者及社会角色的影响，致力于帮助患者恢复情感、认知、家庭、社会和职业功能。

康复心理学的服务通常在专门的康复机构中进行，如康复医院和康复中心，这些机构通过设立康复心理学科（室）来提供治疗。经过专业培训的心理治疗师与康复医师、护士等其他专业人员紧密合作，共同评估患者的功能状况，制订个性化的康复治疗计划，全面促进患者的身心恢复。此外，从事康复工作的人员了解康复心理学，有助于更好地理解和共情患者的心理反应，帮助他们有效应对身心障碍带来的挑战。

二、康复心理学的研究对象

康复心理学的研究对象十分广泛，涵盖了各类康复患者及慢性病患者，旨在通过心理干预帮助其恢复心理功能、社会功能和提高生活质量。具体而言，康复心理学的研究对象包括以下几类人群。

微课：残疾人的心理反应过程

（1）残疾人：根据最新人口普查数据，我国残疾人总数超过8500万，占全国总人口的6.34%。这些患者因先天性残疾、非传染性疾病或外伤导致言语、智力、视力、肢体或精神等方面的功能出现障碍，影响其正常生活和工作，需要心理支持和社会援助。康复心理学通过心理干预，帮助残疾人克服心理障碍，重建积极的生活态度，促进其参与社会活动。

（2）老年患者：随着全球人口老龄化问题的加剧，老年患者的心理康复成为重要课题。截至2024年末，我国65岁及以上人口已达22 023万人，占总人口的15.6%。老年人因社会角色转变、身体素质下降等因素，易产生孤独感、自卑感和失落感。康复心理学通过心理干预，帮助老年患者习得新的应对技巧，改善心理状态，促进身心功能的恢复。

（3）儿童患者：儿童的大脑结构和功能尚在发育中，易受体内外因素影响而罹患疾病。残疾儿童由于生理缺陷，社会交往受限，因此心理发展往往受到阻碍。这些儿童的心理世界更为敏感和脆弱，生活经历也更加坎坷。康复心理学根据儿童的心理特点，采取针对性的心理康复措施，帮助其克服心理障碍，促进疾病康复和心理健康发展。

（4）慢性病患者：近年来，心脑血管病、肿瘤、内分泌疾病等慢性病患者的心理问题日益突出。据统计，80%的慢性病患者伴有不同程度的抑郁情绪，同时还伴随焦虑、睡眠问题等心理障碍。疾病确诊后，患者常面临社会、家庭和职业等多重压力，产生焦虑、抑郁等情绪。康复心理学通过心理咨询和心理干预，帮助患者化解心理压力，发挥自身潜能，实现全面康复。

（5）精神障碍患者：精神障碍患者因大脑功能失调，出现感知、思维、情感等方面的异常。根据世界卫生组织的数据，全球约有10亿人受到精神健康问题的影响。康复心理学通过心理治疗，帮助患者掌握自我调适方法，降低复发率，提高康复质量。对于康复期精神病患者，早期心理干预和康复指导有助于消除影响康复的心理因素，促进其社会功能的恢复。

此外，康复心理学还关注特定人群（如女性康复患者）及因重大应激事件导致心理功能障碍的个体（如灾难幸存者）。通过系统研究和心理干预，康复心理学帮助这些人群克服心理障碍，重新融入家庭和社会，提升生活质量。

三、康复心理学的研究内容

康复心理学研究康复对象的心理问题、应激源对机体的影响及康复过程中的心理评估与治疗方法。其目的是解决心理障碍，帮助患者逐渐适应现实，回归家庭和社会。

1. 揭示心理行为与伤、病、残的关系　康复心理学主要探讨心理、社会和行为因素如何影响伤残和慢性病的发生、发展及其康复过程。它关注患者在面对伤病时的心理反应阶段，如否认、愤怒、抑郁等阶段，以及如何通过接受和适应实现康复。康复心理学家通过研究这些心理反应阶段，提出了多个理论模型，如Kübler-Ross的五阶段理论（否认－愤怒－讨价还价－抑郁－接受），为患者的心理干预提供了指导。此外，康复心理学还强调个体的应对方式和社会支持在康复过程中的作用。家人、朋友和同事的态度直接影响患者的心理状态，从而影响康复进程。积极的社会支持能够增强患者的应对能力，减少负面情绪，促进身心康复。研究还聚焦慢性病和伤残患者的心理行为特征，分析哪些心理因素可能加剧病情和并发症的发生，如何通过心理干预来减轻这些负面影响。通过转变患者的心理行为障碍，康复心理学帮助患者更好地适应病情，提高康复效果，促进全面的身心康复。

2. 对慢性患者和伤残者开展综合性的临床心理咨询 在康复过程中，心理支持至关重要，特别是帮助患者应对常见的心理问题，如紧张、焦虑和抑郁等。心理咨询的核心任务是为患者提供心理支持和危机干预，帮助他们克服短期内的情绪危机，并通过认知重建改善患者的心理状态。这一过程不仅包括调整个人的情绪，还帮助患者改善与他人及社会的关系，从而帮助他们更好地适应新的生活、工作和社会环境，减少因疾病、伤痛或残障带来的痛苦与不安。

3. 对康复患者的心理评定 康复心理评估通过应用各种心理测验手段，全面测验和评定康复患者在康复过程中的心理行为变化及其心理特征，目的是了解患者心理障碍的性质和程度，并掌握其在康复过程中的心理状态和行为变化规律。常见的心理测验包括智力测验、个别能力测验、个性测验、情绪评定等，具体应用于评估患者的智力水平、记忆力、注意力、思维能力、情绪状况（如焦虑和抑郁症状）、社会适应能力等方面。通过这些测验，康复心理治疗师或康复治疗师能够获得有规律的参考系统和量化指标，为心理健康咨询、指导及针对性的矫治措施提供科学依据，并帮助患者实现最佳的心理康复。

4. 各种心理行为治疗技术的应用 康复心理学的心理治疗主要针对因残疾或心理行为因素引发的心理问题，旨在帮助患者缓解情绪困扰并改善其行为表现。治疗方法因患者的具体情况而异，常用的技术包括自我调整疗法、松弛训练、生物反馈、运动疗法、气功和瑜伽疗法等。这些方法能有效减轻患者的慢性疼痛，如肌肉痉挛、截肢后的幻肢痛等，并通过强化积极行为，帮助患者逐步克服不良的应对方式。此外，集体治疗在康复过程中尤为重要。它为具有相似问题的患者提供了一个交流和支持的机会，使他们能够分享经验并获得彼此的心理支持，从而增强治疗的效果并维持积极的情绪和信念。这种集体治疗对慢性病患者和老年人的康复同样具有积极作用，能够在情感和心理层面提供持续的鼓励和支持。

康复心理学对患者进行康复治疗的具体内容主要包括以下几个方面。

（1）制订康复计划：针对丧失功能的患者，除使用物理、工娱治疗和体育疗法促进身体功能恢复外，还要结合心理治疗和心理护理，以帮助患者调节情绪，恢复心理适应能力，推动其更快康复。

（2）职业康复训练：为具有潜力的残疾者提供个性化职业训练，通过改善身心状态，帮助他们培养独立生活的能力。这不仅增强了他们的自信，也促进了社会自立。

（3）特殊教育支持：为患者提供量身定制的教育措施，帮助他们适应生活中的各种挑战，减轻康复过程中的痛苦和困难。这些措施有助于提升患者的自理能力和生活质量。

（4）心理咨询服务：心理咨询是康复心理学的重要组成部分，帮助患者处理情感困扰、焦虑、抑郁等心理问题，提供情感支持，促进心理健康和情绪稳定。

（5）心理评估与指导：通过多种心理测评工具，对患者的心理状况进行评估，为其制订个性化的康复计划提供依据。这些评估帮助治疗团队了解患者的心理需求和康复进度，从而作出科学的调整。

▶**知识拓展**

库布勒－罗斯模型

库布勒－罗斯模型（Kübler-Ross Model）是由瑞士美国心理学家伊丽莎白·库布勒－罗斯于1969年提出的，用于描述患者在面对死亡或重大失落时的心理反应。该模型分为五个阶段，每个阶段代表了个体应对不幸事件的不同心理状态和情感反应。尽管这些阶段并非线性或固定的，且不同个体可能会以不同的顺序经历或跳过某些阶段，但这一模型为我们理解个体如何逐步接受和应对重大失落提供了一个框架。

否认（denial）：否认是个体在面对痛苦现实时的第一反应，个体拒绝接受现实，通常表现为不相信事实，试图避开痛苦的真相。

愤怒（anger）：当个体意识到无法逃避现实后，个体常感到愤怒，可能对自己、他人或命运产生不满。

讨价还价（bargaining）：在这一阶段，个体可能通过承诺改变自己的生活方式或行为，期望以此交换健康或减轻痛苦。

抑郁（depression）：当个体面对死亡或重大变故的不可避免性时，他们可能会进入抑郁阶段。

接受（acceptance）：最终，个体会进入接受阶段，开始接受现实并以更平和的心态面对变故。此时，患者通常会展现出内心的平静、对生命的坦然和对未来的接纳。

四、康复心理学的作用

康复心理学在心理学领域中与临床心理学、咨询心理学和社会心理学具有同等的重要地位。它结合了心理学和行为科学的临床、咨询和组织方法，专注帮助伤残患者适应生活、工作和社会，最大限度地减轻伤残带来的影响。

1. 培养积极的情绪状态 通过心理干预和社会支持，伤病残者能够建立起积极、乐观和自信的心态。如通过组织残疾人参与文艺活动、体育赛事等形式，帮助他们在面对困难时培养勇气和信心，从而提高自身的抗病能力和适应能力。这样的心理建设不仅能够改善他们的情绪，还能促进身体各器官和肢体的代偿功能，进而提升生存质量和生活能力。

2. 动员心理的代偿功能 人类的心理活动具有极大的代偿功能。当某些生理或心理功能丧失时，其他心理功能能够起到代偿作用。这种代偿能力帮助个体在面对不幸和残疾时，重新调整心理状态，通过增强其他心理功能来弥补丧失的部分，从而实现心身的自我恢复和适应。

3. 纠正错误认知活动，建立正确的求医行为 错误的认知会阻碍康复过程的顺利进行，特别是偏见、迷信及不科学的健康观念。通过开展健康宣教，向伤病残者普及医学常识，帮助他们识别和拒绝不良信息，正确理解疾病和治疗的关系，避免误入歧途。同时，社会应提供更加便捷的求医途径和条件，帮助残疾患者获取科学有效的治疗。

4. 正确运用心理防御方式 合理的心理防御机制能够帮助个体保持心理稳定，尤其是在面临挫折和困境时。通过积极的防御方式，伤病残者能够找到新的应对策略，恢复心理平衡，消除内心的焦虑和痛苦。善于运用心理防御的个体，能够更好地应对生活中的不幸，提高自我认知和自信心，进而更快地恢复身心健康。

5. 提供心理咨询和心理治疗的帮助 心理咨询为伤病残者提供了情感支持，帮助他们在困难中找到希望，减轻心理负担。心理治疗则进一步帮助患者从根本上消除困扰他们的痛苦和障碍，增强康复的信心和决心。通过专业的心理支持，患者能够更清晰地认识到自己的潜力和康复的可能性，为未来的生活做好准备。

6. 发展社会福利事业 在康复过程中，社会福利体系的完善至关重要。伤病残者在学习、职业发展、婚姻和恋爱等方面往往面临很多困难。社会应为他们提供必要的指导与支持，确保他们享有与正常人相等的待遇，得到全社会的关心与帮助。同时，要尊重残疾者的独立人格和社会价值，帮助他们实现自我价值和社会融合。

7. 防止医源性影响 医务人员和医疗设备的主要作用是帮助患者解除痛苦，但若医务人员的职业素养不足，或者缺乏足够的心理支持，可能会加重患者的负担，甚至影响康复效果。因此，必须对医务人员进行专业培训，提升其心理素质和业务能力，使其能够按照心理疾病的规律，科学、耐心地指导康复工作，为患者提供更好的服务和支持。

五、康复心理学的研究方法

康复心理学作为心理学和康复医学的交叉学科，其研究方法结合了多种学科。主要的研究方法包括观察法、调查法、测验法和实验法。

1. 观察法 是一种通过直接记录个体或团体的行为活动，以分析和研究多个变量之间相互关系的研究方法。作为科学研究中最古老且应用广泛的手段，观察法几乎贯穿所有心理学研究之中。其主要优势在于它能收集到患者不愿或无法通过自述提供的行为数据，并且不需对患者施加额外干预，就能获取真实的行为信息。然而，观察法也存在一定的局限性，尤其是其结果的可靠性和有效性依赖于观察者的专业能力。研究者通过观察对象的言行、表情、兴趣、态度等各种外在表现，进而推测其内在的心理活动。在具体应用中，观察法可根据是否设定情境分为以下两种类型。

（1）自然观察法：研究者在不加干预的自然环境中直接观察对象的行为，并记录下来，随后进行分析。例如，康复治疗师或护士在病房中通过日常的康复护理工作观察患者的心理状态与行为模式，进而得出行为变化的规律。

（2）控制观察法：这种方法要求研究者在预设条件和情境下进行观察，以控制外部变量。例如，在重症监护病房中观察重伤患者的心理反应，或在设置有单向玻璃的病房中观察孤独症儿童的社交和游戏行为。

2. 调查法 是一种通过访谈、问卷等方式收集并分析研究资料的常用方法。在心理康复研究中，调查法广泛应用于了解患者的心理状况、行为反应及相关的社会支持等方面。

（1）访谈法：通过与被试者一对一的面对面交流，深入了解其心理活动，并通过观察其言语与非言语行为反应，补充与验证所收集的数据。这种方法不仅适用于健康个体，也常用于病患群体，如创伤患者、癌症患者等的心理反应研究。访谈的质量往往取决于研究者的技巧、知识水平及问题设计的科学性。

（2）问卷法：通过事先设计好的一系列问题，采用书面或信函形式让参与者填写，并对回收的数据进行分类分析。这种方法非常适合短时间内收集大规模样本的数据，如了解残疾群体的心理健康状况、主观幸福感等。问卷设计的合理性与研究目的的契合程度决定了研究结果的有效性和准确性。有效的问卷不仅能清晰地反映研究问题，还应注意问题的表述方式、回答方式的统一性及对被试者的引导作用。

总的来说，调查法简便高效，能够在短时间内获取大量有价值的信息，特别是在康复患者心理研究中具有重要意义。然而，问卷法的可靠性与有效性受多种因素影响，因此在分析与报告研究结果时，需要以科学客观的态度进行。

3. 测验法　又称心理测验法，是一种通过标准化的心理测验工具对个体的心理反应、行为特征等进行定量评估的研究方法。常用的测验工具包括人格量表、智力量表、行为量表和症状量表等，这些量表经过信度和效度检验，能够准确反映康复对象的心理活动规律。在临床心理康复研究中，测验法广泛应用于对康复对象的心理行为进行评定，尤其是在对心理干预效果的评价上，具有重要意义。例如，脑血管意外发生后个体的心理状态评估，抑郁、恐惧等症状的测量，以及心理干预后的效果评估，都可借助此法实现科学、定量的分析。为了确保测量的准确性，心理测验必须严格遵循标准化程序，以得出有效的结论。

4. 实验法　是一种通过控制特定情境，系统性地操纵自变量并观察其对因变量的影响的研究方法，旨在探究自变量与因变量之间的因果关系。这种方法被认为是科学研究中最为严谨的一种，因为它能够充分体现陈述、解释、预测和控制这四个研究层次。但是，实验法的有效性依赖于合理的实验设计，例如，实验组与对照组的不匹配及中间变量（尤其是心理变量）的干扰可能会影响结果的可靠性。除了实验室研究，实验法还广泛应用于自然环境下的实地实验，尤其是在康复心理学研究中。实地实验的优势在于它更接近真实生活情境，研究结果更具普适性，且不容易受到实验场景的局限。此外，模拟实验作为一种通过人工设计模拟现实情境的研究方法，也常用于探讨个体在特定情境下的心理变化与规律。这使得实验法在多个心理学领域，特别是社会心理学和康复心理学中，成为常用且重要的研究工具。

六、我国康复心理学的发展

（一）康复心理学的发展现状

我国康复心理学的发展可追溯到20世纪40年代末50年代初。黄嘉音教授在精神科领域首次运用心理学原理，对患者的病因进行分析和解释，并进行了支持疗法的实践，这标志着我国康复心理治疗进入初步探索阶段。20世纪50年代，老一代医学心理学工作者提出了针对神经衰弱的“快速综合治疗方法”，这一方法在学术界和社会上引起了广泛关注。

20世纪80年代，随着改革开放的推进和经济的快速发展，康复医学和医学心理学迎来了发展的良机。政府政策的支持和社会对康复需求的增加，促使高等医学院校开设了康复医学、医学心理学等课程，全国各地的医院、康复中心和附属医院也纷纷设立了心理康复科室。许多医务人员在心血管疾病、老年病、精神病等领域开展了大量的实践研究。与此同时，随着国际学术交流的日益增加，西方发达国家的心理治疗理论和技术，如系统脱敏疗法、合理情绪疗法、交互作用分析法、整合式心理疗法和人本主义理论，逐渐为国内学者所接受并付诸实践，推动了国内心理治疗理论的发展。心理咨询和心理治疗服务的领域不断扩展，康复心理测验、治疗与咨询逐步发展壮大。1994年，中国康复医学会成立了康复心理学专业委员会，进一步促进了我国康复心理学的专业化发展。

根据我国心理康复领域文献的数量变化及其主题的演变，可以将其发展历程划分为三个阶段：奠基期、增长期和调整期。在奠基期和增长期，虽然文献数量有了迅速增长，但内容上并未出现显著突破。1996年后，文献内容逐渐呈现出新的变化，标志着研究主题的小规模转型。进入21世纪后，我国心理康复研究的内容出现了深度变化，尤其在2004年之后，心理康复领域的研究逐渐向更加细化和专业化的方向发展。

（1）奠基期（1996年以前）：在这一阶段，我国康复心理学的研究主要集中在心理与康复之间的初步联系上。研究的主要内容包括社会心理、患者心理、康复措施、伤残者心理、康复效果和心理压力等领域。此时期的研究尚处于探索阶段，重点在于理解心理因素在康复过程中的作用，以及如何通过心理手段改善康复效果。

（2）增长期（1996—2003年）：这一阶段可分为三个小阶段。增长前期（1996—1997年）：心理学方法开始作为康复手段引入，为后期康复心理学的独立发展奠定了基础。增长中期（1998—1999年）：脑功能和神经心理学的研究逐渐增多，使心理康复的研究有了更深层次的发展。增长后期（2000—2003年）：心理康复开始广泛应用于不同疾病（如脑卒中、心肌梗死等）和不同人群（如运动员、老年人等）。此时期的研究方法逐渐偏向临床实践，重点放在对患者的心理干预和康复指导上。

（3）调整期（2004—2009年）根据内容的发展，这一阶段可以分为两个小阶段。调整前期（2004—2007年）：主要以认知、人格、评定、分析等基础性研究为主，心理疗法的应用成为研究热点，特别是创伤后应激、网络成瘾等专业领域的关注。调整后期（2008—2009年）：研究重点转向创伤后应激障碍、损伤恢复、卒中单元及网络成瘾等领域，尤其是2008年汶川地震后的灾后心理康复工作成为社会关注的焦点。

随着康复心理学逐步走向专业化，心理学工作者和专业机构的数量有所增加，尽管如此，整体发展水平与国际先进水平仍有较大差距。首先，医患双方对心理康复的认识较为陈旧，许多医务工作者仍将重点放在生物医学方面，忽视了心理因素的作用。其次，专业人才和机构数量仍显不足，缺乏完善的教育体系和资格认证制度，职业化水平较低。最后，研究方法仍存在不足，尤其是在本土化的研究上，相比国外，我们缺乏适合我国国情的心理康复研究模式。

总的来说，我国康复心理学的研究领域逐步从粗浅走向深入，研究主体由非专业人士转向专业人员，呈现良好的发展趋势。然而，要实现与发达国家的差距缩小，还需要在学术观念、人才培养、机构建设等方面持续努力。

（二）康复心理学的发展展望

随着我国现代化进程的不断推进，公众对于身体健康的关注逐渐转向了心理健康，特别是残疾与慢性病患者的心理康复也越发受到重视。近年来，政府对康复治疗领域的投资不断增加，推动了相关机构的蓬勃发展。同时，医疗保障的逐步扩展也使得康复医疗的支付得到了更多支持。这一社会变革为康复心理学的发展提供了前所未有的机遇。康复心理学的发展体现在以下几个方面。

1. 构建综合心理康复体系

（1）完善个体心理调节机制：心理康复的首要任务是帮助患者建立有效的心理调节机制，通过系统化的心理干预，使患者能够逐步适应生活、学习、工作等方面的变化。患者在面对生活中的各种挑战时，能够学会积极的心理调节方法，从而应对潜在的心理问题，保持心理健康。

（2）建立支持性网络系统：残疾群体往往生活在特定的社会环境中，亲密关系中的家庭成员、同事等人的态度对其心理状态有着深远的影响。因此，心理康复工作不仅需要关注患者本身的心理变化，还应当为家庭成员或同事提供必要的心理辅导，使其理解残疾可能带来的心理问题，并减轻他们在照顾患者过程中所承受的心理压力。创造一个理解、支持的氛围，对患者的心理康复至关重要。

（3）建立专家支持体系：心理康复是一个长期的过程，患者在此过程中需要专业心理康复医生的指导与帮助。康复心理医师需要接受专门的培训，掌握心理咨询与治疗的理论、方法，并具备丰富的临床经验与敏锐的观察力，才能有效帮助患者摆脱消极情绪，确立积极的人生目标。康复心理治疗有其独特性，必须由经过专业训练的人员执行。

（4）发展社区支持系统：康复过程往往是终身的，尤其在患者回归家庭与社会时，社区的支持显得尤为重要。社区的专家及相关人员应在患者出现心理问题时提供及时有效的帮助，保证患者在长期的康复过程中不至于感到孤立或无助，从而促进其心理健康恢复。

2. 探索与应用多样化的康复心理治疗方法　康复心理治疗通过心理学原理与方法，帮助患者解决情绪、认知、行为等心理困扰，减轻焦虑、抑郁等症状，改善社会适应能力，建立良好的人际关系，促进人的全面发展。每个患者的文化背景、心理需求和生活环境各不相同，如何结合本土文化选择合适的治疗方法，是当前康复心理学面临的一个重要问题。

3. 现代科技在心理康复中的创新应用　随着现代多媒体技术的发展，计算机图形图像及自动化控制技术在心理康复领域的应用日益增多。这些技术能够创造出逼真的多感官体验，通过视觉、嗅觉、触觉、动觉等多维度的感知刺激，帮助患者更好地进行心理治疗。技术的创新为心理测试与干预带来了全新的解决方案。目前已经有多种可应用的技术，如三维摄影技术、图形图像合成技术、三维动画技术等，这些技术能够通过虚拟现实的方式，营造出符合患者需求的治疗环境，帮助他们改善心理状态。

4. 新型心理治疗技术的融合与创新

（1）音乐治疗：音乐治疗作为一种非语言的治疗手段，广泛适用于各种人群，特别是那些智能不足、语言障碍或年幼的患者。通过音乐，患者能够释放情感、减轻压力，并促进情绪的调节。音乐治疗能够提供一种健康的宣泄方式，帮助患者在不伤害他人的前提下，舒缓内心的焦虑与情绪。

（2）绘画治疗：绘画治疗通过非语言的方式帮助患者表达内心深处的情感与想法，尤其适用于那些不善于语言表达或无法言语的患者。绘画疗法能让患者在放松的状态下释放负面情绪，缓解焦虑与压力，并通过艺术创作达到心理治疗的效果。

（3）沙盘游戏治疗：基于荣格分析心理学的沙盘游戏治疗，通过象征性的沙盘游戏帮助患者表达潜意识中的情感，揭示内心深处的困扰。沙盘游戏具有无声交流的特性，尤其在儿童心理康复中效果显著，对于一些较为内向的成人患者，沙盘游戏也能有效促进其心理疏导与疗愈。

通过这些发展与创新，康复心理学正在为患者的心理康复提供更加多样化、个性化的治疗方案，有望在未来进一步推动残疾群体的心理健康和社会融入。

（三）康复心理学的挑战

1. 康复心理学与其他学科的深度融合 康复心理学的理论与治疗技术的发展离不开基础心理学、社会心理学、临床心理学、咨询心理学、心理治疗学及其他相关临床学科的支持。当个体遭遇疾病或残障时，会经历一系列心理变化，且康复过程中涉及疾病治疗、身体恢复、心理支持及社会支持等多个层面。因此，康复心理学必须与其他学科密切合作，才能实现更全面和有效的康复治疗。

2. 多学科干预下的康复心理学实践 康复治疗本身就是一个多学科协作的过程，心理康复从身体康复的初期便已开始。实际上，心理康复不仅仅是由心理治疗师来完成的任务，参与康复工作的每一位专业人员都应具备基本的康复心理学知识。医生、护士、物理治疗师、社会工作者等都应在康复过程中为患者提供必要的心理支持，共同推动其身体和心理的全面恢复。

3. 康复心理学的本土化 康复对象的心理状态受其文化背景的深刻影响。特别是在中国，康复对象的文化差异是不可忽视的因素。与西方国家不同，中国有着独特的文化理念和康复观念。因此，如何将西方的康复心理学理论与技术进行本土化改造，使其更加符合中国患者的需求，成为康复心理学发展的关键。深入理解本土文化，结合实际情况制订个性化的心理康复方案，将有助于更好地服务国内患者。

4. 新医改背景下康复心理学地位的提升 随着新医改的推进，医疗支付形式的变化对康复治疗产生了深远影响。支付能力越强的患者，对康复治疗的需求往往越高，而这一点在心理康复方面尤为显著。新医改中的支付政策将直接影响患者对心理康复服务的接受度和需求。因此，如何在新医改背景下加强康复心理学的服务功能，确保其在医疗体系中的地位和作用，是当务之急。

第二节　心理学派的心理康复理论和方法

康复心理学的实践始终扎根于心理学理论的多元土壤。作为一门以应用为导向的学科，其发展离不开对心理学核心理论的吸收与转化。从潜意识的深度探索到行为模式的科学调控，从自我实现的潜能激发到认知结构的理性重塑——不同心理学流派的演进，不仅为康复干预提供了方法论基石，更重新定义了“康复”的深层内涵：它不仅是生理功能的恢复，更是心理意义的重构与个体价值的再发现。心理学流派的智慧始终是康复实践的指南针，无论是潜意识的动力解析、行为的适应性塑造，还是认知模式的系统性重构，其本质都在于激活个体的内在潜能。现将回溯这些理论的源头，剖析其核心观点如何渗透至康复领域，最终在功能恢复与意义重建的双重维度上，为个体重燃对生命的掌控与希望。

18—19世纪，西方医学和生理学的快速发展对心理学产生深远的影响。很多学者指出心理学源头不应在哲学，而应在生理学。1879年，德国心理学家冯特于莱比锡大学成立了全球首个心理学实验室，这象征着心理学成功脱离哲学范畴，正式开启独立学科的发展历程。冯特创建的心理学实验室不仅对心理现象进行系统的实验研究，还吸引了很多来自世界各地的学者学习心理学，引发心理学的研究热潮，推动心理学的快速发展。

▶知识拓展

现代心理学的奠基人——冯特

冯特（Wilhelm Wundt，1832—1920），德国人，既是生理学家、哲学家，也是心理学家，被誉为现代心理学的奠基人。他主张心理学应研究人的直接经验，感觉、视觉、听觉等即意识。注重研究意识经验的内容、结构、要素及其组合规律。他特别重视实验，将实验法引入到心理学中，指出“研究意识过程，实验法是基本工具”。主张用实验性的内省代替了传统的经验，指出心理学的研究方法只能是实验性的自我内省，增强了心理学研究的科学性。冯特还指出完整的心理学体系应该包括个体实验心理学和群体民族心理学两部分。主张用心理产品分析法研究高级心理学现象。他尝试把文化产物，如语言、习俗、法律等历史文化资料加以分类比较和分类解释，研究人类高级心理过程，揭示社会心理学的发展规律。

一、精神分析学派的心理康复理论和方法

精神分析学派的创始人是奥地利精神病医生弗洛伊德，精神分析理论的核心是潜意识理论。弗洛伊德将人的心理活动分成意识、前意识和潜意识三个层次。潜意识中包含本人的能量和被压抑的欲望，特别是性欲的冲动和攻击的本能力量与欲望，由于不被道德和现实接受，被压抑到潜意识中不被满足，但它们又试图进入意识层面寻求满足，而这潜意识的矛盾冲突正是各种症状的根源。弗洛伊德在临床实践中发现，通过催眠让患者重新回忆过去的经历、体验、宣泄被压抑的情绪，患者的症状就会消失。他指出人的心理活动主要在潜意识中进行，意识只是露出水面的一小部分，而潜意识则是大部分且具有决定意义的部分。

弗洛伊德将人格结构分为本我、自我和超我。本我追求本能欲望的满足，遵循快乐原则。自我是现实化的本能，遵循现实原则。超我是道德化的自我，遵循至善原则。在人格发展过程中，面对本我的原始冲动和欲望、现实社会的道德约束及超我的监督，自我在本我和超我之间起着调节作用，三者关系协调运作，个体人格发展健全。当本我、自我和超我之间产生冲突，个体就会感到焦虑和痛苦，三者之间长期冲突，会导致心理紊乱甚至心理异常。

精神分析学派的理论和方法在心理康复中有着广泛的应用，通过探索患者的潜意识帮助其处理深层的心理冲突和问题，从而达到治疗的目的。精神分析在当代心理康复中的价值更在于通过治疗关系重建个体的心理叙事能力。这种将过去与当下、个体与社会联结的干预逻辑，使其在人格障碍、复杂性创伤及心身疾病等领域持续发挥不可替代的作用。

二、行为主义学派的心理康复理论和方法

19世纪末20世纪初，美国心理学界出现了另一种思潮——行为主义。行为主义学派的心理康复理论和方法经历了以华生为代表的、基于功能主义心理学和巴甫洛夫的条件反射学说的早期行为主义；以斯金纳为代表的基于操作条件反射学说的新行为主义；以班杜拉为代表的基于社会学习理论的社会认知行为主义三个阶段的发展。

行为主义认为心理学的研究重点不应放在抽象、不可直接观察的意识上，应当研究那些可以被直接观察和量化测量的行为。行为主义认为，个体的行为是对外界刺激的反应，这些行为都是通过后天的学习和经验而获得的。无论是正常的适应性行为还是病态的非适应性行为，都是后天学习的结果。个体可以通过学习和训练来消除不良的非适应性行为，也可以通过学习来掌握所需的适应性行为。

行为主义学派通过科学严格的实验揭示个体行为的习得机制，提出了人的行为主要通过经典条件反射、操作条件反射和社会学习三种机制获得，为心理康复提供了一系列具体的治疗方法，如放松疗法、系统脱敏疗法、暴露疗法、厌恶疗法、行为塑造法、代币治疗法等。

三、人本主义学派的心理康复理论和方法

人本主义学派兴起于20世纪五六十年代，是继精神分析学派和行为主义学派的西方心理学的第三大学派。它既反对精神分析学派只研究精神病和神经症患者的潜意识，忽视正常人的心理模式；又反对行为主义流派把人的行为模式等同于动物的行为模式，忽视人的本性，忽视人的主观能动性和自我实现潜能。它主张心理学应该研究人的本性和潜能、人的需要和自我实现等对人类进步富有意义的现实问题。

人本主义流派的主要代表人物是马斯洛和罗杰斯。马斯洛主张人最迫切的需要才是激励个体行动的主要原因和动力。他将人的需求分为两大类——基本需求和成长需求，具体包括五个层次：生理需求、安全需求、归属和爱的需求、尊重需求及自我实现的需求。五个层次是由低层次一层一层向高层次递进的，只有低层次的需求得到满足后高层次需求才会出现。自我实现的过程就是个体人格不断发展和形成过程，当个体的基本需要或自我实现受挫时，个体就会出现心理问题。马斯洛指出在患者心理康复过程中满足患者的基本需要，改变患者的自我认识，改变患者生存的社会条件，建立良好的社会环境可以有效地促进患者心理康复。

罗杰斯主张个体在成长过程中需要他人的尊重接纳和无条件积极关注。无条件积极关注可以促进个体自我成长和自我实现。他提出“以人为中心的治疗”，强调在具体的心理治疗和康复过程中给患者提供最佳的心理环境，提供最大的尊重和接纳，患者可以自我理解，自我接纳，最终实现心理康复。

人本主义学派的心理康复方法以“人的潜能发展”为核心，强调通过满足基本需求、建立支持性关系和激发自我成长动力来实现心理康复。基于马斯洛和罗杰斯的理论框架，具体方法可分为以下三类。

1. 马斯洛需求层次导向的康复策略 马斯洛主张通过逐层满足患者需求促进其自我实现。在康复过程中，首先需保障患者的生理与安全需求，如提供稳定的生活环境、医疗支持和人身安全保障，减少外部压力源；其次需满足其归属与爱的需求，通过家庭治疗、团体活动或社区支持帮助患者重建社会联结，缓解孤独感；在此基础上，进一步满足患者的尊重需求，如通过肯定其努力与价值、赋予自主决策权（如参与制订康复计划），帮助患者恢复自尊；最终引导患者向自我实现迈进，如通过兴趣探索、技能培训或职业规划，协助其发掘自身潜能并设定可实现的人生目标，从而激发内在成长动力。

2. 罗杰斯“以人为中心”的康复技术 罗杰斯提出“以人为中心的治疗”，强调通过无条件接纳与共情性支持激发患者的自我疗愈能力。具体方法如下。

（1）建立真诚一致的治疗关系：治疗师以平等、真实的态度与患者互动，避免权威姿态，如坦承自身局限性而非伪装全知全能。

（2）深度共情与无条件积极关注：通过倾听与反馈（如“我感受到你对改变的渴望”），理解患者的情绪体验而非评判其行为；无论患者表现出何种状态（如愤怒或退缩），均传达“你值得被尊重”的态度。

（3）非指导性自我探索：治疗师避免直接建议，而是通过开放式提问（如“你如何看待过去的自己？”）或日记写作，引导患者自主反思需求与价值观，逐步整合“理想自我”与“现实自我”，减少自我批判。

3. 人本主义导向的团体与社会支持

（1）支持性团体治疗：组建心理康复小组，在安全氛围中鼓励成员分享经历并互相给予积极关注，如通过角色扮演练习社交技巧，强化归属感。

（2）家庭与社区干预：指导家属以非批判态度支持患者，避免过度保护或指责；协助患者参与志愿活动或兴趣社群（如绘画班、读书会），重建社会角色认同。

（3）表达性艺术治疗：利用绘画、音乐或戏剧等非语言形式，帮助患者自由表达被压抑的情感，例如通过即兴舞蹈释放焦虑，或通过黏土雕塑象征化内心冲突，从而发掘未被意识到的潜能。

四、认知学派的心理康复理论和方法

认知学派的心理康复理论主张将人的大脑比作一台复杂的计算机，将人看作一个信息加工的系统，个体面对外界的各种刺激会主动地选择和加工，形成自己的认知结构，在个体主动的信息加工过程中，不同的个体会产生不同的认知过程，面对困境和挫折，因认知的差异性会形成不同的认知方式，通过改变个体的认知方式，改善患者情绪，可以提高心理健康水平。认知学派的代表性人物是美国临床心理学家贝克和埃利斯。

贝克认知疗法理论强调认知是情感的中介，不是刺激事件引起个体的情绪和行为，而是个体对事件的认知影响情绪和行为，他指出心理障碍的产生并不是不良刺激的直接后果，而是通过认知加工，在歪曲的思维影响下形成。歪曲的思维往往是以自动思维的形式出现，不易被个体察觉。心理治疗的关键在于重建认知，着眼于患者非功能性的认知问题，通过改变患者对己、对人或对事物的认知改变并解决心理问题。具体的心理康复技术包括识别自动化思维技术、识别错误认知技术、真实性检验技术和去中心化技术等。

美国临床心理学家埃利斯提出“情绪ABC”理论，A代表诱发性事件，B代表个体对这一事件的信念、看法和解释，C则是个体在特定情景下的情绪及行为结果。通常人们认为情绪和行为反应是直接由诱发性事件A引起的，情绪ABC理论指出，B才是引起情绪及行为反应的更直接原因。因此，通过改变人们对事件的不合理认知，可以改善其情绪和行为问题。

理性情绪疗法的框架可以概括为“ABCDE”模式：A（activating events）代表“诱发事件”，即引发个体情绪和行为反应的特定情境或事件；B（beliefs）指“信念”，即个体对触发事件所持有的看法、评价和解释；C（consequences）是“情绪和行为后果”，即由A和B共同作用所引发的情绪体验和行为表现；D（disputing irrational beliefs）为“质疑不合理信念”，即通过辩论和质疑来挑战和改变个体的不合理信念；E（new emotive and behavioral effects）则是“新的情绪和行为效果”，即经过治疗后个体所达到的更积极、更合理的情绪状态和行为模式。理性情绪疗法中最具特色的几种技术包括质疑不合理信念的技术、合理情绪想象技术及认知家庭作业等，这些技术是其区别于其他心理治疗方法的主要标志。

五、心理生理学派的心理康复理论和方法

心理生理学派结合了心理学和生理学两个领域，致力于探究心身相互关系的规律和生理机制，研究心理行为变量与生物学变量之间的关系，一方面以生理指标为因变量，以心理行为因素为自变量，研究不同行为状态下脑电、心电等生理指标的变化；另一方面也可以以电刺激等生物干预为自变量，以心理变量为因变量，研究生理指标的变化对心理行为的影响。

心理生理学派都普遍认同心身疾病或心身障碍都有共同的特点：有强烈的心理刺激；个体的心理中介和生理中介共同作用才能引起个体器质性变化或生理功能的改变；个体易罹患器官和自主神经功能失调。因此，心理康复的重点是消除心理刺激；通过心理干预、物理干预和药物干预矫正心理和生理中介过程，并积极治疗器质性病变。随着新技术和方法的出现，我们可以期待心理生理学派能够为我们提供更准确更全面的身体和心理过程之间的相互关系。

除了上述五大主流心理学派提出的主要康复理论和方法，临床中还有很多实用的心理治疗理论和方法。如家庭治疗、积极心理治疗、支持性心理治疗、团体心理治疗、森田疗法、箱庭疗法、音乐治疗、园艺疗法等。在具体的心理康复实践中，康复治疗师需要根据患者的心理健康水平、心理问题的症状和特点选择合适的心理康复方法。很多临床经验欠缺的治疗师在具体心理治疗和康复过程中喜欢选择某一流派的单一的治疗方法；而临床经验丰富的治疗师会根据患者年龄特征，灵活地选择多种方法共同使用，从而减轻患者症状，提高患者心理健康水平，达到良好的综合康复的效果。

▶知识拓展

积极心理学的心理康复理论和方法

积极心理学（positive psychology）主张从积极角度研究传统心理学研究的内容。在研究领域上，积极心理学不再局限于传统心理学对心理问题和心理疾病的消极被动关注，而是将重点放在幸福、成就知足等积极心理状态的研究。在研究视角上，积极心理学以全新的积极视角来审视患者的心理和行为。不再仅仅关注个体抑郁、焦虑等负性情绪和不适应行为，而是强调患者的乐观、自信等积极品质的培养，从而激发患者的内在潜能和动力。

积极心理治疗（positive psychology therapy）是一种基于积极心理学理论的新型治疗方式，它强调在心理康复过程中重视个体的积极特质和自我治愈能力，认为患者本身具备自我治愈和发展的潜力。治疗的核心在于帮助患者学会自我帮助，体验积极情绪，发挥自身的积极优势，建立积极的人际关系，并借助积极的群体和社会组织的支持，促进患者的自我成长和发展，培养积极人格特质，塑造积极人格品质。

第三节 康复患者的心理特点

一、康复患者的心理反应

与健康人相比，患者的生理需求更加迫切，因此他们的心理活动往往更集中于自身和疾病的关系。关于患者的心理活动过程和特点，存在多种理论。以下是其中一种较为常见的理论——分阶段模式（stage model）。分阶段模式认为，人在遭遇重大生活变故后，会经历一系列可预见的、按顺序发展的心理反应。大多数此类理论包含3～5个阶段，通常从震惊开始，最终以某种形式的接受为结束。康复患者的心理反应通常分为以下四个阶段。

（一）休克-恐惧期

这一阶段通常出现在患者患病的初期。此时，患者难以接受自己患病的现实，往往表现出剧烈的情绪反应，如恐惧、心慌、眩晕，甚至昏厥或木僵状态。随着对自己患病事实的逐渐认识，恐惧感尤为强烈。

（二）否认-怀疑期

随着情绪逐渐平复，患者可能会通过否认机制来应对病情的困扰与痛苦，试图减轻内心的焦虑。此时，他们可能怀疑诊断结果的准确性，四处寻求第二意见，甚至寄希望于奇迹的发生。

（三）愤怒-沮丧期

当患者意识到诊断无误并且不得不面对现实时，情绪会变得激烈，表现为愤怒、脾气暴躁和情绪低落，甚至可能出现攻击性行为。此外，患者常感到悲伤、沮丧，甚至陷入绝望之中，部分患者可能会有自杀的念头。

（四）接受-适应期

尽管许多患者不愿意面对相关现实，但最终都必须接受病情并作出适应。尽管如此，这一阶段的过渡并不容易，并且并非所有患者都能够迅速适应。

二、康复患者的心理特征

在面对生理和社会功能的受损或生命威胁时，个体常会经历身体与心理上的不适和痛苦，尤其在遭遇严重损害机体功能或威胁生命的疾病时，患者的生理和心理应激反应会更加剧烈。在康复治疗过程中，医护人员首先需要帮助患者克服心理问题和障碍，消除负面情绪的影响，这样才能更好地实施康复治疗并发挥康复技术的有效作用。

（一）认知障碍

1. 否认 否认是防御机制中的一种，是自我保护的表现，患者通过拒绝接受现实来避免面对内心的痛苦。临床上，否认通常出现在患者面对重大疾病或功能损失时。患者可能拒绝承认自身健康状况的恶化或对康复治疗的需求。否认虽然可以暂时减轻心理压力，但长期而言会妨碍患者对病情的真实理解，使其无法准确评估自身病情的严重性，从而延误治疗。比如，脑卒中后，患者可能否认身体某一部分失去功能，导致忽视康复训练和干预。此外，过度否认还可能导致患者情感上的麻木，无法建立有效的情绪调节机制，这种情况不仅影响康复的主动性，还可能加重病情的恶化。

2. 退行 退行是指在面对压力和挫折时，个体的心理和行为发展倒退至较早期阶段，这种现象通常表现为患者在困境中以幼稚、原始的方式应对。例如，某些因脑损伤导致认知能力下降的患者，可能表现出过度依赖他人的行为，或在情感上变得脆弱和不成熟。这种退行行为使患者不愿主动承担康复训练中的责任，甚至拒绝自己能完成的简单任务，给康复带来挑战。在临床治疗中，退行现象常见于阿尔茨海默病、脑损伤或精神分裂症的患者，他们可能会表现出过度依赖护理人员、情感波动大或行动迟缓等症状。

3. 偏见 偏见通常源于患者文化背景、教育水平及对医学的认知有限，尤其在缺乏科学知识和信息的群体中，容易形成误解和错误的治疗观念。患者可能因为传统观念或不实的媒体报道而对科学治疗产生疑虑，导致拒绝接受必要的医学干预，甚至会自行选择一些不科学的治疗方法。例如，有些患者可能因对手术的恐惧或对医疗常识的缺乏，拒绝接受必需的治疗或康复手术，如膀胱造瘘术，最终导致更严重的健康问题。此外，部分患者可能对康复训练缺乏信心或认为“休养”即可恢复，因此长期卧床并避免活动，导致肌肉萎缩、关节僵硬等二次病变，从而影响康复效果。

4. 偏信 偏信是指患者或其家属因为对医学科学的不了解，或因为固守传统观念，而偏信某些未经过验证的治疗方法或非正规的医疗手段。例如，患者可能因情绪不稳定或急切希望治愈而选择非正规治疗，如“江湖医生”的所谓“秘方”或“灵丹妙药”。有些患者虽然心知不完全可信，但仍然抱有“试试看”的心态进行尝试，结果导致疾病延误或出现副作用，给康复带来负面影响。

5. 固执 固执表现为患者对自我认知或治疗方式过于坚持，拒绝接受他人的合理建议，甚至对医疗团队的指导进行抵制。此类患者通常表现出较强的自我中心主义，认为自己比专业人员更了解病情。固执的患者往往难以接纳康复治疗中的新观点或新方法，对康复计划和方案产生抗拒情绪，甚至有意或无意地破坏治疗计划。人格特征和情感因素（如焦虑、恐惧等）往往是造成固执行为的原因，固执的患者对康复团队的干预会产生强烈的不信任感，这严重影响治疗的顺利进行。

6. 宿命观 宿命观是指患者在面对重大疾病或身体功能丧失时，产生的“命运注定”的观念。患者可能认为自己的病情是不可抗拒的命运安排，甚至将疾病的发生归因于祖先的不德或自己的过错。此类思维方式容易导致患者产生强烈的自责、内疚及消极情绪，进而失去康复的动力和信心。宿命观的存在不仅抑制患者的康复动力，还可能导致患者陷入长期的心理困境，进而影响整体治疗效果。

（二）情绪情感障碍

1. 焦虑 焦虑是一种常见的情绪反应，尤其在康复患者中广泛存在。患者通常对未来的身体恢复、疾病的进一步发展或社会功能的恢复产生不确定感和恐惧感。焦虑症状可以表现为情绪的不安、失眠、易怒等，长期焦虑还可能导致精神症状，如强迫症状、癔症性反应等，消耗患者大量的心理能量，影响正常的生活和康复治疗。临床研究表明，焦虑与慢性病患者的疾病预后密切相关。例如，伴有焦虑症状的糖尿病患者，其血糖控制不稳定，容易发生并发症；焦虑症状也使患者的免疫功能受损，康复速度明显减慢。

2. 自卑 自卑是康复患者中常见的心理问题，尤其是在外貌、功能、能力上遭遇显著改变的患者中表现得尤为突出。患者因身体残疾、疾病带来的外貌变化或功能障碍，容易产生自卑感，进而影响其自信心和生活质量。自卑患者通常对未来持悲观态度，认为自己无法回到以前的生活状态。随着自卑感的加重，患者的社会交往减少，孤独感加剧，抑郁症状可能逐步加重。研究发现，严重自卑的患者康复进程通常较慢，康复效果不明显。

3. 抑郁 抑郁症是一种长期且广泛存在的情绪障碍，尤其在康复患者中较为常见。患者常感到悲伤、无助、无望，失去对生活的兴趣。抑郁情绪不仅影响患者的社会功能，还使其对康复治疗的动力不足，通常表现为治疗不合作、缺乏主动性，甚至放弃治疗。抑郁症的患者通常难以坚持康复训练，生活质量明显下降。临床研究表明，抑郁情绪对康复效果的负面影响非常显著，若不及时干预，可能导致患者的整体康复计划陷入困境。

4. 愤怒 愤怒在康复患者中也是一种常见的反应，特别是在患者面临突如其来的功能丧失或疾病打击时。患者可能因感到不公、痛苦或对治疗的不满，表现出愤怒的情绪反应。这种愤怒可能表现为对自己、他人或周围环境的攻击性行为，甚至有时转化为自我压抑的负面情绪。愤怒情绪会影响患者的认知功能，导致其注意力和自知力下降，进一步影响治疗效果。针对愤怒的干预至关重要，尤其在康复初期，缓解愤怒有助于患者更好地适应新的生活状态。

5. 绝望 绝望常见于长期康复的患者，尤其是那些病情反复或康复进展缓慢的患者。绝望是一种对未来失去希望的情绪状态，通常伴随自我评价的下降和抑郁症状的加剧。患者可能认为自己无法恢复正常生活，甚至认为康复治疗无意义。绝望的情绪会严重影响患者的心理状态，进一步削弱其主动参与康复的意愿，可能导致患者陷入心理。

三、康复患者的心理需要

在每个人的一生中，健康是最宝贵的财富。然而，疾病的侵袭常使人们无法预料。患者除了对身体的疼痛和不适的承受，更深层的是内心的恐惧、孤独与无助。这不仅是生理上的挑战，更是对个体心理和情感的极大考验。马斯洛需求层次论为我们揭示了患者在疾病期间的心理诉求，医疗服务工作者应该秉承人道主义精神，关注患者的心理需求，不仅给予他们身体上的治疗，更提供情感上的支持和尊重。

1. 康复需求 疾病带来的身体不适会威胁到患者的基本生理需求，患者因此迫切希望通过医生和护士的专业帮助来恢复健康。康复过程中的卧床休息，特别是住院患者的活动范围和空间受限，会使他们感到孤独和无聊，甚至时常觉得时间过得特别慢，急切渴望尽快康复。

2. 安全需求 疾病让患者感到生命受到威胁，因此他们渴望通过采取措施来保障自己的安全。尤其是病情较重的患者，随着自我保护能力的减弱，心理上对安全的需求尤为强烈。住院患者离开熟悉的家庭环境，进入陌生的医院，容易感到不安和焦虑。在此过程中，患者需要获取与自身疾病相关的信息，否则可能会感到焦虑或恐惧，影响康复的进程。同时，患者希望了解医院的治疗水平和医生的专业能力，获得安全、可靠的治疗方案，进而增强对治疗的信心和对医务人员的信任感。

3. 爱与归属需求 患病带来的痛苦使患者更加渴望来自周围人的关爱与支持。特别是住院患者，独自在陌生的医院环境中，可能会产生被抛弃的感觉，认为自己被家人遗弃。因此，家人的陪伴和精神支持尤为重要，它们能够为患者提供强烈的心理安慰和归属感。同时，患者也期望得到医务人员的关注与关怀，享受到更多的照料与更好的治疗。在病情恢复期，患者往往会关心家人的情况和工作单位的变化，期待病愈后能够重新融入家庭和职场。

4. 尊重需求 患者希望在疾病期间，自己的尊严和自主权得到尊重。疾病往往会削弱患者的自理能力，使其依赖他人，这容易让患者感到自己成为负担，产生无助和自卑的情绪。因此，他们对被尊重的需求更为强烈。在医疗过程中，患者希望医护人员尊重他们的选择，保护他们的隐私，尊重他们作为个体的价值。如果这一需求未能得到满足，可能会导致患者的自卑加剧，甚至产生愤怒。

5. 自我实现需求 患者在疾病期间最难以得到满足的需求之一是自我实现。这个阶段的自我实现通常体现在与疾病的斗争过程中。通过医疗团队的治疗与患者自身的努力，如果最终能够战胜疾病，患者的自我实现需求会得到一定程度的满足。然而，疾病常使患者感到无力和依赖他人，带来挫败感和无助感，进而影响他们的自我实现需求的满足。

—• 考试知识点总结 •—

—• 本章小结 •—

—• 协和云课堂…… 拓展练习及参考答案 •—

（陈　进　张　玉）

第二章　康复心理学基础

教学课件

学习目标

素质目标

具备临床思维，树立整体医学观，学会与人格特质各异者交往且予以尊重。

知识目标

（1）掌握：感知觉的概念及特征；记忆的基本过程；思维概念及特征；注意的分类与品质；情绪、情感的概念与分类；意志的品质；需求层次理论；动机冲突的类型；气质类型及性格的特征。

（2）熟悉：心理实质；记忆的分类及品质；思维的分类；意志行动的特征；能力的分类。

（3）了解：感知觉和想象的分类；情绪的外部表现及调节策略；性格的类型；自我意识系统。

能力目标

能运用心理现象及其发生、发展规律分析日常生活和临床实践中的心理现象。

案例导入

【案例】

患者，女，69岁。平日耿直热情，精力旺盛，有外倾性的行为特征。近期，患者因一次意外滑倒，导致右腿严重骨折，虽然在医院治疗过一段时间，但治疗效果不佳，个人生活不能自理。患者的心理状态也因此发生了显著变化，变得暴躁易怒，情绪焦虑且极度悲观，深信自己再也无法重新站立，担心自己会成为家人的累赘。患者频繁表达了对子女可能嫌弃自己的恐惧，以及对老伴可能离弃的忧虑。她时常坐立不安，对未来感到深深的绝望与无助，情绪极不稳定，常无故发脾气，并伴有吵闹行为。

【问题】

1. 从患者的情绪与行为特点判断，其气质类型是哪种？
2. 依据马斯洛需求层次论，分析该患者当下的需求有哪些？

·核心知识拆解·

心理现象是个体心理活动的表现形式，一般包括心理过程和人格。心理过程包括认知过程、情感过程与意志过程。认知过程是人获得信息及信息加工和处理的过程，包括感觉、知觉、记忆、思维、想象等，其中，思维是认知过程的核心。情绪情感过程指个体在输入信息的基础上形成的态度和主观体验，包括情绪和情感；情绪、情感是同一心理过程的两个方面，既有联系又有区别；情感是情绪的高级形式。意志过程是有意识地确定目的，调节和支配行为，并通过克服困难和挫折，实现预定目的的心理过程。人格指个体在一定社会条件下形成、具有一定倾向性、比较稳定的心理特征的总和，包括人格心理倾向性、人格心理特征和自我意识系统。人格心理特征主要包括能力、气质、性格。性格是人格的核心部分，最能反映一个人的生活经历，体现一个人的本质属性，是人与人相互区别的主要心理特征。自我意识系统的形成和调控水平揭示一个人的社会成熟度。在康复治疗活动中，康复治疗师可以在认识心理现象及其发生、发展规律的基础上，分析临床实践中伤、病、残患者的心理现象及心理因素在残疾的发生、发展和转归中的作用。

第一节　心理现象与其实质

一、心理现象

心理学（psychology）是研究心理现象发生、发展及其规律的科学。心理现象（mental phenomenon）是个体心理活动的表现形式，一般包括心理过程（mental process）和人格（personality）。

心理过程包括认知过程、情感过程与意志过程。认识过程是人获得信息及信息加工和处理的过程，包括感觉、知觉、记忆、思维、想象等；情感过程则基于接收到的信息，形成个体对事物的态度和主观体验，包括情绪和情感；意志过程是个体有意识地确定目的，通过调节和支配行为，克服困难和挫折，实现预定目的的心理过程。

人格指个体在一定社会条件下，形成具有一定倾向性且相对稳定的心理特征的总和，包括人格心理倾向性、人格心理特征和自我意识系统。人格心理倾向性体现了个体对客观世界的态度及行为的内在驱动力，包括需要、动机、兴趣、信念价值观和世界观等；人格心理特征是个体稳定的、本质的内在特征，包括能力、气质和性格；自我意识系统是个体对自身及其与客观世界关系的觉察状态，依据活动形式可分为自我认识、自我体验和自我调节。

心理过程与人格是相互依存、相互影响的。一方面，人格是在心理过程的持续作用下逐渐形成的；另一方面，已经塑造的人格特征又会反过来对心理过程产生制约作用，并在心理活动中得到具体体现，从而对心理过程产生深远影响。这种相互作用使得每个人在认知、意志和情感等方面展现出独特的人格差异。心理现象结构如图2-1所示。

- 心理现象
  - 心理过程
    - 认知过程（知）：感觉、知觉、记忆、思维、想象、注意
    - 情绪情感过程（情）
    - 意志过程（意）
  - 人格
    - 人格心理倾向性：需要、动机、兴趣、信念等
    - 人格心理特征：能力、气质、性格
    - 自我意识系统：自我认识、自我体验、自我调控

图2-1　心理现象结构

二、心理的实质

（一）心理是脑的功能

从物种进化史看，心理是物质发展到高级阶段的产物。心理是物质发展到一定阶段才产生的。物质发展到生命阶段，伴随神经系统的形成，心理功能随之诞生。生物体的心理发展历程起始于简单的感应性，随后逐步进化出复杂的感觉、知觉及记忆等。在灵长类动物中，出现了思维的萌芽，而到了人类阶段，则诞生了更为高级的意识现象。

从个体成长史看，心理的发展与脑部的发育完善紧密相连。研究表明，随着婴幼儿至儿童期脑重量的增加及脑皮质细胞功能的成熟，个体的心理水平也随之提升，历经从感觉、知觉到表象，再从形象思维跃升至抽象思维的演变过程。

现代生理解剖学与临床医学研究进一步证实，大脑作为心理的生理基础，当大脑在遭遇外伤或疾病导致特定区域受损时，会直接导致相关的心理功能出现障碍。例如，大脑右半球的病变可引发视空间认知、注意力及情绪调控等方面的障碍，这都证明了心理是脑的功能。

（二）心理是脑对客观现实主观的、能动的反映

人脑是心理产生的重要器官，是心理活动的物质基础。然而，人脑不能凭空产生心理，客观现实是心理活动的内容和源泉，没脱离客观现实，心理活动便无从谈起。狼孩的案例表明，自幼隔绝于人类社会，缺乏与人类社会的互动与联系，即便拥有作为生理基础的人脑，这样的个体也无法发展出正常的人类心理活动。人脑对客观现实的反映并非机械、被动的，而是融入了个人经验、个性特征及自我意识等多种主观因素的能动过程。因此，心理是人脑对客观现实主观、能动的反映。

第二节　认知过程

认知过程（cognitive process）是人们获得知识或应用知识的过程，或信息加工的过程，是人最基本的心理过程，包括感觉、知觉、记忆、思维、想象和注意等。其中，思维是认知过程中的核心。

一、感觉

微课：
感觉特征

（一）概述

1. 概念 感觉（sensation）是人脑对直接作用于感觉器官的客观事物的个别属性的反映。例如，声音、气味、颜色等。感觉是最简单、最基本的认知活动，是人们认识客观世界的开端，也是人们与客观事物保持接触的关键。一切较高级、复杂的心理现象都是在感觉的基础上产生的。

2. 分类 根据刺激的来源，感觉可以分为内部感觉和外部感觉。内部感觉是由内部感受器接受机体内部的刺激所引起的感觉，包括运动觉、平衡觉、机体觉等。外部感觉由外部感受器接受外部的刺激所引起的感觉，包括视、听、嗅、味、皮肤觉等。

（二）感受性及其变化规律

1. 感受性和感觉阈限 感受性（sensitivity）是指感觉器官对适宜刺激的感受能力。感受性的高低可以用感觉阈限来衡量。感觉阈限（sensory threshold）是指能引起感觉的最小刺激量。感受性与感觉阈限之间成反比。

感受性与感觉阈限的研究成果，对疾病诊断及治疗工作意义重大。医护人员需正确认知患者感受性的变化，根据患者个体感受性差异实施病房管理，以此促进患者康复进程。

2. 感觉的特征

（1）感觉适应：是指在外界刺激的持续作用下，感受性发生变化的现象。例如，“入芝兰之室，久而不闻其香；如鲍鱼之肆，久而不闻其臭”，说的就是感觉适应现象。各类感觉均存在适应现象，但其适应性的程度存在显著差异。例如，嗅觉往往能迅速产生适应，而痛觉则相对难以适应。在适应过程中，部分感觉表现为感受性的减弱，而另一些感觉则可能展现出感受性的增强。

（2）感觉对比：是指不同刺激作用于同一感受器时，感受性在强度和性质上发生变化的现象。感觉对比包括同时对比和继时对比，不同刺激同时作用于同一感受器时，会产生同时对比，同时对比在视觉中表现得很明显。例如，灰色在黑色背景上会显得更加明亮，而在白色背景上则显得相对较暗。相反，当不同的刺激先后作用于感受器时，则会引发继时对比。例如，患者喝过苦的药水后，再吃甜的东西，会觉得更甜。

（3）感觉后像：是指刺激作用停止后，感觉并不立即消失，还能暂时保留一段时间的感觉形象。后像现象普遍存在，而视觉后像尤为显著。例如，看电影、电视都是依靠视觉后像的作用；手术室医护人员的工作服多为浅绿色，就是利用视觉后像原理，用于缓解医护人员的视觉疲劳。

（4）联觉：是指一种感觉兼有另一种感觉的心理现象。例如，当人咬紧牙关时，疼痛感觉会轻一些。在各种感觉中，彩色感觉最容易引起联觉。因此，临床上经常采用颜色疗法治疗心身疾病，医院的病房可根据患者的疾病特点采用不同的色彩，以利于治疗疾病。

（5）感觉的发展与补偿：是指当某种感受器受到损伤之后，在社会生活与实践活动的影响下，其他感受器的感受性大大提高的心理现象。例如，调音师拥有超乎常人的听觉敏锐度；而盲人则在听觉和触觉方面展现出更为出色的灵敏度。

二、知觉

（一）概述

1. 概念 知觉（perception）是人脑对直接作用于感觉器官的客观事物的整体属性的反映。知觉与感觉都是人脑对直接作用于感觉器官事物的反映，但是感觉只反映事物的个别属性，知觉则反映事物的整体属性；知觉依赖个人知识与经验，受主观态度影响，而感觉则相对独立。

2. 分类 根据知觉所反映事物的特征，知觉可以分为时间知觉、空间知觉和运动知觉。

（二）知觉的特征

1. 知觉的整体性 当事物的个别属性作用于人的感觉通道时，人们能够根据已有的知识经验，将事物知觉为一个整体，此特性称为知觉的整体性。知觉的整体性既受个人经验影响，也受知觉对象特征如空间邻近性、大小形状相似性的制约。

2. 知觉的选择性 在多种外界刺激同时作用于感官时，人的感觉器官不能同时对所有的刺激都产生反应，而只是对其中的少数刺激物加以反映，将其他刺激视为背景，此特性称为知觉的选择性。人们在知觉客观世界时，总是注于特定对象，忽略其余，从而更清晰地感知目标事物。知觉的对象与背景并不是固定不变的，不仅相互转换，而且相互依赖。

3. 知觉的理解性 在知觉过程中，个体并非仅仅被动地接收外界信息，而是积极运用已有的知识经验对知觉对象进行阐释，赋予其特定意义，这一特性被称为知觉的理解性。知觉的理解性深受人们知识经验的影响。例如，医生凭借丰富的专业知识与经验储备，能够从常人看来模糊不清的X线片中精准发现病灶。此外，在不同情境下，知觉者知觉同一对象时，由于情境提供的线索、激发的思维联想及唤醒的知识储备各不相同，往往会形成不同的知觉。

4. 知觉的恒常性 当知觉的条件在一定范围内发生变化时，其知觉对象的映像仍保持相对稳定不变，这一特性被称为知觉的恒常性。以视觉为例，尽管观察的距离、角度及光照条件各异，导致视网膜上形成的图像千差万别，但人们能够凭借自身的信息处理能力，对这些差异进行校正，从而持续保持对事物原本特征的准确认知，确保知觉的稳定性和一致性。

（三）错觉

错觉（illusion）是在客观事物刺激作用下产生的对刺激主观歪曲的知觉，是不正确的知觉。错觉是客观存在的心理现象，无法通过主观意志消除，且具有一定的倾向性和规律性。一旦特定条件满足，错觉便会产生，这是一种必然的心理反应。错觉有线条长短的错觉、线条方向的错觉等。例如，电影、电视中的特技效果，以及霓虹灯的动态变换，这些创意都利用了错觉原理，为观众带来了独特的视觉体验。

三、记忆

（一）概念

记忆（memory）是过去的经验在头脑中的反映。人们曾经感知过的事物、思考过的问题、体验过的情绪、从事过的活动，都会不同程度在大脑中留下痕迹，并在能够适当条件下被重新唤起或恢复。从信息加工的观点看，记忆是人脑对外界输入的信息进行编码、储存和提取的过程。感知觉是反映当前作用于感觉器官的事物，而记忆是对过去经验的反映。通过记忆，人们不断积累知识与经验，使之成为智慧的重要源泉。

（二）分类

1. 按记忆内容，可分为形象记忆、动作记忆、情绪记忆和逻辑记忆。

（1）形象记忆，主要存储感知过的事物形象，如看过的画面、听过的声音等。

（2）动作记忆，以做过的动作或运动为内容，也称运动记忆，如铺床、输液等行为的记忆就基于此。

（3）情绪记忆，以体验过的某种情绪或情感为内容，如首次抢救危重患者时的紧张情绪记忆。

（4）逻辑记忆，以概念、判断、推理等为主，对定义、概念、定理的记忆便是典型的逻辑记忆。

2. 按信息保持的时间长短和编码方式，可将记忆分为瞬时记忆、短时记忆和长时记忆，这三种记忆又被称作记忆系统。

（1）瞬时记忆：又称感觉记忆，是指当刺激停止后，感觉信息有一个非常短暂的停留的记忆。瞬时记忆的容量较大，但信息存储时间极短，为0.25～2.00秒，若这些感觉信息进一步被注意，就会进入短时记忆。

（2）短时记忆：位于瞬时记忆和长时记忆的中间阶段，信息在头脑中保持时间5秒至2分钟，信息存储容量相对有限，为（7±2）个组块。值得注意的是，经由复述或反复加工，信息能够被有效地转移并存储在长时记忆中。

（3）长时记忆：是指信息贮存时间超过1分钟，甚至可能持续终身的记忆。其信息主要源自对短时记忆内容的深度加工与复述，容量无限大，主要以语义编码为主。

（三）基本过程

记忆的基本过程包括识记、保持和再现三个基本环节。

1. 识记（memorizing） 是记忆的开始，是识别和记住事物的信息，从而积累知识经验的过程。从信息加工理论的观点来看，识记是信息输入和编码的过程。识记是记忆活动的开端，是其他环节的前提和基础。根据有无预定目的、是否需要意志努力，可以将识记分为有意识记和无意识记。根据识记材料的性质和对识记材料理解的程度，可以将识记分为机械识记和意义识记。影响识记效果的因素包含识记目的与任务、材料性质和数量、识记方法等。

2. 保持（retention） 是知识经验在大脑中储存和巩固的过程。保持是记忆过程的中心环节。它是一个动态的信息存储过程，意味着随着时间的推移，存储的内容在数量（量）与特性（质）上均会经历变化与发展。

3. 再现（reproduction） 是指从头脑中提取信息的过程，分为再认和回忆。再认是指识记过的事物再度出现时，能把它辨认出来的过程。回忆是指过去经历过的事物不在眼前而是在头脑中重现的过程。再认是记忆的基本表现形式，回忆则是记忆的高级展现方式。再认是记忆的初级表现，回忆是记忆的高级表现。

（四）遗忘

遗忘（forgetting）是指对识记过的材料在一定的条件下，不能再认与回忆或是错误地再认与回忆的现象。德国心理学家艾宾浩斯率先对遗忘现象进行了系统性研究。他采用无意音节作为实验材料，通过在不同时间间隔后检测被试者的记忆保留量，发现遗忘的进程并非均匀，而是呈现出初期迅速遗忘、随后逐渐放缓、最终趋于稳定的趋势，即遗忘的规律是先快后慢。

在知识学习的过程中，为了最大化记忆效果，应充分利用这一先快后慢的遗忘规律，及时安排复习。在记忆内容尚未大量遗忘之前进行复习，可以显著提升记忆效率，达到事半功倍的学习效果。

（五）记忆的品质

记忆的品质作为衡量记忆力优劣的标准，涵盖了体现记忆速度与效率的敏捷性、反映记忆保持时长的持久性、关乎记忆内容正确与否的准确性，以及决定对记忆信息提取和应用能力的准备性。

四、思维

（一）概念

思维（thinking）是人脑对客观事物间接、概括的反映。思维和感知觉、记忆一样都是人对客观现实的反映，但思维在这一认知过程中扮演着更为高级的角色。通过思维活动，人类能够深入挖掘事物的本质属性，理解其内在联系，并把握事物的发展规律。

（二）特征

1. 间接性 指对客观事物的反映不是直接的，而是根据以往的经验或者以其他事物为媒介，对没有直接作用于感觉器官的客观事物加以认识和反映。例如，康复治疗师见患者近期平衡训练时频繁摔倒，联想起所学康复理论与类似康复案例经验，虽未直接检测患者前庭器官，却据此间接推断其可能存在前庭功能障碍，完成了对未直接感知的前庭问题的认识。

2. 概括性 是指在感知的基础上认识一类事物共同的、本质的特征。一个概念概括了一类事物的共同属性，以词的形式表现出来。例如，在康复治疗领域，治疗师长期接触大量脑卒中患者，持续观察其康复过程，感知到他们普遍存在肢体运动受限、平衡能力差、言语表达障碍等共同症状。基于此，治疗师概括出“脑卒中后功能障碍”概念。

（三）分类

1. 根据思维的方式或凭借物的不同，可以分为直观动作思维、具体形象思维和抽象逻辑思维。

2. 根据思维探索答案的指向性不同，可以分为聚合思维和发散思维。

（1）聚合思维：又称求同思维，是指把问题提供的各种信息聚合起来得出一个正确的作为最好的答案。

（2）发散思维：又称求异思维，是指解决一个问题时，沿着各种不同的方向去进行积极思考，找出两个以上可能的答案、解决方法或结论。例如，学生做试题时“一题多解”和“举一反三”。

3．根据思维的主动性和创造性，可分为习惯性思维和创造性思维。

五、想象

（一）概念

想象（imagination）是对头脑中已有的表象进行加工改造而创造出新形象的过程。想象来源于表象却不等同于表象。表象是想象的素材，源自曾经感知的事物在头脑中留下的映象，也就是记忆表象。想象基于表象形成，却并非表象的单纯重复，而是对头脑中存储的表象进行加工改造与重新组合，进而创造出新形象的过程。

（二）分类

根据想象时有无预定目的，可以把想象分为无意想象和有意想象。

1．无意想象　是指没有预定的目的，也不需要意志努力的注意。例如，触景生情、青春期白日梦等都是无意想象。幻觉是精神异常状态下的一种无意想象。

2．有意想象　是有一定目的、自觉进行的想象。有意想象又分为再造想象、创造想象和幻想。

六、注意

（一）概念

注意（attention）是心理活动对一定对象的指向和集中。指向性和集中性是注意的两个特点。指向性是指心理活动有选择地指向某个对象。集中性是心理活动倾注于选择对象的稳定和深入程度。例如，康复治疗师有选择地聚焦于患者的右上肢和右下肢，仔细观察肌肉收缩、关节活动等状况，这是指向性。同时，治疗师全身心投入，眼睛紧盯患者肢体动作规范与否，双手精准把控助力和矫正力度，忽略周围嘈杂人声、设备运转声等无关信息，此为集中性。

（二）分类

根据注意有无目的性及是否需要意志努力，可把注意分为无意注意、有意注意和有意后注意。

1．无意注意　是指没有预定目的，也不需要意志努力维持的注意。无意注意是由外界事物引起不自主的注意，因此也称不随意注意。例如，在课堂上，当教室门突然被大力打开时，学生们不由自主地将目光转向声源，这便是无意注意。

2．有意注意　是指有预定目的，需要付出一定意志努力维持的注意，又称随意注意。有意注意是一种主动的服从注意对象的状态，受人的意识支配。例如，学生在上课时全神贯注地听老师讲课，或是康复治疗师在进行康复训练时的专注操作，都是有意注意。

3．有意后注意　是指有预定目的、无须意志努力的注意，是一种高级类型的注意，又称随意后注意。例如，当骑车成为一种熟练技能后，骑行者通常无须特别关注骑车动作，只有在遇到复杂交通状况时才需稍加注意，这时骑自行车就转变为了有意后注意。

（三）注意的品质

1. 注意的广度 是指在同一时间内，意识所能清楚地把握的对象数量，又称注意范围。注意的广度受到知觉对象的特性及个体知识经验的影响。当任务简单、对象排列有序且相互关联时，注意的广度会增大。此外，个体的知识经验越丰富，其注意广度也相应扩大。

2. 注意的稳定性 是指在同一对象或同一活动上注意所能持续的时间。注意集中于选择对象持续的时间。注意维持越久，稳定性越高，这对学习和工作效率有着直接影响，并且有较大的个体差异。一般情况下，人们的注意集中时间为10分钟左右。注意的稳定性并不是一成不变的，而是在间歇性地加强和减弱的现象，这个现象称为注意起伏或注意动摇，是生理周期性变化的正常表现，主观上难以克服。

当注意被无关对象吸引而离开了心理活动所要指向的对象时，称为注意分散（分心），这会降低工作效率，是一种需要改善的不良注意特质。

3. 注意的分配 指同一时间内对两种或两种以上的活动和对象的特性。实现注意分配的前提是至少有一种活动已达到高度熟练程度。例如，熟练者可以同时看电视和编织毛衣，或护士在注射时兼顾观察患者情况。对于不熟练的活动，如要求写字不熟练的小学生同时听讲和记笔记，往往难以有效分配注意。

4. 注意的转移 是指注意从一个对象转向另一个对象的现象。这种转移是根据任务需求进行的，与注意分散（被动偏离主要任务）不同。例如，护士在配药时听到患者呼救，能迅速将注意转移到抢救患者上。注意转移的速度受个体对前后活动的态度及个性特征影响。

七、认知过程在康复治疗中的应用

（一）感知觉与康复治疗

疾病常使患者的感知觉显著改变，给康复带来挑战。神经系统受损患者，触觉、痛觉等感受性异常，对冷热反应迟钝或对轻触过度敏感；内耳疾病致眩晕的患者，空间感知失调，行走时感地面起伏、方向感全无。针对这些变化，康复治疗师需精心打造康复环境。物理治疗区选柔和无眩光灯光，防强光刺激；地面用防滑且触感均匀材料，为平衡和本体感觉障碍患者提供稳定支撑。对空间感知障碍患者，在训练场地设明显视觉标识，如用彩色线条清晰标出行走路线，帮助其重建空间认知。

治疗师敏锐的感知觉是康复成效的关键。患者做肢体康复训练时，治疗师通过观察肌肉细微收缩、关节活动角度和力度，能及时发现康复问题。例如，患者手部抓握训练时，若手指肌肉紧张异常，治疗师可迅速推断可能有肌肉痉挛，随即调整训练方案，防止错误动作固化，确保康复治疗方向正确。

（二）记忆与康复治疗

脑部创伤、神经系统退行性疾病等易使患者出现记忆障碍。脑外伤患者难记住康复训练动作顺序和时间安排，阿尔茨海默病患者常遗忘已学的简单生活技能。为改善患者记忆，康复治疗师采用多种记忆训练法。开展实物记忆训练，让患者记不同康复器械的名称、用途和摆放位置；进行情景记忆训练，模拟购物、做饭等日常生活场景，在实际情境中强化记忆。对有一定语言能力的患者，鼓励其讲述康复经历和感受，巩固记忆。

治疗师自身良好的记忆品质对康复治疗成功至关重要。治疗师要牢记各类疾病对应的康复方案、患者个性化康复目标及过往康复进展。当患者病情有波动时，如骨折患者康复中期突发感染，治疗师应能快速想起该疾病对康复进程的影响，及时调整训练强度和方法，精准、有效地服务患者，助力其身体功能恢复。

（三）思维与康复治疗

疾病会影响患者思维。一些患者面对康复决策犹豫不决、瞻前顾后；部分患者思维片面，无法全面理解康复意义和过程。因此，治疗师需灵活运用多种思维方式，深入概括和准确判断患者及其疾病情况。制订康复方案时，充分考量生物－心理－社会医学模式，从多维度综合分析患者状况。治疗师要着重培养临床、创造性和前瞻性思维。其需具备独立思考与解决问题的能力，在患者康复病程动态变化中敏锐发现、深入分析问题，针对患者具体情况全面评估、准确诊断，制订个性化康复计划。同时，要能够提前预测和发现患者的潜在心理问题，及时收集资料，准确进行心理评估，作出正确判断和处理，帮助患者保持积极的心理状态，更好地配合康复治疗。

（四）想象与康复治疗

患病后，患者常将当下与健康时对比联想，甚至产生妄想，对康复渴望强烈。基于此，治疗师要掌握缓解患者焦虑的方法。通过与患者深入交流、倾听心声，或用转移注意力技巧，帮助患者暂时摆脱疾病困扰；开展想象放松训练，引导患者想象美好场景，帮助其保持良好心理状态，提升康复心理支持效果。因患者病情多变，康复治疗无固定模式，这就要求治疗师具备丰富想象力，勇于创新，探索更适合患者的康复方法，把握康复治疗主动权。

（五）注意与康复治疗

患病后，患者注意力常从外部转向自身，过度关注病情易加重心理负担。治疗师需掌握转移患者注意力的技巧，减少其对病情的过度关注，这既能减轻患者痛苦和紧张，又能发挥心理康复积极作用，促进康复进程。康复治疗中，治疗师必须具备良好的注意品质。进行康复操作时要全神贯注、严肃认真，确保注意力高度稳定，避免操作失误。同时，要善用注意的灵活性和广度，全面关注康复各环节，将复杂工作内容尽收眼底，做到“眼观六路、耳听八方”，及时发现患者的细微变化和潜在问题，为患者提供优质、高效的康复服务。

第三节　情绪、情感与意志过程

一、情绪、情感过程

（一）概述

1. 概念　情绪、情感是人对客观事物是否满足自己的需要而产生的态度体验。客观事物是情绪情感产生的来源，需要是情绪情感产生的基础。如果外界事物符合主体需要，就会引起积极的情绪体验，否则会引起消极的情绪体验。

情绪对个体反应具有重要的意义，一般来说，情绪具有适应功能、动机功能、组织功能和信号的功能。

2. 区别与联系

（1）区别

1）从需要的角度看，情绪是与机体的生理性需要相联系的，所产生的是较低级的、较简单的体验；而情感是与人的社会性需要相联系的，所引起的高级、复杂的体验。

2）从发生的角度看，情绪是人和动物所共有的，它带有本能的特点，产生的时间早；而情感则是人类独有的心理现象，是个体在社会生活中逐渐发展起来的，产生的较晚。

3）从反映的角度看，情绪带有情境性、激动性和暂时性的特点，往往随着情境的改变和需要的满足而减弱或消失；而情感则具有较大的稳定性、深刻性和持久性，是人对事物稳定性态度的反映。

4）从外部表现看，情绪较为强烈，冲动性较大，具有明显的外部表现；而情感一般比较微弱，冲动性较小，外部表现不明显。

（2）联系：情绪和情感是彼此依存、相互交融的，是同一心理过程的两个不同方面。一方面，稳定的情感在情绪的基础上形成，同时又通过情绪反应得以表达，离开情绪的情感是不存在的；另一方面，情绪离不开情感，情绪变化往往反映内在的情感，在情绪发生的过程中常深含着情感。例如，爱国主义情感在目睹祖国受难时转化为愤怒，在见证祖国繁荣时则化为喜悦。

（二）分类

1. 情绪的分类

（1）按情绪内容，可分为基本情绪与复合情绪。

基本情绪也叫原始情绪，人和动物共有，一般涵盖快乐（喜）、愤怒（怒）、悲哀（哀）、恐惧（惧）这四种形式。

喜、怒、哀、惧这四种基本情绪可以组合派生出其他复合情绪。例如，由恐惧、痛苦、不安等情绪组合起来的可能是焦虑。

（2）按情绪状态，可分为心境、激情和应激三种。

1）心境（mood）：是一种微弱的、持久的，且具有弥漫性的情绪状态。愉快心境让人精神焕发，看周围都带着愉悦色彩，行动敏捷高效，正如“人逢喜事精神爽”；不愉快心境则使人情绪低落、意志消沉。事业起伏、身体健康状况等多种因素都能影响心境，有时人们甚至意识不到。心境深刻影响日常活动，包括学习成效、工作效率和人际关系。长期悲观心境不仅降低生活质量与幸福感，还可能损害健康。所以，保持良好心境对身心健康与个人发展极为关键。

2）激情（passion）：是一种迅猛爆发、激动短暂的情绪状态。激情通常由重大的、突如其来的生活事件或激烈的、对立的意向冲突所触发，如成功后的极度喜悦或重大失败后的深切绝望。激情状态下，个体有明显外部表现与生理反应，如暴跳如雷、血压升高。激情能激发潜能，让人作出超常举动，但也会使思维偏激，分析力与自控力下降，出现“意识狭窄现象”，导致丧失理智，可能伤害自己或他人。因此，面对激情要学会自我调控，避免不良后果。

3）应激（stress）：是出乎意料的紧急情况所引起的急速而高度紧张的情绪状态。在应激状态下，人体整体激活水平大幅提升，肌张力、血压、内分泌水平、心率及呼吸系统等生理指标显著变化。应激反应因人而异，有人能“急中生智”，在应激下保持清醒、迅速行动摆脱困境；有人则“急中丧智”，变得手足无措。长期处于应激状态会削弱免疫力，增加患躯体疾病风险，临床上心身疾病常与应激反应紧密相关。

2. 社会情感 人类高级的社会情感主要有道德感、理智感和美感。

（1）道德感：是指依据一定的道德标准评价自己或他人言行时所产生的情感体验。诸如对社会的责任感、对集体的荣誉感及职业道德等。例如，医护人员的职业道德，即医德，就是他们医疗行为中的行为准则。

（2）理智感：是指人们在智力活动过程中，认识和追求真理的需要是否得到满足而产生的情感体验。当人们在科学研究中发现新线索、取得新成果，学习取得进步，或者在多次试验后终于获得成功时，都会产生理智感。这种情感体验对推动学习科学知识、探索科学奥秘具有积极作用。

（3）美感：是根据一定的审美标准评价事物时所产生的情感体验，包括自然美感、社会美感和艺术美感三种。

（三）情绪的外部表现

在情绪发生时，总是伴随着某些可观察到的外部表现。这些外部表现称作表情，包括面部表情、姿态表情和言语表情。

1. 面部表情 是指通过眼部肌肉、颜面肌肉和口部肌肉的变化来表现各种情绪状态。一些心理学家提出，面部不同部位在表达情绪时各有侧重：前额能传递惊讶的信号，眼睛对于表达忧伤至关重要，而口部则主要表达快乐和厌恶。此外，前额、眼睛和嘴巴在表达愤怒时都扮演着重要角色。

2. 姿态表情 是指情绪发生时身体各部分呈现的姿态。不同的身体姿势可表达不同的情绪状态。例如，兴奋时手舞足蹈，悲伤时捶胸顿足，愤怒时摩拳擦掌，紧张时则坐立不安。在姿态表情中，手势尤为重要，它通常与言语结合使用，以表达人的某种思想感情。

3. 言语表情 是指情绪发生时在语音的音调、节奏和速度等方面的变化，是人类特有的表达情绪的手段。例如，人在激动时语调高昂且语速加快，而在悲哀时语调则变得低沉且语速缓慢。

二、意志过程

（一）概述

1. 概念 意志（will）是有意识地确定目的，调节和支配行为，并通过克服困难和挫折，实现预定目的的心理过程。受意志支配的行动称意志行动。简而言之，只有有目的、通过克服困难和挫折实现的行动，即受意志支配的行动，才是意志行动。

2. 意志行动的基本特征

（1）具有明确的目的性：明确目的性体现为人在行动前，就有清晰的计划与意图，确切知晓自己要做之事及实施方法，并能依据预设目的评估行为结果。这与动物本能、无意识的活动有着本质区别。

（2）与克服困难相联系：意志行动以目标为导向，目标与现实间常存在各类障碍和困难，需人们去克服。只有与克服困难紧密相关的行动，才属于意志行动。缺乏挑战与障碍的活动，并非真正的意志活动。在活动中克服困难的性质和难度，是衡量个人意志坚强程度的重要标准。

（3）以随意运动为基础：人的活动分为不随意运动和随意运动。不随意运动不受人的意志控制，是自发且不可控的，如自主神经支配的内脏活动和非条件反射。随意运动则受主观意识控制，如上学、工作、社交等。人的意志活动通过一系列随意运动得以实现。因意志行动的目的性要求在主观意识控制下完成，所以随意运动构成了意志行动的基础。

（二）意志品质

意志品质构成了个体意志中较为稳定的心理特征，是人格构成中不可或缺的一环，且展现出显著的个体差异。评估一个人的意志力，往往以其意志品质为依据。

1. 自觉性 具有自觉性的个体，行动目标明确，且深知行动对社会的意义，因而能让自身行为契合社会集体利益。他们不会轻易受外界压力左右，而是依据自身信念、知识和行事方式坚定行动。面对外界诱惑或挑战，能独立思考、坚守立场，不随波逐流。

与之相反的是独断、盲目和易受暗示性。独断者自行决策却主观臆断，拒绝合理建议，行动缺乏理性；易受暗示者目标不明、信心不足，容易被他人影响，随意改变或放弃决定，毫无自主性。

2. 果断性 果断性体现为善于分辨是非、把握时机，能迅速且合理地作出并执行决定。它反映个体决策的速度与深度，基于深思熟虑与勇敢决断。

与之相反的是优柔寡断和草率冒失。优柔寡断者做决策时犹豫不定，顾虑重重；草率冒失者则行事冲动，不考虑后果，仅凭一时冲动行事。

3. 坚韧性 坚韧性是对行动目的的执着坚守，在行动中保持恒心与毅力，克服重重困难去实现预定目标。对于追求远大目标而言，坚忍的意志至关重要，它能帮助个体抵御干扰、排除障碍，持续奋进直至成功，即便条件不利也坚持不懈。所以，坚韧性是成就卓越必不可少的意志品质。

与之相反的是动摇性和顽固执拗。动摇性表现为虽有目标，但一遇阻碍就退缩，常半途而废，缺乏毅力；顽固执拗者不能客观看待自身与现实，拒绝他人意见，一味坚持己见。

4. 自制性 自制性指在意志行动中能自觉、灵活地控制情绪，约束言语和行为，行动中展现出较强的忍耐性，坚决执行既定目标和计划。

与之相反的是任性、冲动和怯懦。任性、冲动者难以管控情绪，无法有效约束言行，容易违反规则；怯懦者行动畏缩，易被外界干扰，害怕做决策，或不能坚定地执行决定。

三、情绪、情感与意志过程在康复治疗中的应用

（一）情绪、情感与康复治疗

1. 患者情绪、情感及调控 康复治疗期间，患者常因身体伤痛、康复进展缓慢等情况，滋生恐惧、焦虑、抑郁和愤怒等负面情绪，严重阻碍康复进程。康复治疗师需留意患者情绪变化，通过观察表情、肢体动作、言语状态，精准捕捉其情绪波动。

治疗师要引导患者有效调控情绪。首先，与患者建立良好治疗关系，营造舒适安心的康复环境，减轻心理负担。例如，在康复训练室布置温馨装饰、播放舒缓音乐，缓解患者紧张情绪。其次，丰富患者康复生活，组织病友交流活动，促进患者与家属、病友建立良好关系，拓展社会支持网络。再次，帮助患者适应疾病与康复过程，指导患者及家属积极调整。最后，引导患者调整认知，树立合理信念，摒弃对康复不切实际期望产生的不合理信念。例如，向患者解释康复是循序渐进的，每一点进步都值得肯定，避免因短期内看不到明显效果而灰心。

2. 康复治疗师情绪、情感及调控 康复治疗师良好的情绪调节能力，对提升治疗效果极为关键。面对高强度、高压力的工作，治疗师需有效调节情绪。其一，重视与同事、患者及家属建立和谐关系，融入工作集体，充分利用社会及他人支持，获得归属感。其二，学会恰当宣泄不良情绪，向亲朋好友倾诉工作压力与烦恼，寻求理解与支持。其三，运用多种情绪调节方法，如客观评价自身能力，适时用幽默化解工作紧张氛围，持续进行积极心理暗示。康复治疗师的情感对患者有直接感染力，尤其面对病情复杂、康复难度大的患者。治疗师应挖掘自身积极心理品质与能量，对患者怀有高度同情心、责任心、爱心和耐心，以真诚情感对待患者，增强其康复信心。

（二）意志与康复治疗

康复治疗工作繁杂且具挑战性，要求治疗师具备良好意志品质。治疗师要有高度自觉性，严格依照康复治疗计划，自觉执行康复训练操作，精准落实医嘱，把患者康复放在首位，以专业素养和高尚人格全力维护患者利益，认真完成每项康复任务。例如，为患者制订个性化康复方案后，自觉监督患者按计划训练，确保康复效果。面对康复中的突发状况，尤其是急诊、重症及疑难病症患者，康复治疗师需沉着、冷静且果断应对。紧急情况下，迅速判断病情，机智采取有效康复治疗措施。若患者康复训练中突发身体不适，治疗师能当机立断，调整训练方案或采取紧急救治手段。康复治疗师还要有耐心，耐心倾听患者康复中的痛苦倾诉，耐心听取患者及家属的不同意见，给予患者情感宣泄空间。同时，在康复治疗中，无论是康复训练还是技术操作，都要坚持到底，对每个康复步骤、每项护理任务，都认真细致、一丝不苟地完成。

第四节 人 格

一、概述

（一）概念

人格又称个性，这个词源于希腊语Persona，原指演员在舞台上戴的面具，类似于中国京剧中的脸谱，面具因表演角色、表达的角色特点及人物性格不同而异。心理学沿用其面具的含义，转意为人格（又称个性），其中包含了两层含义：一是指人遵从社会文化习俗的要求而作出的反应，即人格的“外壳”；二是指人由于某种原因不愿展现的人格部分，即面具后真实的自我。

现代心理学对人格的概念界定：人格是构成一个人的思想、情感及行为的特有模式，这个特有模式包含了一个人区别于他人的稳定而统一的心理品质。

（二）人格的结构

人格的结构包括人格心理倾向性、人格心理特征和自我意识系统。

1. 人格心理倾向性 主要包括需要、动机、兴趣、信念和世界观等，是个体对客观世界的态度和行为的内在动力，影响着个体绝大多数的心理活动，是在个体社会化和再社会化过程中形成和发展起来的。

2. 人格心理特征 主要包括能力、气质和性格等，是个体稳定的、本质的内在特征。能力和性格多受后天因素影响，气质受先天遗传影响较大。

3. 自我意识系统 主要包括自我认识、自我体验和自我调控等，是个体对自身及自身与客观世界关系的觉察状态。

（三）人格的特性

1. 独特性和共同性 人格的形成是遗传、环境、教育等先天与后天因素相互作用的结果。由于每个人的遗传、成长环境及教育经历各不相同，因此形成了各自独特的心理特点，正如俗语所说“人心不同，各如其面”，这体现了人格的独特性。然而，生活在同一社会群体中的人也会展现出一些共同的人格特征，如某些民族共同的典型特征。人格的独特性与共同性，实质上是共性与个性的关系，个性中蕴含着共性，而共性则通过个性得以展现。

2. 生物性和社会性 人格兼具生物属性和社会属性。人的生物基础决定了人格的生物特性，并影响着其形成与发展。同时，人格又是在特定的社会环境中塑造而成的，因此，一个人的人格必然反映了他所处社会文化的特点及所受教育的影响，具有社会制约性。“印度狼孩”的故事就是一个有力的例证，说明脱离人类社会实践活动，人格将无法形成。

3. 稳定性和可塑性 人格中的心理特征是相对稳定的，它们对人的行为产生长期且一致的影响，不受时间和地点的限制。正如古语所言“江山易改，禀性难移”，这体现了人格的稳定性。然而，这种稳定性并非绝对不变的。随着社会的变迁和个人的成长成熟，人格特点也会发生一定程度的变化。在遭遇重大生活事件或某些疾病的影响下，人格甚至可能发生显著改变。

4. 整体性 人格由多种成分和特质构成，包括能力、气质、性格、需要、动机、价值观、行为习惯等，这些成分和特质相互联系、相互影响、相互制约，共同构成一个统一的整体。人格的整体性使得人的内心世界、动机和行为之间保持和谐一致。虽然人格无法直接观察，但可以通过一个人的行为得以体现。人格的整体性是心理健康的重要标志，当一个人的人格结构在各方面彼此和谐一致时，他的人格就是健康的；反之，则可能出现社会适应困难，甚至导致“人格分裂”。

二、人格心理倾向性

（一）需要

1. 概念 需要（need）是个体和社会的客观需求在人脑中的反映，是有机体内部的一种不平衡状态，是个体活动的源泉，这种不平衡包括生理的和心理的不平衡。

2. 分类

（1）自然需要和社会需要：自然需要是与机体的生存和种族延续有关，由生理的不平衡引起的需要，也称生理需要或生物需要，如空气、食物、水分、休息及排泄等。社会需要是个体对维持社会发展所必需的条件要求，如人际交往、知识获取、劳动参与等。社会需要不是由人的生物本能决定的，而是通过学习得来的，又叫获得性需要。

（2）物质需要和精神需要：物质需要是对社会物质产品的需要，如对生活用品、居所、工作环境等的需要。精神需要是对各种社会精神产品的需要，如阅读书籍报刊、欣赏各类艺术作品、进行人际交往活动及审美需要等。

3. 需求层次论 美国心理学家马斯洛认为人的需求是所有行为的根本动力。而各种需求之间有先后顺序和高低层次之分，每一层次需求的满足将决定个体人格发展的境界和程度，提出了需求层次论。马斯洛将人的需求按其发展顺序由低到高逐级分为五个层次（图2-2）。

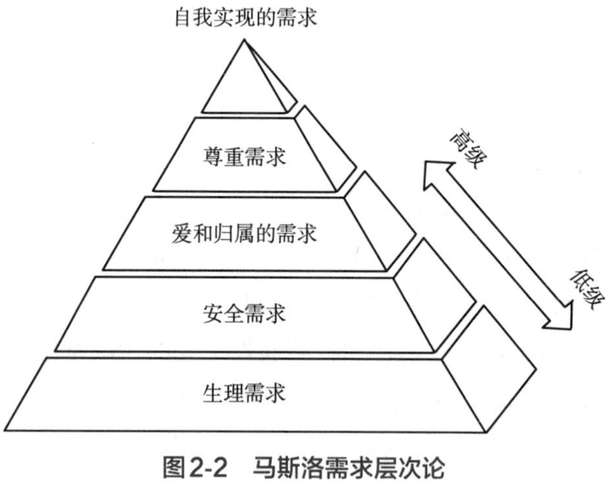

图2-2 马斯洛需求层次论

（1）生理需求：是维持个体生存和种系发展的需求，如对食物、空气、水、性和休息的需求。在所有需求层级中，生理需求最为根本、原始且强烈，一旦此类需求占据主导地位，其他需求往往会退居次要位置。

（2）安全需求：是人对生命财产的安全、秩序、稳定及免除恐惧和焦虑的需求，它是在生理需求得到满足的基础上产生的。这种需求得不到满足，人就会感到威胁和恐惧。

（3）爱和归属的需求：是在满足生理需求和安全需求的基础上产生的。爱的需求是指能与他人保持一定的交往和友谊，包括接受他人和给予他人爱的需求。归属的需求是指参加一定的组织或依附于某个团体。马斯洛比喻这一需求的缺失如同身体缺乏维生素，会阻碍个人的健康成长与潜能发挥。

（4）尊重需求：是希望有稳定的地位，得到他人高度评价，受到他人尊重并尊重他人的需求，包括自我尊重和他人尊重。在人际交往中，得到尊重能激发自信与自强，反之则可能导致自卑、无力感。

（5）自我实现的需求：是人希望最大限度地发挥自己的潜能，不断完善自己，完成与自己能力相称的一切事情，实现自己理想的需求，也是人类最高层次的需求。

人的五层需求相互关联且重叠，较高层次的需求并不是在较低层次的需求满足后才出现的，而是随着前一层次需求的不断满足，后一层次的需求就会逐渐出现，较低层次的需求在满足后并未消失，只是影响力降低，表现为需求层次之间的重叠。需求层次论凸显了人的需求层次性及内在价值、潜能的重要性，但也需认识到社会因素对人成长的决定性作用，以及人的多种需求常并存、相互牵制。例如，临床患者虽急需安全，但同样渴望交往与尊重。

（二）动机

1. 概念 动机（motivation）是引起和维持个体的活动，并使活动朝着一定目标的内部心理动力。动机是在需求的基础上产生的，是推动人们活动的直接原因。当人的需求具有某种特定的目标时，需求才能转化为动机。

2. 分类 人类的动机非常复杂，常受到多种动机的支配。

（1）根据动机的内容，可以分为生理性动机和社会性动机。由机体的生理需求产生的动机称生理性动机，也叫内驱力，如饮食、睡眠、排泄、穿衣等的动机。以人类的社会文化需求为基础而产生的动机属于社会性动机，如成就动机、交往动机、学习动机等。

（2）根据动机的来源，可分为外在动机和内在动机。由个体的内在需求引起的动机称内在动机，如因学习价值而努力学习。个体在外界的要求与外力的作用下所产生的行为动机称外在动机，如为获得奖学金而刻苦学习。两者相辅相成，共同作用于个体行为。

（3）根据动机的意识水平，可以分为有意识动机和无意识动机。个体能意识到自己的行为动机是什么，也能意识到自己的行为目标是什么，这种动机称有意识动机。个体没有意识到或者没有清楚意识到的动机称无意识动机。

3. 动机冲突

（1）双趋冲突：当两种或两种以上目标同时吸引着人们，但只能选择其中一种目标时，就产生了双趋冲突。例如，“鱼与熊掌不可兼得”。

（2）双避冲突：当两种或两种以上的目标都是人们努力回避的事物，而只能回避其中一种目标时，就产生了双避冲突。例如，处于“前有悬崖，后有追兵”的境遇时产生的心理冲突。

（3）趋避冲突：同一物体对人们既有吸引力想要接近它，又有排斥力想要避开它，从而引起内心的冲突。例如，对于癌症晚期患者实施化疗可延长其生命，但也会带来治疗痛苦，患者在对是否接受化疗而作出抉择时就产生动机冲突。

（4）双重或多重趋避冲突：人们面对着两个或两个以上的目标，而每个目标又分别具有吸引力和排斥力两方面作用，人们无法简单地选择一个目标，而拒绝另一个目标，必须进行双重或多重的选择时，就产生的双重或多重趋避冲突。例如，许多患者会面临继续保守康复治疗与选择手术介入康复的艰难抉择。

▶知识拓展

耶克斯-多德森定律

在1908年，心理学家耶克斯和多德森经实验研究归纳出一种法则，用来解释心理压力、工作难度与作业成绩三者之间的关系。动机强度与工作效率之间的关系不是一种线性关系，而是倒U形曲线。中等强度的动机最有利于任务的完成。动机不足或过分强烈都会使工作效率下降。此外，研究还发现，动机的最佳水平随任务性质的不同而不同。在较容易的任务中，工作效率随动机的提高而上升；随着任务难度的增加，动机的最佳水平有逐渐下降的趋势，即在难度较大的任务中，较低的动机水平有利于任务的完成。这就是耶克斯-多德森定律。

（三）人格心理倾向性在康复治疗中的应用

1. 需要与康复治疗 从患者角度看，患者因疾病、病情、文化、经济及信仰不同，其康复需求各异。如文化程度高者想深入了解康复知识，经济条件有限者注重康复器具及方案性价比。康复治疗师需关注患者各类需求，满足其合理诉求。例如，为注重隐私患者分区或设隔断保障隐私；为对环境清洁消毒有特殊要求者，协调相关部门；尊重患者对家属陪护的意愿。同时，理解患者康复中的焦虑、恐惧等心理，开展个性化康复治疗与心理辅导。

从康复治疗师角度看，康复治疗师要有合理适度的需求，通过专业培训、学术交流提升技能，更新知识体系。工作中追求被患者需要，因帮助患者康复获得成就感，实现自我价值，以此持续为患者提供优质服务。

2. 动机与康复治疗 从患者角度看，患者求医与康复动机可影响治疗效果。积极强烈的动机促使患者主动配合康复训练，按时完成任务，康复效果佳；反之，动机不足则导致患者敷衍甚至拒绝治疗，阻碍康复进程。康复治疗师要关注患者动机状态，识别动机冲突，如患者既想尽快康复又因训练疼痛而退缩的趋避冲突。治疗师应展示成功案例，依据患者情况制订分阶段康复目标，增强患者信心，引导其树立积极的康复动机。

三、人格心理特征

（一）能力

1. 概念 能力（ability）是顺利、有效地完成某种活动所必须具备的心理条件，是一种心理特征。例如，进行音乐活动要求个体具备敏锐的听觉分辨力、丰富的想象力及出色的记忆力等心理条件；而从事美术活动，则要求个体拥有优秀的视觉辨别能力和形象思维能力等。

2. 分类　根据能力所表现的活动领域的不同，可分为一般能力和特殊能力。

（1）一般能力：是指在完成各种活动必须具备的基本能力。它能保证人们有效地认识世界，也称认知力或智力。智力包括个体在认识活动中所必须具备的各种能力，如感知能力（观察力）、记忆力、想象力、思维能力、注意力等多个方面，其中抽象思维能力是智力的核心。

（2）特殊能力：是指在某些专业活动中表现出来的能力，是顺利完成某项专业活动的心理条件。例如，音乐家需具备的音乐表达能力，画家需具备的色彩鉴别能力等。

3. 能力发展的一般趋势和个体差异

（1）能力发展的一般趋势：人的一生中，能力发展趋势如下。12岁前智力直线发展，与年龄增长基本同步；此后发展变缓，20岁左右智力达顶峰，维持至35～40岁；36岁起智力水平缓慢下降，60岁后迅速衰退。

（2）能力的个体差异：能力在个体成长过程中受遗传和环境的交互影响，在身心特征上呈现不同。

1）能力类型的差异：一般能力方面，个体在知觉、记忆、想象、思维、言语及动作的类型与品质方面存在差异，如有人想象与语言表达出色，有人记忆能力突出。特殊能力同样如此，如有人擅长歌舞，有人精于手工操作。这些差异虽不反映智力高低，却影响学习路径与知识获取方式。

2）能力发展水平的差异：各种能力发展水平有显著差异，智力差异尤为突出。全球人口智力呈正态分布，多数人智力中等，超常或低下者极少。

3）能力表现早晚的差异：能力在质、量方面有差异，表现早晚也不同。有的人年少就才华出众，像早熟的诗人、画家，记忆力超群；有的人则需长时间积累，中年才取得成就，即“大器晚成”。

4）能力的性别差异：心理学家通过智力测验研究发现，男女平均智商无显著差异。但在不同智力维度，男女各有优势，女性的语言表达和短时记忆更好，男性在空间知觉、分析综合及数学能力上占优。

（二）气质

1. 概念　气质（temperament）是心理活动表现在强度、速度、灵活性和指向性等方面的动力特征，相当于人们日常生活中所说的脾气、秉性或性情。

2. 特点

（1）气质是先天遗传的：气质在很大程度上是先天形成的，受神经系统活动过程的特性所制约。俗话说，“江山易改，禀性难移”，这里秉性指的就是气质。

（2）气质是动力性的：气质是个体心理活动和行为的动力特点，即心理活动的强度（如情绪体验的强度、意志努力的程度等）、速度（如知觉的速度、思维的灵活程度等）、稳定性（如注意集中时间的长短）、指向性（如有人倾向外部事物，有人倾向内心体验）方面的特征。

（3）气质是相对稳定的：气质的相对稳定性表现在它不依赖人活动的具体目的、动机和内容。在不同性质的活动中，一个人的气质特征往往表现出相对稳定的特点。例如，一个情绪稳定、内向的人，在任何场合下，即使很熟悉的环境，也会表现出较为稳重、不过分表现自己的特点。

（4）气质具有一定的可塑性：气质虽具有先天性，但并不意味着一成不变。在生活环境和教育条件的影响下，在性格的掩饰下，气质可以得到相当程度的改造。例如，日常生活中情绪容易激动的学生，在集体生活中有他人在场时，可能变得较能控制自己。

3. 类型

微课：体液学说

（1）体液学说：希波克拉底提出气质的体液学说。他认为人体是由血液、黏液、黄胆汁、黑胆汁这四种体液组成的，并根据每种体液在人体体液中所占的优势比例，把人分为不同的气质类型：以血液为主的是多血质，以黏液为主的是黏液质，以黄胆汁为主的是胆汁质，以黑胆汁为主的是抑郁质。现代医学证明，希波克拉底的学说是缺乏科学依据的，但在日常生活中确实可见这四种气质类型，后来心理学家在此研究基础上进行了进一步研究和完善，所以该气质类型沿用至今。但在实际生活中，典型的气质类型并不常见，多数是两种或多种气质的混合型。

（2）高级神经活动类型学说：巴甫洛夫运用动物条件反射实验的方法，建立了高级神经活动学说。他用高级神经活动类型学说解释气质的生理基础，认为决定气质特点的三个最主要的神经系统特性是神经过程中兴奋过程和抑制过程的强度、平衡性和灵活性。兴奋过程和抑制过程的强度是大脑皮质神经细胞工作能力或耐力的标志，强的神经系统能够承受强烈而持久的刺激；平衡性是兴奋过程和抑制过程的相对力量，二者力量大体相当是平衡，如任何一种过程相对占优势均是不平衡；灵活性是兴奋过程和抑制过程相互转换的速度，能迅速转换是灵活，否则是不灵活。

巴甫洛夫的高级神经活动类型学说和希波克拉底的体液学说之间有对应的关系，兴奋型、活泼型、安静型和抑制型对应胆汁质、多血质、黏液质和抑郁质（表2-1）。

表2-1　体液类型与高级神经活动类型的关系

神经过程基本特征			高级神经活动类型	体液类型
强度	平衡性	灵活性		
强	不平衡		兴奋型	胆汁质
强	平衡	灵活	活泼型	多血质
强	平衡	不灵活	安静型	黏液质
弱			抑制型	抑郁质

4. 气质类型的典型特点及表现

（1）多血质：此类人情感与行为变化迅速且多样，性格亲和，擅长社交，对新环境的适应能力强。擅长言辞，表达力强，极具感染力，姿态活泼，表情丰富，展现出鲜明的外向性格。机智灵活，思维敏捷，但往往只满足于表面的了解，不愿深入探讨。注意力和兴趣容易转移，意志力相对薄弱，难以长时间坚持。

（2）胆汁质：此类人反应迅速，行动积极，情感与行为表现明显。性格开朗直爽，但情绪易激动，易于与人发生争执。精力旺盛，对工作充满热情，但缺乏耐心。思维灵活，但处理问题时可能不够细致。意志坚定，果断勇敢，注意力集中且稳定。行动敏捷，声音洪亮有力。

（3）黏液质：此类人行动缓慢而稳定，情感内敛，不易被外界所影响。注意力持久且稳定，不易转移，思维细致，喜欢深入思考。在意志力方面，耐心十足，自制力强，态度稳重，话语不多。办事谨慎细致，但适应新环境的能力相对较弱。行为和情绪均表现出内向的特点，可塑性不高。

（4）抑郁质：此类人感受性强，情感与行为表现缓慢且柔和。情感深刻，但通常隐藏于心，易于陷入忧郁情绪。想象力丰富，聪明敏锐，善于捕捉细节。思维深刻，但意志力薄弱，胆小谨慎，决策时犹豫不决。面对困难时，可能会感到心神不宁，但对于自己能力范围内的事情，却能够展现出坚韧不拔的精神。不善交际，性格孤僻，内向特征明显。

（三）性格

1. 概念 性格（character）是个体在社会生活过程中形成的，对客观现实稳定的态度及与之相适应的习惯了的行为方式。性格是人格的核心，是个人在活动中与特定的社会环境相互作用的产物，了解个人的性格特征对其行为预测具有重要意义。性格不仅表现一个人做什么，而且表现他怎样做，是人与人相互区别的主要心理特征，最能反映个体的本质属性。

2. 特征

（1）态度特征：主要指一个人如何处理社会各方面的关系。态度特征主要表现在三个方面：一是对社会、集体、他人，如热情诚实、冷淡虚伪；二是对学习和工作，如勤奋进取、懒惰懈怠；三是对自己的态度，如谦虚谨慎、骄傲自大。在多种性格特征中，对社会、对集体所表现出来的性格特征决定着人对其他事物的态度。

（2）意志特征：是指个体对自己的行为自觉地进行调节的特性。主要包括四个方面：一是一个人是否具有明确的行为目标的意志特征；二是人对行为自觉控制水平的意志特征；三是紧急或困难条件下表现出来的意志特征；四是经常和长期的工作中表现出来的意志特征。

（3）理智特征：是指一个人在认知活动中的性格特征，包括认知活动中的独立性（自主观察、独立思考）、依存性（易受干扰、倾向依赖）、想象中的现实性（现实导向或幻想丰富）及思维活动的精确性（深思熟虑、全面视角）。独立性强者能主动根据任务与兴趣进行观察思考，而依存性者则更易受外界影响，偏好现成答案。在想象中，有人注重现实，有人则充满幻想。至于思维活动，精确性高者往往思考深入，视角全面。

（4）情绪特征：是指一个人的情绪对其活动的影响，以及其对自己情绪的控制能力。主要表现在情绪的强度、稳定性、情绪对人行为活动的支配程度及情绪受意志控制的程度等方面。如有的人情绪激昂且难以驾驭，而有的人则情绪平和、易于调控。情绪持续时间的长短亦有所不同，有人情绪持久，对工作学习产生深远影响；有人则情绪短暂，对工作学习的影响相对较小。此外，有人常怀饱满情绪，充满活力；而有人则时常情绪低落，郁郁寡欢。

3. 性格与气质的关系

（1）从起源上看，气质具有先天性，一般在个体发育早期就显现，是神经类型的自然呈现。如婴儿出生后，有的好动，有的安静。而性格是后天形成的，个体生命早期没有性格，它是人在活动中与社会环境相互作用的结果，反映了人的社会性。如孩子在家庭、学校等环境影响下，逐渐形成诚实、勇敢等性格特质。

（2）从可塑性上看，气质变化缓慢，可塑性小，即便能改变也难度较大，因其受先天生理因素影响大。相反，性格可塑性大，环境对性格塑造作用显著。即便已形成的性格有稳定性，但相较于气质而言，其改变相对容易。

（3）从好与坏的角度看，气质所指的典型行为是它的动力特征而与行为内容无关，因而气质无好坏善恶之分。而性格主要是指行为的内容，体现个体与社会环境的关系，存在好坏之分。

（4）从联系的角度看，气质会按自身动力方式影响性格形成，给性格特征染上独特色彩。如抑郁质的人敏感、细腻，在形成善良、富有同情心等性格特征时，会表现得更为深沉、内敛。同时，气质还影响性格特征形成或改造的速度。如胆汁质的人热情冲动，形成勇敢无畏性格特征的速度可能比其他气质类型的人更快。

4. 类型 心理学家荣格依据心理活动是指向外部世界还是内部世界，将人的性格类型划分为外倾型与内倾型。外倾型的人活泼开朗、热情大方，行事不拘小节，情绪易于外露，擅长人际交往，对环境变化反应迅速，不太在意他人评价。不过，部分外倾型的人会显得轻率、散漫，易感情用事，缺乏自我分析与自我批评。内倾型的人往往以自我为中心，情感深沉，做事谨慎，思考较多但行动相对较少。他们有时反应迟缓，不善于社交，适应环境的能力较弱，十分在意他人对自己的看法。实际上，典型的外倾型或内倾型的人并不常见，多数人属于中间型，兼具内倾和外倾的特点，处于两者之间。

（四）人格心理特征在康复治疗中的应用

1. 能力与康复治疗 康复治疗中，康复治疗师的专业操作能力至关重要。如针对肢体、神经疾病患者的关节松动术、神经促通技术等，精准熟练的操作既能彰显专业素养，又能提升患者对治疗的信任。专业能力强的治疗师依规范开展训练，降低操作风险，提供优质服务，助力建立良好治疗关系。康复治疗师还需具备敏锐观察力，留意患者肢体力量、关节活动等身体细微变化，评估训练效果并及时调整方案，同时捕捉患者焦虑等负面情绪，通过沟通疏导给予针对性心理支持。沟通能力同样不可或缺，康复治疗师需站在患者角度，用通俗语言解释康复原理、计划及注意事项，面对患者因康复缓慢产生的急躁情绪，耐心安抚引导，增强患者康复信心，保障治疗顺利推进。

2. 气质与康复治疗 了解患者的气质类型，利于康复治疗师制订个性化康复策略。不同气质的患者面对康复训练的困难与压力，表现不同。如多血质患者开朗热情但缺乏耐心，治疗师可利用其积极态度，鼓励参与康复小组分享经验，引导制订合理计划并坚持训练。胆汁质患者热情冲动，易因急于求成过度训练或因效果不佳情绪低落。康复治疗师训练前要强调康复渐进性，情绪波动时及时疏导，助其理性对待康复。黏液质患者安静固执，对新康复理念接受慢。康复治疗师需耐心解释方案，给予时间思考适应，训练中提供自主空间，定期评估调整方案。抑郁质患者敏感多疑，对康复易恐惧担忧。康复治疗师要多关心鼓励，训练时语言温和，制订保守康复计划，增强其信心，鼓励家属参与给予情感支持。

3. 性格与康复治疗 从患者角度，因患者性格多样，故需治疗师实施个性化的康复治疗。例如，外向患者求知欲强，治疗师可通过交流、讲座介绍康复知识与案例，助其保持乐观，鼓励其参与社交活动增强康复动力。

从康复治疗师自身看，外向型治疗师易与患者建立关系，面对复杂病情或情绪低落患者，需更注重倾听。内向型治疗师虽沟通有障碍，但专注、耐心，应提升沟通能力，主动交流以更好地服务患者。

四、自我意识系统

（一）概念

自我意识（self-consciousness）是指个体对自己作为主体和客体存在的各方面的看法和态度。

自我意识系统是人格结构中的协调控制系统，其作用是对人格结构中的各种成分进行调控，从而保证人格的完整、统一与和谐，也是衡量个体心理发展和人格成熟水平的标志。

（二）结构

自我意识系统是一个具有三维结构的心理系统，包括自我认识、自我体验和自我调控。这三种心理成分相互联系、相互制约，统一于个体的自我意识之中。

1. 自我认识　是指个体主观对客观自我、自我身心特征的认识及评价。一个人若无法准确认识自我，一旦过度高估自身能力，就容易变得刚愎自用、盲目乐观，进而引发决策失误。相反，若仅聚焦于自身缺点，认为自己在各方面都不及他人，则可能导致自卑情绪产生、责任感缺失及信心丧失，最终影响工作效率，难以实现成就。因此，正确、恰当且客观的自我评价与认知，对个人的心理状态及行为模式有着深远的影响，是进行有效自我调控及构建健全人格（个性）不可或缺的前提。

2. 自我体验　是指个体对自身的认识及评价而引发的内心情感体验，是主观自我对客观自我所持的一种态度，即是否悦纳个体的客观自我，是自我意识在情感上的表现，当一个人对自己持积极评价时，会滋生自尊与自信；相反，若持消极评价，则可能引发自卑与内疚。自我体验可以使自我认识转化为信念，进而指导一个人的言行；同时，自我体验还伴随着自我评价，激励个体采取恰当行为，抑制不当行为，促进个人成长与发展。

3. 自我调控　是指个体对自身思想、意识及行为进行的管理、控制、调节，是自我意识在行为上的表现，是实现自我意识调节的最后环节。当学生认识到学习对个人发展的重要性时，便会激发其内在的学习动力，进而展现出刻苦勤奋、积极主动且勇于面对挑战的学习态度。

—• 考试知识点总结 •—

—• 本章小结 •—

—• 协和云课堂……　拓展练习及参考答案 •—

（焦颖玲）

教学课件

第三章　心理应激与应激障碍

微课：
应激管理

学习目标

素质目标

具备尊重、理解、接纳、共情和无条件积极关注应激障碍患者的理念，提升责任与服务意识。

知识目标

（1）掌握：应激、心理应激、应激源、创伤后应激障碍、心理防御机制与应对的概念；应激源的类型；不同类型应激障碍的心理康复要点。

（2）了解：应激障碍的类型、临床表现；心理防御机制和应对的种类与特征。

能力目标

具备提升应激管理的能力，能评估和识别应激反应，能对不同类型的应激障碍患者进行心理干预和心理康复。

案例导入

【案例】

患者，男，32岁，地铁司机。3个月前目睹一名乘客跳轨自杀（列车紧急制动未成功），事后出现持续情绪崩溃、失眠、拒绝回到工作岗位的情况，平时绕行地铁站，脑子里反复出现乘客跳轨场景。夜间易惊醒，听到鸣笛声心悸出汗。经常反复念叨："如果我反应再快一点就能救他。"家人反馈：患者不像之前那样是家里的开心果，经常将自己锁在屋里，对很多事情都不像以前感兴趣，连最爱的踢足球都不参加了。

【问题】

1. 患者存在的主要心理问题是什么？
2. 该患者的症状符合创伤后应激障碍的哪些典型特征表现？

·核心知识拆解·

应激是机体在感知到压力源（如环境变化、心理冲突等）时，通过生理和心理机制产生的适应性反应。这种反应可能是短期的（急性应激），也可能是长期的（慢性应激）。

心理应激是个体对内外环境变化的反应，可能引发急性或慢性应激反应，极端情况下可发展为应激障碍。心理防御机制和应对策略是缓解心理应激的重要手段，前者是无意识的保护性策略，后者则是有意识的应对方式。

应激障碍是心理应激的极端表现，主要包括急性应激障碍（acute stress disorder，ASD）、创伤后应激障碍（post traumatic stress disorder，PTSD）和适应障碍（adjustment disorder，AD）。急性应激障碍在强烈应激事件后短期内出现，表现为情绪麻木、反复回忆创伤事件以及回避相关刺激，持续时间通常为3天至1个月。创伤后应激障碍则在经历创伤事件后长期存在，症状包括闪回、持续回避和过度警觉，持续时间超过1个月。适应障碍则与生活变化或应激事件相关，表现为情绪和行为失调，如抑郁、焦虑或行为问题，通常持续时间不超过6个月。

第一节 心理应激

一、概述

心理应激是个体在面对外界环境变化或内部需求时，产生的一种身心紧张状态。这种状态可能伴随着生理、心理和行为上的反应。心理应激不仅影响个体的情绪和行为，还可能对其身体健康产生长期影响。

“应激（stress）”一词的原意为作用于某一物体并会导致它产生张力或出现状态改变的力量，根据不同的使用环境，它还可以译为“压力、心理刺激、痛苦、张力和紧张状态等”。塞里（Selye H，1936）通过临床观察和动物实验还发现，全身适应综合征反应的发生是机体自身面对刺激，通过兴奋垂体-肾上腺皮质轴（后来发展为下丘脑-腺垂体-肾上腺皮质轴）所引起的一系列生理变化过程，是机体对有害刺激所作出的防御反应。许多处于不同疾病状态的个体，均会表现出一组极为类似的症状，处于受伤、感染、中毒等有害刺激作用下及其他紧急状态下的个体，都可以出现肾上腺素分泌的阶段性升高，胸腺、脾和淋巴结缩小、胃肠道溃疡、出血等现象。目前已经知道，导致耗竭的生理原因主要是钾离子的缺失、肾上腺皮质激素耗竭和器官功能的衰竭。在大多数情况下，应激只引起第一阶段警觉期、第二阶段阻抗期的反应变化，并且变化是可逆的。应激本是进化而来的一种防御性反应，但过度的反应却损害机体自身，因此应激可以分为良性应激（eustress）和不良应激（distress）两大类。良性应激能使人振奋，提高人的工作能力；不良应激则消耗能量，增加机体负担。在后一种情况下，机体先对应激刺激产生适应性变化，若适应调节失效，机体组织可能由功能性变化发展到器质性病理变化，从而产生适应障碍、急性或延迟性应激障碍，或身心性疾病。

通常人对应激事件的反应包括三部分：①伴有躯体症状的情绪反应：主要是指焦虑反应和抑郁反应，研究认为焦虑反应与威胁性事件有关，抑郁反应则与丧失或分离性事件相关。②应对策略：是指那些用于减轻应激源对自身的影响，从而力图维持个体正常的行为。③防御机制：Freud最早提出了防御机制的概念，作为对应激性事件的反应，最常采用的机制包括压抑、否认、替代、投射和退行等。

并非所有的应激事件都引起精神障碍，也并不是所有应激事件引起的反应都是异常的。对于突如其来的强烈生活事件，如地震、车祸、火灾、亲人的突然离去等，很多人在最初会表现出震惊、茫然和不知所措，但很快他们就会学会面对现实、调整心态、重新生活；但也有部分人反应十分强烈，不良的心理行为症状持续时间较长，很难适应接下来的日常生活。

应激相关障碍（stress-related disorder）是指一组由心理社会因素引起的异常心理反应而导致的精神障碍。决定本组精神障碍的因素有作为直接病因的生活事件和生活处境、社会文化背景、人格特点、受教育程度、智力水平及生活态度和信念等。根据临床特点，应激相关精神障碍可分为如下几种。①急性应激障碍：强调障碍的出现是个体对突发强烈应激所作出的短期反应。②创伤后应激障碍：是指个体对异乎寻常的威胁性或灾难性打击后所表现出来的长期的异常心理反应。③适应障碍：是个体在生活环境变化的适应性方面所表现出来的心理行为异常。

二、应激源的类型

应激源是指引起心理应激的外部或内部因素。常见的应激源如下。

1．环境应激源 指直接作用于人的身体或者直接产生刺激作用的刺激物，其中包括自然环境应激源和社会文化性应激源。自然环境应激源指各种特殊环境、理化和生物学等刺激物。社会文化性应激源包括个人生活中的重要事件、日常琐事、重大社会变故、文化冲突等因素。霍尔姆斯曾用生活变化单位（life change unit，LCU）来表示生活事件的作用强度。

2．职业性应激源 这里特指与工作有关的应激源，它的产生常由于个体与工作岗位要求不相匹配。职业性应激源主要来自如下四个方面：工作者本身、工作条件、工作性质和组织方面。

3．心理性应激源 主要指发生于个体头脑内的事件，如心理的某种冲突、挫折等。心理冲突（mental conflict）是相互对立或排斥的目的、愿望、动机或反应倾向同时出现时引起的一种心理状态。引起心理冲突的刺激或境遇称作“冲突情境”。挫折是指由于各种问题或障碍而不能达到目的或在达到目标的进程中受阻或被延搁，导致需求无法满足的心理状态。根据造成挫折的原因不同，一般可以分为外部挫折和个人挫折。

三、应激的理论模型

应激的理论模型是对应激现象本质的理论概括。近百年来形成了不同的应激理论，如早期重视应激反应的“应激反应模型”（response-based model of stress）、重视应激刺激作用的“应激刺激模型”（stimulus-based model of stress），到以后重视个体对应激源和应对能力的“认知评价模型”（cognitive appraisal model of stress）、应激作用的“过程模型”（process model）。近年来的发展趋势则是关注多因素作用的“系统模型”（system model）。

（一）系统模型

系统模型的基本特征（法则）如下。

（1）应激是多因素的系统。

（2）各因素互相影响，互为因果。

（3）各因素之间动态的平衡或失衡决定个体的健康或疾病。

（4）认知因素在平衡和失衡中起关键作用。

（5）人格因素起核心作用。

（二）过程模型

过程模型强调应激是个体对环境威胁和挑战的一种适应过程；应激的原因是生活事件，应激的结果是适应的和不适应的身心反应；从生活事件到应激反应的过程受个体的认知等多种内外因素的制约。这一定义符合人们通常的因果逻辑思维习惯，易于理解也便于对某些疾病发生的病因作出解释。

四、应激反应的心理机制

应激反应的心理机制是一个复杂而精细的过程，它主要包括认知评估、情绪反应、生理激活和行为应对等几个关键环节。当个体面临潜在的压力源时，这一机制首先启动认知评估阶段。在这一阶段，个体会对遭遇的事件进行初级评估，迅速判断该事件是否具有威胁性，即是否会对自己的安全、健康或幸福感造成潜在的影响。

如果初级评估的结果显示事件具有威胁性，那么个体会进一步进行次级评估。次级评估主要是对应对资源和策略的有效性进行评估，个体会思考自己是否有足够的能力和资源来应对这个威胁，以及采取何种策略最为合适。这一阶段的评估结果将直接影响个体后续的应激反应和应对策略。

在认知评估之后，个体会产生相应的情绪反应。这些情绪反应可能是恐惧、焦虑、愤怒等，它们能够激发个体的警觉性和应对动力，帮助个体更好地应对威胁。同时，生理激活也会发生，个体的身体会出现一系列生理变化，如心率加快、血压升高、呼吸加速等，以应对可能的挑战。

五、应激反应的生理机制

心理应激是一个复杂的过程，它不仅涉及心理层面的变化，还深深植根于多个生理过程之中。其中，神经内分泌反应和免疫反应是两个尤为重要的方面。

（一）神经内分泌反应

神经内分泌反应在心理应激中起着核心作用。当个体面临压力或威胁时，下丘脑–垂体–肾上腺轴会被迅速激活。这一系列的生理反应导致应激激素的分泌显著增加，皮质醇便是其中的一种关键激素。皮质醇的释放有助于个体应对压力，通过调节能量代谢、影响情绪和行为反应等方式，帮助个体在应激环境中保持警觉和应对能力。

（二）免疫反应

免疫反应同样在心理应激中发挥着不可忽视的作用。应激状态可以对免疫系统产生深远的影响，有时可能导致免疫功能的下降。这种影响可能使个体更容易受到感染或疾病的侵袭，因为免疫系统的防御能力在应激状态下可能受到削弱。

此外，自主神经系统反应也是心理应激过程中的一个重要组成部分。当个体遭遇紧急情况时，自主神经系统会迅速启动战斗或逃跑反应，这是一种本能的生存机制。这种反应通过影响心率、血压、呼吸等生理指标，使个体能够迅速适应并应对潜在的威胁。这种生理状态的改变有助于个体在应激环境中保持高度的警觉性和反应能力。

六、心理应激与心理健康

心理应激源于个体对环境要求与自身应对能力之间不平衡的感知。心理应激可以是短暂的，如应对一次紧张的考试，也可以是长期的，如持续的工作压力或人际关系困扰。适度的心理应激可以激发个体的潜能，提高工作效率和生活动力。然而，长期或过度的心理应激可能导致心理健康问题，如焦虑症、抑郁症和创伤后应激障碍。

1．焦虑症 长期的心理应激可能导致广泛性焦虑症、恐慌障碍等。焦虑（anxiety）是一种内心紧张不安、预感到似乎将要发生某种不利情况而又难以应付的不愉快的情绪体验。但焦虑并不意味着都是有临床意义的病理情绪，在应激面前适度的焦虑具有积极的意义，它可以充分地调动身体各脏器的技能，适度提高大脑的反应速度和警觉性。焦虑障碍的分类在各分类系统中不尽相同。在《中国精神障碍分类与诊断标准》第3版（CCMD-3）中，焦虑障碍包括惊恐障碍和广泛性焦虑。《国际疾病与相关健康问题统计分类》第10版（ICD-10）将焦虑障碍分为两大类：一类是恐怖性焦虑障碍，包括广场恐怖、社交恐怖、特定的（孤立的）恐怖；另一类是其他焦虑障碍，包括惊恐障碍、广泛性焦虑障碍、混合性焦虑和抑郁症等。美国《精神障碍诊断与统计手册》第4版（DSM-Ⅳ）中焦虑障碍涵盖的种类最多，既包括ICD-10中除焦虑抑郁混合状态外的全部病种，还包括强迫障碍、急性应激障碍、创伤后应激障碍、躯体疾病或物质应用所致的焦虑障碍。而最新的美国《精神障碍诊断与统计手册》第5版（DSM-5）中将精神障碍分为焦虑障碍、强迫障碍、应激障碍三大类，增强了临床诊断效度及实用性，其中焦虑障碍包括分离焦虑障碍、选择性缄默症、特定恐惧症、社交焦虑障碍（社交恐惧症）、惊恐障碍、广场恐惧症、广泛性焦虑障碍、物质/药物所致的焦虑障碍、由于其他躯体疾病所致的焦虑障碍、其他特定的焦虑障碍、未特定的焦虑障碍等类型。

2．抑郁症 心理应激可能是抑郁症的诱因之一，影响个体的情绪和认知。抑郁症是最常见的精神障碍，是一类以情绪或心境低落为主要表现的疾病总称，伴有不同程度的认知和行为改变，可伴有精神病性症状，如幻觉、妄想等。部分患者存在自伤、自杀行为，甚至因此死亡。抑郁症单次发作至少持续2周，常会反复发作，每次发作大多数可以缓解，部分可有残留症状或转为慢性，可造成严重的社会功能损害。值得注意的是，相当一部分最初诊断为抑郁症的患者在日后随访中出现轻躁狂或躁狂发作，而修改诊断为双相情感障碍。对于这类抑郁发作，临床称为双相抑郁，多伴有以下特点：25岁前起病，不典型抑郁症状（进食、睡眠多，体重增加等），伴有精神病性症状，环型人格或精力旺盛型气质，双相障碍家族史阳性，以及抗抑郁药物治疗效果欠佳等。抑郁症所涵盖的范畴涉及较广，在不同的分类诊断体系中有所不同。国际疾病分类第10版（ICD-10）中抑郁症包括抑郁发作、复发性抑郁症、持续性心境障碍、其他心境障碍、未特定的心境障碍。最新出版的美国精神障碍诊断与统计手册第5版（DSM-5）中，抑郁症包括破坏性心境失调障碍、抑郁症、持续性抑郁症、经前期烦躁障碍、物质/药物所致的抑郁症、由于其他躯体疾病所致的抑郁症、其他特定的抑郁症等亚型。

3. 创伤后应激障碍 由创伤性事件引起，如战争、暴力事件等。创伤后应激障碍指个体经历、目睹或遭遇到一个或多个涉及自身或他人的实际死亡，或受到死亡的威胁，或严重的受伤，或躯体完整性受到威胁后，所导致的个体延迟出现和持续存在的一类精神障碍。

心理健康是指个体在认知、情感和行为上的良好状态，能够有效地应对日常生活中的压力，工作和人际关系。心理健康不仅关乎没有心理疾病，还包括积极的心理状态和良好的社会适应能力。心理应激与心理健康之间存在着密切的联系。适度的心理应激可以促进个体成长和发展，但长期的高应激水平则可能损害心理健康。

七、心理应激的应对与管理

心理应激的应对与管理是一项重要的生活技能，它能够帮助个体在面对各种压力和挑战时，减轻应激的影响，提升个人的应对能力。以下是一些有效的应对和管理策略。

1. 问题焦点应对 这是一种直接解决问题的策略。它要求个体识别并关注应激源，通过采取积极的行动，如制订解决方案、寻求帮助或改变环境等方式，减少或消除应激源，从而从根本上降低应激水平。

2. 情绪焦点应对 这是一种调节情绪反应的策略。它强调个体在面对应激时，要学会接受自己的情绪，并通过积极的情绪调节技巧，如认知重构、情绪表达、寻求安慰等方式，减轻情绪困扰，保持情绪稳定。

3. 时间管理 是应对和管理应激的重要策略之一。它要求个体合理规划时间，设置优先级，有效安排工作和休闲时间，以避免时间压力带来的应激。通过制订日程表、设定目标和时间限制等方式，可以帮助个体更好地掌控时间，减少时间压力。

4. 放松技巧 是减轻生理应激反应的有效方法。这些技巧包括深呼吸、冥想、渐进性肌肉松弛等，它们能够帮助个体放松身心，缓解紧张情绪，降低应激反应。通过定期练习这些技巧，个体可以逐渐增强自己的放松能力，更好地应对应激。

5. 社会支持 在应对和管理应激中发挥着重要作用。寻求家人、朋友和社区的支持，可以增强个体的社会联系，提供情感支持和实际帮助。与他人分享自己的感受和经历，可以减轻心理压力，获得理解和鼓励，从而增强应对应激的信心和能力。

有效应对和管理策略可以帮助个体更好地应对应激，提高生活质量。通过实践这些策略，个体可以逐渐增强自己的应对能力，更好地面对生活中的挑战和压力。

八、心理康复中的心理应激干预

心理应激是一个复杂的过程，涉及多个心理、生理和社会因素。通过实施应对和管理策略，个体可以减轻应激的影响，提高心理健康和生活质量。

心理康复是一个综合性的过程，旨在帮助个体恢复和增强心理健康，使其在面对生活中的挑战时能够更加坚韧和从容。在这个过程中，应激干预的核心目标是帮助个体识别和应对应激源，提高他们应对各种压力和挑战的能力，从而有效减少应激对心理健康产生的负面影响。

一般进行心理应激干预要遵循以下几个过程。

1. 评估需求 确定个体的应激水平和需求。应激干预的第一步是评估需求，这一步骤至关重要，因为它为后续的干预措施提供了坚实的基础。评估过程通常包括一系列标准化的心理测试，如应激量表、焦虑量表和抑郁量表等，这些测试能够帮助专业人员准确了解个体的应激水平及可能存在的心理问题。此外，通过与个体的深入交流，专业人员还能够获取更多关于其生活方式、家庭背景、工作环境等方面的信息，这些信息对于全面理解个体的应激源和制订个性化的干预计划至关重要。

2. 制订个性化的干预计划 是应激干预的核心环节。这个计划通常包括一系列的心理治疗方法和技巧，旨在帮助个体学会如何更有效地应对应激源。其中，认知行为疗法是一种常用的方法。它强调个体对于应激事件的认知和反应模式对其心理健康的影响，通过帮助个体识别和改变这些不良的认知和行为模式，可以显著减轻应激带来的心理负担。例如，通过教授个体如何运用积极的自我对话和放松技巧来应对压力，认知行为疗法能够帮助他们更加自信地面对挑战。

3. 检测进展 在实施干预计划的过程中，监测进展是确保干预有效性的关键。这通常包括定期的评估和反馈会议，通过这些会议，专业人员可以了解个体在干预过程中的进展和遇到的困难，并根据实际情况对干预计划进行调整。例如，如果发现个体在应对某个特定应激源时仍然感到困难，专业人员可以调整干预策略，增加相应的训练和支持。这种灵活性和个性化是应激干预成功的关键所在。此外，监测进展还有助于评估干预的长期效果。通过对比个体在干预前后的心理状态和应激水平，专业人员可以客观地评估干预的有效性，并为后续的康复计划提供参考。

心理动力学疗法也是应激干预中不可或缺的一部分。它深入探索个体的内心世界，关注其早期经历、潜意识冲突和防御机制等方面，旨在帮助个体更好地理解自己的情感和行为反应。通过揭示和处理这些深层次的情感问题，心理动力学疗法能够促进个体的自我成长和心理健康。

除了认知行为疗法和心理动力学疗法外，应激干预计划还可能包括其他多种方法，如艺术治疗、音乐治疗、瑜伽等。这些方法各有特色，可以根据个体的兴趣和需求进行灵活选择。通过综合运用这些方法，应激干预计划能够更全面地满足个体的心理需求，帮助他们更好地应对生活中的压力和挑战。

九、心理应激评估工具

心理应激评估工具是心理学和医学领域用于衡量个体在面对环境挑战或威胁时所产生的心理与生理反应的重要手段。这些工具帮助深入了解个体的应激状态，可为制订有效的干预措施提供科学依据。以下是几种常见的心理应激评估工具。

1. 问卷调查 是心理应激评估中最常用的工具之一。其中，心理应激感知量表（perceived stress scale，PSS）是一种广泛应用于心理学领域的自评量表。它包含一系列问题，旨在评估个体在过去一个月内感知到的压力水平。PSS通过量化个体对工作、家庭、社会等方面的压力感知，帮助了解个体的心理应激状况。问卷得分越高，表示个体感知到的压力水平越高，这为心理健康干预提供了重要依据。

2. 生理测量 是评估心理应激的另一种有效工具。通过监测心率、血压等生理指标的变化，可以客观地反映个体在应激状态下的生理反应。例如，当个体遭遇应激源时，心率可能会加快，血压可能会升高，这些生理变化可以作为评估心理应激的参考依据。

3. 行为观察 也是评估心理应激的重要工具之一。通过观察个体的睡眠模式、饮食习惯等行为表现，可以评估其应激应对能力。例如，长期心理应激可能导致个体出现失眠、食欲缺乏等问题，这些行为变化可以作为评估心理应激状态的线索。同时，行为观察还可以帮助我们了解个体在应激情境下的适应过程，包括感知、评估、应对和恢复等阶段。

十、心理应激干预方法

心理应激干预是康复心理学中不可或缺的一部分，康复心理工作者需要具备一定的临床心理治疗技能来帮助患者及家庭适应残疾，其中包括一些心智不成熟、参与治疗动机不强的患者和由于脑神经损伤而导致认知和语言受损的患者。传统心理治疗重视寻求问题的根源，而康复心理治疗更重视具体心理干预措施的运用。充分考虑包括环境、法律、文化及社会政治等其他方面的心理应激干预方法旨在帮助个体应对各种心理问题，提升生活质量。以下是几种常见的心理应激干预方法。

1. 认知行为疗法 认知行为疗法是一种广泛使用的心理干预方法，其核心在于改变个体的认知和应对行为。这种方法认为，个体的情绪和行为反应往往受到其认知过程的影响，包括思维、信念和假设。通过引导个体识别并挑战消极的思维模式，认知行为疗法旨在帮助个体建立更积极、适应性更强的思维方式。这种疗法还强调实践新的应对技能，如情绪调节、问题解决和社交技巧，从而增强个体在现实生活中的应对能力。

2. 心理动力学疗法 心理动力学疗法的重点在于帮助患者理解与患者以前经历、人格有关的创伤性事件的意义，治疗目标是探索个体潜意识中的冲突和未解决的情感问题。有研究表明催眠治疗对治疗心理应激障碍有效，可以让患者重新体验心理应激的情景，减轻心理应激有关的情绪反应和高警觉性的症状。这种方法认为，个体的行为、情感和思维往往受到早期生活经历的影响，特别是童年时期的应激和冲突。通过深入分析个体的梦境、幻想、防御机制和人际关系，心理动力学疗法旨在帮助个体洞察自己的内心，解决潜意识中的冲突，从而实现自我成长和转变。

3. 人本主义疗法 人本主义疗法强调个体的自我实现潜力。这种方法认为，每个人都有一种内在的成长倾向，即追求自我实现、实现个人潜能和达到心理健康的状态。人本主义疗法通过提供一个支持性的治疗环境，鼓励个体探索自己的情感、需求和价值观，增强自我意识和自我接纳。这种疗法还强调个体的主动性和自我决定权，鼓励个体在生活中作出积极的选择和改变。

心理应激干预方法多种多样，每种方法都有其独特的理论基础和实践应用。其他形式的干预方法还包括系统脱敏疗法、催眠治疗、集体心理治疗等。①系统脱敏疗法：侧重教当事人使用主观痛苦单元方法，将每次心理应激记忆按从轻到重的顺序进行1～10级分级排列。在心理医生的帮助下，患者首先回忆较为轻微的心理应激记忆（较少引发焦虑的记忆），引发焦虑之后，再运用肌肉渐进放松法予以对抗。进而，引导患者逐步回忆较为强烈的心理应激经历，引发焦虑之后，再运用肌肉放松法予以对抗。经过逐级的训练，直至当事人对相关应激刺激不再敏感为止。②催眠治疗：通过想象暴露于心理应激事件中，进行系统脱敏训练，减轻心理应激症状和痛苦体验，包括减少心理应激的回忆、伴有的自主神经反应、与心理应激相关的回避行为、梦魇和睡眠障碍。③集体心理治疗：对于有同样创伤经历的人可进行集体心理治疗。在心理医生的催化下，鼓励患者面对事件，表达、宣泄与创伤事件相伴随的情感，与组员一起分享应激事件的危机经历，讲述自己的故事和感受，在互相支持和理解的团体动力下，讨论应对的经验，鼓励面对现实而不是沉浸在过去的痛苦中。通过选择适合自己的心理干预方法，个体可以有效地应对心理问题，实现心理健康和幸福。

第二节 应激障碍

应激关系到个体对环境的适应，适度的心理应激能够激发个体的潜能和动力来应对应激源带来的负性影响。而当应激过于强烈或持续处在应激源的刺激下，个体会出现一系列躯体症状和心理问题，严重时可能会出现自杀等极端行为。应激障碍是一类与应激源有明显因果关系的精神障碍，应激因素是引发应激障碍的主要因素。常见的应激障碍类型有急性应激障碍、创伤后应激障碍及适应障碍。

一、急性应激障碍

（一）概述

急性应激障碍（acute stress disorder，ASD），又称急性应激反应（acute stress reaction，ASR），是指个体在遭遇突如其来且异乎寻常的强烈应激性生活事件后数分钟或数小时内所产生的一过性的应激反应。典型的ASD症状最初表现为茫然、注意窄化、定向错误等。随后可能发生分离性木僵状态，或激越言行增多，常伴有惊恐性焦虑及心跳加速、面部发红等自主神经症状，一般在没有更多生活事件的影响下，症状可在数小时或数天内缓解，但也取决于患者既往经历、人格特征、应对方式等，但最迟不超过1个月。

引起急性应激障碍的应激源主要包括直接经历的创伤性事件，如大型的交通事故、地震、飞机失事、被性侵、被绑架；目睹发生在他人身上的创伤性事件，如目睹事故现场、人员死亡等。

急性应激障碍的主要临床表现如下。

1. 创伤性重现体验、回避与麻木、高度警觉状态 任何与创伤体验有关的情境均可诱发创伤性体验，创伤性事件的场景及心理感受反复自动出现在意识里或梦境中，患者主动回避各种与创伤有关的人或事，当下的情感常表现为麻木状态，常伴有心跳过速、出汗、面赤等自主神经症状。

2. 分离症状 意识清晰度下降、意识范围狭窄、情感反应迟钝、非真实感、分离性遗忘等，部分患者还会出现身体好像不是自己等类似人格解体或周围环境都是虚幻遥远等现实解体症状。

3. 其他症状 如持续地不能感受到正性情绪，注意力的狭窄，部分患者可能会出现精神病性症状。

（二）评估方法

目前急性应激障碍的主要评估工具有急性应激障碍访谈（acute stress disorder interview，ASDI）、简明创伤后障碍访谈（brief interview for posttraumatic disorder，BIPD）、斯坦福急性应激反应问卷（Stanford acute stress reaction questionnaire，SASRO）、急性应激反应量表（acute stress response scale，ASRS）及急性应激障碍量表（acute stress disorder scale，ASDS）。

（三）干预方法

对急性应激障碍进行早期预防和干预，可以有效降低创伤后应激障碍的发生概率。

1. 预防急性应激障碍的核心方式在于开展心理健康教育。借助教育普及应激知识，如应激的产生过程及个体在应激情境下的应对策略等内容，同时向个体传授正确的认知评估方法和应对技巧，能够有效降低急性应激障碍的发病概率。除此之外，提升心理韧性、妥善应对压力源、维持健康的生活习惯及掌握放松技巧等，同样是预防急性应激障碍不可或缺的方法。

2. 急性应激障碍的主要治疗方式是危机干预，主要包括对心理应激源和应激反应的筛查与危机评估。心理应激源的筛查需分优先级进行，如身体严重伤残＞亲人死亡＞事件现场的目击者＞社会支持不足＞重大经济损失等。应激反应的危机评估主要涵盖以下几个方面：躯体上的反应、认知方面的问题、情绪上的变化、行为模式的改变、是否存在精神症状及性格是否出现转变等。心理危机干预的三大原则：负性情绪的疏导、应激反应的正常化和提供社会支持。具体的干预措施包括以共情、积极关注、尊重、接纳和真诚的态度鼓励患者倾诉和宣泄；教会患者呼吸放松、渐进性肌肉放松、想象放松等；协助患者探索积极的应对策略，发掘积极的思维模式，搜索可利用的各种社会资源等。

二、创伤后应激障碍

（一）概述

创伤后应激障碍（post traumatic stress disorder，PTSD）是一种在经历或目睹了极端威胁性或灾难性的应激事件后，个体可能出现的延迟性或长期持续性的精神障碍。其特征表现为反复出现的创伤性事件的侵入性回忆、持续的警觉性增高、持续性地对与创伤相关的事物的回避行为，以及情绪和认知的负性改变等一系列临床症状。这些症状通常在创伤事件发生后的1个月内开始出现，但也可能在数月甚至数年后才显现。PTSD是急性应激反应的延续。大多数情况下，个体在遭遇创伤事件后心理生理应激反应症状会在几天或几周逐步消失。少数个体由于个体易感性和应激事件的强度，应激反应持续1个月、数月或数年，发展成创伤后应激障碍。PTSD的症状不仅会对患者的心理健康造成严重影响，还可能干扰其社交、职业或其他重要方面的功能。

创伤后应激障碍的主要临床表现如下。

1. 侵入性症状群 患者不由自主地、反复重现侵入性创伤性体验。反复侵入是创伤后应激障碍最常见的特征性症状。创伤性事件后，患者常以清晰且极端痛苦的方式显现着这种“重复性创伤性事件体验”，患者仿佛又回到创伤性事件发生时的场景，重新表现那时所伴发的情感体验。面对与创伤性事件类似的场景也会诱发强烈的痛苦体验的问题。患者还会频频出现与创伤性事件相关的梦，在梦中反复体验当时的各种情感，梦境惊醒后，还会主动地去“延续”那些在梦中被“打断”的情节，进而再次经历那种强烈的情感冲击。

2. 持续性回避行为 患者持续主动回避与创伤性事件相关的所有事物，如创伤性事件，与创伤性事件高度相关的痛苦记忆、思想或感觉，任何能唤起创伤体验的场景、人员、对话、活动、物体等。

3. 警觉性增高 表现为过度警惕警觉，过度关注周围发生的事情，整日精神紧绷，无法放松；注意力难以集中；对周围环境的噪声和动作反应过度，易受到惊吓；易激惹、易怒，常伴有攻击性行为或自我毁灭行为；部分患者会出现入睡困难、睡眠浅等睡眠障碍。

4. 认知和心境的负性改变 表现为无法记住创伤性事件的起因、过程或结果等某个重要方面；对创伤性事件的原因或结果持续性地认知歪曲、内疚、自责或埋怨他人，且认知绝对化；持续性的负性情绪状态，对重要的活动失去兴趣；情感麻木，不能建立亲密关系等。

（二）评估方法

创伤后应激障碍的评估主要包括创伤性事件的评估、临床评估、量表评定和辅助检查等。

目前用于评估的量表主要包括DSM-5修订版生活事件清单（life events checklist for DSM-5，LEC-5）、创伤史问卷（trauma history questionnaire，THQ）、临床用创伤后应激障碍诊断量表（the clinician-administered PTSD scale，CAPS）、PTSD症状量表-DSM-5访谈（PTSD symptom scale-interview for DSM-5，PSS-I-5）、PTSD快速筛查问卷（primary care PTSD screen，PCPTSD）、PTSD检查量表（PTSD checklist，PCL）、儿童应激障碍检查表中文版（child stress disorder checklist，CSDC）、事件影响量表修订版（impact of event scale-revised，IES-R）及创伤后应激障碍自评量表（post-traumatic stress disorder self-rating scale，PTSD-SS）等。

（三）干预方法

创伤后应激障碍的干预方法包括药物治疗和心理干预。心理干预的主要方式是心理治疗。很多研究和临床经验均证实，心理治疗对PTSD患者是有效的，其中认知行为疗法、聚焦创伤的认知行为疗法、眼动脱敏与再加工疗法、暴露疗法、系统脱敏疗法对有创伤后应激障碍显著症状或出现早期症状的个体有显著疗效。

1. 认知行为疗法（cognitive behavior therapy，CBT） 主要步骤：①帮助患者意识到认知影响情绪和行为，不同的认知会产生不同的情绪和行为，个体通过改变认知，可以改变负性情绪和不良行为；②帮助患者察觉识别自身存在的负性思维模式及不合理认知；③指导患者改变歪曲错误的思维方式和信念，发展合理的更适应的思维方式和认知；④改变患者的自我认知。

2. 聚焦创伤的认知行为疗法（trauma focused CBT，TF-CBT） 是一种整合心理教育、焦虑管理、暴露疗法、认知重建及支持性治疗等治疗技术的CBT治疗。聚焦创伤的认知行为疗法需要维持8～12次。主要步骤：①评估：通过采用临床访谈、问卷调查等方法，评估患者的症状、创伤程度等，以确定治疗方案；②教育和认知重建：向患者介绍聚焦创伤的认知行为疗法原理和预期效果，及患者配合调整治疗目标等；③暴露疗法或系统脱敏法：逐渐减少患者对创伤的恐惧和回避，学会用放松技巧应对恐惧行为；④认知重构：改变不合理认知，建立适应性合理认知；⑤家庭干预：帮助患者和家庭成员改善家庭关系、增强支持系统和沟通能力。

3. 眼动脱敏与再加工疗法（eye movement desensitization and reprocessing，EMDR） 是一种综合性的心理治疗方法，融合了控制论、精神分析学派、行为主义学派、认知学派、生理学等多个领域的理论精华，构建了一种加速信息处理的治疗模式。该疗法旨在帮助患者快速减轻焦虑情绪，同时激发积极的情感体验，促使患者内在的洞察力提升、观念发生转变、行为模式得到改善，并且增强个体的内在资源，从而推动患者行为的积极改变。主要操作要点：让患者想象创伤情境，治疗师用并拢的食指和中指在患者视线内做有规律的左右、上下、斜上斜下或划圈运动，间距约60cm，频率约每秒运动一次，要求患者眼球跟随手指左右转动，调节患者认知和警觉反应，反复多次直至正性认知与创伤情境建立连接，从而减轻PTSD症状反应。

4. 团体心理治疗 研究证实团体心理治疗能很好地减轻创伤后应激障碍症状。有类似体验的心理创伤患者，在团体心理治疗过程中，更愿意讨论自己的创伤，在互相理解、接纳的基础上，更愿意在小组成员中互相学习应对负性情绪的技巧，获得更多的情感支持。

▶知识拓展

团体心理康复

团体心理康复是在团体情境中提供心理康复的一种形式。团体心理康复一般由1～2名治疗师主持，由6～10位具有相同或不同问题的组员组成。治疗以小组的形式进行，每周1～2次，每次1.5～2小时，具体治疗次数需要根据小组成员的问题和团体的性质而定。在具体治疗中，主要包括介绍、活动、分享、处理、概化、应用和总结等7步团体活动，治疗的主要目标是让组员共同去完成一项任务或活动，并思考、分享、总结其意义，团体组员在团体信任关系建立的基础上，互相分享，彼此讨论，观察自己和组员其他成员的心理与行为反应、情感体验和人际交往，了解自己的认知过程、情绪情感过程和意志过程，学会剖析自己的心理状态和人格特征，从而改善自己的行为。与个体心理康复相比，团体心理康复能在同一时间内让更多的患者接受康复，是一种经济有效的方法。

三、适应障碍

（一）概述

适应障碍（adjustment disorder）是指当个体经历显著的环境变迁或生活变化时，所出现的一种短期的、轻度的烦恼状态、情绪调节失衡或适应不良的行为表现，可导致其社会功能受损，但并不出现精神病性症状。引发适应障碍的应激源强度较弱，多为日常生活中常见的生活事件，但应激事件持续时间较长，如青少年的迁居、转学，成年婚姻冲突、失业、子女残疾，或老年变化工作岗位、退休等。

适应障碍的主要临床表现如下。

1. 适应障碍常在应激源刺激后的1～3个月出现。临床表现多样，包括焦虑、抑郁、兴趣缺失、烦躁不安，不能适应当前的生活，对未来缺乏规划，并伴有应激相关的躯体反应，如头痛、胸闷、心悸，社会功能受损。部分患者暴怒伴有攻击性行为。

2. 有适应障碍的成年患者主要表现为情绪问题。以抑郁情绪为主，表现为情绪低落、对日常事务缺乏兴趣、自我效能感低下、感到无望和无助、食欲缺乏、体重下降及睡眠障碍等情况；以焦虑情绪为主，表现为焦虑不安、担忧害怕、敏感多疑、有窒息感等。青少年患者则多出现品行问题，如逃学、打架斗殴、不服管教、说谎偷窃、离家出走等行为。儿童患者则多表现为行为异常，表现出与年龄特征不相符合的遗尿、吮吸手指等退行行为，以及无故躯体不适等含糊不清的躯体症状。

（二）评估方法

目前评估适应障碍的中文量表包括心理弹性量表（Connor-Davidsor resilience scale，CD-RISC）、90项症状清单（symptom checklist 90，SCL-90）、军人适应不良自评量表（military mental maladjustment scale，MMMS）等，英文量表包括适应障碍-新模块（adjustment disorder-new module 20，ADNM-20）、5条目版世界卫生组织幸福指数（World Health Organization five well-being index，WHO-5）、世界卫生组织生活质量-BREF心理量表（World Health Organization quality of life-BREF psychological scale，WHOQOL-BREF PSYCH）等。

（三）干预方法

治疗适应障碍的首选是心理治疗。治疗的目的是帮助患者提高处理应激境遇的能力，早日恢复到病前的功能水平，防止病程恶化或慢性化。主要采取个体治疗、家庭治疗和社会支持等方式。支持性心理疗法、短期焦点解决、认知行为疗法等都可酌情选用。

适应障碍的心理治疗主要包括消除或减轻应激源；改善患者的应对和适应能力，以及减少患者的情绪症状和行为改变。对伴有抑郁或焦虑症状的适应障碍患者，酌情使用抗抑郁药物或抗焦虑药物，以加快症状缓解，为心理治疗提供合适的环境。药物治疗以低剂量、短疗程为宜，且同时进行心理治疗。对病情较轻的患者不宜使用药物治疗。

第三节　心理防御机制与应对

一、心理防御机制

（一）概述

心理防御机制，即心理防御，源自精神分析学派的理论，是个体为避免精神痛苦与心理紧张而采用的一种潜意识的心理保护机制。精神分析学派代表人物弗洛伊德将人格分为本我、自我和超我。在人格发展过程中，面对本我的原始冲动和欲望、现实社会的道德约束及超我的监督，自我在本我和超我之间起着中间作用，当本我、自我和超我之间产生冲突，个体会感到焦虑和痛苦。为了减轻内心的痛苦，自我会采取特定的方式来调整内心的冲突，构建一种维持心理活动平衡与稳定的心理机制，即心理防御机制。通过这种方式，本我的本能冲动能够在超我的认可范围内得到满足，从而避免自我引发更严重的焦虑和痛苦。弗洛伊德将焦虑分成现实性焦虑、神经性焦虑和道德性焦虑。为了避免焦虑，自我在感受危险的逼近的时候，自我就开始采取行动。事实证明，无论是健康的人还是神经症患者或精神病患者，都在有意无意地运用心理防御机制。

（二）类型

根据心理功能和人格成熟度的不同，心理防御机制可以分为原始心理防御机制、不成熟型心理防御机制、神经症型心理防御机制和成熟型心理防御机制四大类型。

1. 原始心理防御机　婴幼儿早期常使用的心理机制，包括否认、歪曲、投射、退行、幻想等。在婴儿早期阶段，其心理状态呈现一种自恋特征，主要聚焦自身，对自己的爱恋远超对他人，且尚未建立起“自我意识”。这一时期，婴儿往往会轻易地对事实进行否定，对现实进行扭曲，因此这种心理防御机制也被称作自恋型心理防御机制。

（1）否认（denial）：指个体无意识地拒绝接受现实中的挫折和不愉快的情境以减轻内心痛苦并保护自我，是最原始、最简单的心理防御机制。例如，四肢健全的个体因意外事故双腿截肢，往往很难接受截肢的事实，本能地说“这不是真的”，常否认自己肢体残疾，逃避巨大的伤痛。否认一定程度可以缓解痛苦，维持心理平衡，是个体下意识的自我保护措施，但长期频繁地否认往往是病态的，会影响患者的身心健康。否认的内容通常涉及疾病、死亡或具有威胁性的体验等。精神疾病患者往往无法察觉自身患病的事实，是否认机制极端应用的表现。

（2）歪曲（distortion）：指个体将外部客观事实进行曲解和改变，使其符合自身的内心需求，这是一种属于精神病性范畴的心理防御机制，以妄想或幻觉最为常见。妄想表现为对事实的错误解读，并且坚信不疑，如固执地认为有人要加害于自己。而幻觉则是在没有外部客观刺激的情况下，大脑中出现看到影像、听到声音或产生触觉等反应，这种现象与现实严重脱节，对现实进行了极大的歪曲。用夸大的想法来保护其受挫的自尊心，这是歪曲作用的特例。

（3）投射（projection）：又称为外向投射，指个体将自己某些不被社会规范或道德所接受的感觉、态度、冲动、欲望等主观地归因于他人或他物，以此来推卸责任或将自身的过错转嫁给他人，进而避免或减轻内心的痛苦和不安。通过投射，他人或他物被当作“替罪羊”，使个体能够逃避本应承担的责任。投射也表现在严重的偏见、因为猜疑而拒绝与人亲热、对外界危险过分警觉等行为。

2. 不成熟型心理防御机制　通常在幼儿期较为常见，成人有时也会采用，主要包括退行、幻想等方式。

（1）退行（regression）：当个体面临难以应对的重大挫折时，会放弃已经掌握的成熟成年人的应对策略，倒退回相对简单、安全的儿童阶段，展现出与自身年龄不符的幼稚行为来应对困境和满足欲望，这是一种向不成熟方向发展的倒退现象。个体完全摒弃成熟的姿态和成人的行为模式，不再努力去应对困难，重新变得依赖他人，彻底逃避成人的责任，以此来满足自己的某些需求。运用退行机制的主要目的是获取他人的同情和关注，从而缓解内心的紧张和痛苦。这种机制不仅可出现在儿童身上，例如，原本已经养成良好生活习惯的孩子，在母亲生了弟弟妹妹或家中遭遇重大变故时，会出现尿床、吮吸拇指、极度依赖等婴幼儿时期的行为；同样也常见于成人，例如，疾病患者痊愈后依然以患者的身份不愿出院，以此来逃避应承担的社会责任。

（2）幻想（fantasy）：当个体在现实生活中遭遇难以解决的难题，或是难以承受某些情绪的侵扰时，会借助幻想的方式，让自己暂时从现实环境中抽离，进入一个幻想构建的世界。在这个幻想世界里，个体可以随心所欲地想象各种应对困难的方法，从而实现内心的平衡，并获得在现实生活中难以实现的满足感。在幻想世界中，可以不必按照现实原则与逻辑思维来处理问题，随心所欲，自行编撰。“白日梦”属于典型的幻想。幻想是幼儿必经的生活过程。儿童的幻想大多数是正常的；成人偶尔幻想一下可以缓解紧张情绪，但经常性采用幻想方式，易分不清幻想和现实，可能发展成病态心理。

3. 神经症型心理防御机制 通常在少儿时期较为常见，此时个体已能够逐渐区分原始欲望、本能冲动与现实要求、社会规范之间的差异。在面对内心的矛盾和冲突时，所展现出的心理应对机制就属于此类，具体包括压抑、合理化、反向形成、补偿、转移、隔离等方式。

（1）压抑（repression）：压抑是最基本的心理防御方法，指个体将那些在意识层面存在冲突的、难以接受的冲动、欲望、思想、情感或痛苦的经历，在不知不觉中将其压抑到潜意识之中，使得当事人无法察觉或回忆起这些内容，从而避免产生痛苦、焦虑等负性情绪。这是一种不自觉的选择性遗忘和主动抑制而非否认事实。如个体为避免体验失败带来的负性情绪体验，选择性遗忘失败的经历，而非否认失败的事实。那些被压抑并遗忘的内容，尽管个体在日常生活中无法察觉，但在特定情境下，会无意识地对个体的行为产生影响，如出现口误等情况。压抑在潜意识中冲突过多，超出自我调控能力，容易引发心身障碍或精神疾病。

（2）合理化（rationalization）：又称文饰作用，是一种极为常见的心理防御机制。它指个体在无意识状态下，用自己能接受的似乎合理的理由来解释自己不符合社会价值标准的行为或未达到所追求的目标。个体通过构建看似合理的解释或理由来掩盖自己难以接受的情感、行为或动机，对所处的尴尬境地进行美化和掩饰，以此来隐藏真实的动机，实现自我解脱。其主要目的是减轻因遭遇挫折而产生的焦虑情绪，维护个人的自尊心。例如，当个体的某种动机未能得到满足，或者行为违背了社会规范时，他们会尽可能地寻找一些符合自己内心需求的理由，为自己的行为提供一个看似合理的解释，以此来掩盖自己的过错，减少内心的焦虑和痛苦，保护自尊不受伤害。简而言之，“合理化”就是创造一些“合理”的借口来为自己的行为辩护，掩饰内心的伤痛。尽管这些借口往往并非主要原因，甚至可能是不准确、不客观、不合逻辑的，但个体却会用这些理由来安慰和说服自己，从而避免精神上的痛苦，减少失望情绪。合理化常有两种表现：酸葡萄心理和甜柠檬心理。

▶知识拓展

酸葡萄心理和甜柠檬心理

1. 酸葡萄心理 在一则寓言里，有只小狐狸渴望吃到葡萄，可是葡萄藤架得太高，小狐狸竭尽全力也够不着那诱人的葡萄，于是它就说那些葡萄一定是酸的，味道肯定不好。心理学上以此为例，将个体在无法得到自己想要的东西时，便将其贬低为不好的、不值得追求的，以此来缓解因未能达到目标而产生的挫折感和焦虑，这一现象称为“酸葡萄”效应或“酸葡萄”机制。例如，当别人拥有一样好东西而我们得不到时，我们可能会说那东西不好，以此来安慰自己。

2. 甜柠檬心理 甜柠檬心理是指个体对自己已经拥有但并不满意的事物，通过寻找其积极的一面来接受它。这种防御机制强调的是对自己已有的不可改变的事物保持积极的态度，接纳不可改变的事物，减少内心的失落和痛苦，从而获得心理上的平衡和满足。

（3）反向形成（reation formation）：指个体将内心那些难以接受、令人不悦的观念、情感、欲望、冲动等，以一种夸张的、与之相反的外在态度或行为展现出来。当个体的某些欲望和动机既不被自己的意识所认可，也不符合现实社会的要求时，会担心这些欲望和动机表露出来，于是将其压抑到潜意识中，并通过相反的行为表现来释放这种冲动，以缓解焦虑情绪。适度运用反向形成机制的个体，其外在表现的情感和行为与内在动机呈现出反比关系。从本质上讲，反向行为也是一种压抑的过程。例如，一位继母，她可能内心对继子女存在一定程度的排斥感，但这种感觉既不符合她作为继母的社会角色要求，也不被她自己的道德观念所接受，于是她会压抑这种排斥感，并在行为上以过于溺爱、放纵方式来表示自己很爱这个孩子，以此来释放内心的冲动，减轻因压抑而产生的焦虑。适量使用这种防御机制可帮助个体适应生活，但过度使用容易形成心理障碍。临床中精神病患者经常过度使用这种防御机制。

（4）补偿（compensation）：当个体因自身生理或心理上的不足导致目标无法实现时，会通过其他途径来补偿这些缺陷，以此来缓解焦虑、恐惧等负面情绪，并建立起自尊心，从而解除由某些缺陷所带来的痛苦，是一种有意识的或无意识的过程。如断臂钢琴师刘伟，用脚弹钢琴成为世界著名的钢琴家。“补偿”一词，最早是由阿德勒提出的，他指出个体与生俱来便存在着自卑感，而这种自卑感正是激发个体“追求卓越”的内在动力。为了满足这一需求，个体通常会通过“补偿”的方式来克服自身的不足。补偿可以分为积极和消极两种类型。积极的补偿是指个体采用恰当、合理的方式来弥补自身的缺陷。而消极的补偿则是指个体所采取的补偿方法不仅无法真正帮助自己，反而可能造成更大的伤害，如一个渴望减肥的女生，在遭遇挫折时，却选择通过暴饮暴食的方式来应对。补偿在一定程度上可以帮助个体克服人生中遇到的挫折，但若使用频繁，则会导致代偿过度，即过度补偿，是一种病态行为。

“过度补偿”（over compensation）：个体为了否认自身在某一方面无法改变的缺陷或失败，而付出加倍的努力去克服，最终导致其在这一方面的发展超出了正常水平。比如，一个长相普通的女生常因被认为“缺乏女人味”而受到嘲笑，为了获得他人的认可和赞赏，她会频繁购置新衣，每天沉迷于自己的穿着。

（5）转移（displacement）：指个体将原本针对某一对象的情感、欲望或态度，转移到另一个相对安全的对象上，使后者成为前者的替代品。通常情况下，这是将原本对强者的情绪或欲望转移到弱者或更安全的对象身上。例如，由于某些原因，如这些情感、欲望或态度不符合社会规范、存在危险性，或者不被个体的自我意识所接受等，无法直接对原本的对象表现出来，于是将其转移到一个更安全、更易被社会接受的对象上，以此来缓解内心的焦虑情绪。

▶知识拓展

踢猫效应

一位父亲在公司被老板批评了一顿，回家后看到孩子在沙发上蹦跶，就冲孩子大吼大叫。孩子心里很委屈，气呼呼地去踢旁边玩得正欢的猫。猫被吓得到街上乱窜，正巧一辆卡车驶过，司机急忙躲避，结果不小心撞伤了路边的孩子。这是心理学上著名的“踢猫效应”。“踢猫效应”在现实生活中无时无刻不在发生。在学校里受到批评的孩子，放学回家后，面对着做好饭满心欢喜等待孩子放学归来的妈妈，各种埋怨和嫌弃。在医院中很多患者会将负性情绪转移到医护人员身上。在康复治疗过程中，很多患者潜意识的采用“转移”机制，将生活中的负性情绪转移到治疗师身上，治疗师要学会辨别患者的防御机制，了解患者负性情绪背后的主要原因，也要避免受“踢猫效应”影响，潜意识使用转移的防御机制，将工作的负性情绪转移到无辜的家人和患者身上。

（6）隔离（isolation）：指个体在面对强烈的、不愉快的事实、情境或情感刺激时，将它们分隔于意识之外，从而避免由此产生的痛苦和焦虑。这里隔离于意识之外是整个事情中的一部分，不一定是全部事实。通常情况下，被隔离的是与事实相关的个人感受部分，因为这些感受容易引发焦虑和不安。通过隔离，使自己相信什么也没有发生，也无须因此做什么。

4. 成熟型心理防御机制 是自我成熟之后出现的一种成熟有效的心理防御机制，这种心理防御不仅可以解决现实问题，也能满足自我的原始欲望和本能需求，同时也符合社会准则和道德规范，实现本我自我超我的协同发展，包括幽默、升华等。

（1）幽默（humor）：指个体通过幽默的语言或行为来应对紧张的困境，或间接地表达原始的欲望与冲动。通过幽默的方式处理困境是积极且成熟的心理防御机制。当然，过度的幽默也是一种心理疾病的掩饰。

（2）升华（sublimation）：指个体将一种本能的力量以一种非本能的方式予以释放的过程。在这个过程中，个体将社会所不能接受的、指向原始的、冲动的和行为的本能力量导向到社会所能接受更高级的行为和活动中。升华过程是一种去攻击性和去原始性的积极过程，不仅可以减轻负性情绪，增加积极情绪体验，更有利于提高自我效能感，获得成功感，是最富有建设性的积极防御机制。临床实践中，治疗师要善于鼓励残疾患者面对残疾事实，利用升华机制，战胜逆境重塑自我。如一个特别喜欢敲打桌子、有注意缺陷多动障碍的孩子，可以帮助其通过敲打架子鼓等方式发展其新的技能。

心理防御机制通常是个体在无意识状态下自我保护的一种方式，对于保持个体心理健康状态具有关键性作用。但是若运用不当，其防御功能会发生变化，会引发不同程度的身心障碍。心理防御机制存在积极与消极两种类型。积极的心理防御机制能够促使个体的潜能得以发挥，有效应对应激事件。消极的心理防御机制会形成否认、偏执等认知障碍和行为问题。由于应激源和个体易感性的差异性，个体采用的防御机制也不相同。在心理康复过程中，治疗师要协助患者觉察患者自身的防御机制及该防御机制对个体认知情绪和行为的影响，鼓励并协助患者建立健康合理的心理防御机制。

二、应对

（一）应对与应对方式

应对（coping）一词源于“cope”，其原意是具备应对周边环境所产生问题的能力。随着众多学者的深入探究，应对的内涵逐渐扩展为个体面对超出自身资源或适应能力的应激事件时，所表现出的主动或被动调节认知和行为的动态过程。具体而言，应对是对应激事件或情境采取的任何认知和行为措施。其作用范畴贯穿应激事件发生、持续及消退的全过程，包括初级评估、次级评估及执行具体策略的动态调整环节。在机制层面，应对既可表现为潜意识的心理防御，也可通过有意识的策略实现，二者协同作用于个体的适应过程。最终，应对的核心目标在于通过降低心理痛苦和生理唤醒（如皮质醇水平升高），帮助个体重建内在平衡，并增强对未来应激的适应力，如创伤后个体通过意义建构实现创伤后成长。

具体而言，应对的本质是应激反应的调节机制，涵盖个体为缓解压力所采取的一切认知和行为策略，例如，面对重大疾病诊断，患者可能通过寻求社会支持（行为应对）或重构疾病意义（认知应对）来减轻心理冲击。应对方式（coping style）与应对存在细微差异。学者们基于研究目的，对应对进行了分类，从而形成了应对方式这一概念，它也常被称为应对策略或应对机制。具体而言，应对方式是指个体在遭遇挫折、压力等负面生活事件时所选用的认知和行为模式。它在心理应激过程中扮演着关键的中介调节角色，能够影响应激反应的性质和强度，并且进一步调节应激与应激结果之间的相互关系。

（二）应对的分类方式

1. 依据目的差异分类 ①问题关注应对：个体以改变引发应激的事件为核心目标，面对那些具有威胁性、有害性或挑战性的应激情境，积极努力地去做一些具有建设性的事，如制订切实可行的计划等。②情绪关注应对：个体以控制应激所引起的情绪反应为首要目的，致力于调节自身所体验到的情绪，通过情绪反应来缓解焦虑情绪，而不是直接去处理导致焦虑的刺激情境，如主动寻求情感上的支持与慰藉等。

2. 根据性质的不同分类 ①积极应对方式：是指个体在面对应激情境时，能够积极地看待问题，主动去寻求社会支持，或者调整自身的认知，从而及时有效地处理问题，以寻求身心的健康。②消极应对方式：是指面对应激源时，个体以回避、逃避、不作为等方式来处理问题，常寄希望于奇迹出现来解决问题，这种方式往往会严重影响个体的身心健康。

3. 从应对与应激过程的关系角度分类

（1）应对生活事件：是指个体在面对生活事件时，是选择去应对它，还是选择回避这个事件。

（2）认知应对：是指个体对生活事件的性质、程度及可能带来的危害，以及自身能够采取的可行性行动进行认知评价的过程。其中包括问题解决、自我对话和重新评价等具体的认知应对方式。

（3）行为应对：主要包括寻求信息、直接行动、抑制行动和转向他人这四种行为反应方式。

（三）应对方式的测量与评估

应对方式是心理康复领域研究的一个重要方向，其测量工具在国内外的发展都相当成熟和多样。国外具有代表性和应用较广的测量工具是由Folkman和Lararus编制的应对方式问卷（ways of coping questionnaire，WCQ）。该问卷旨在测量个体在面对应激源时所采取的具体应对方式。该问卷包含多个项目，涵盖了各种可能的应对策略，如寻求支持、解决问题等积极应对方式，否认、退缩等消极应对方式及情感调节等。

国内具有代表性和应用较广泛的评估工具是由解亚宁编制的简易应对方式量表（图3-1）。该量表是在借鉴国外应对方式量表的基础上，结合我国的国情及人群的特征编制而成的。问卷涵盖了积极主动应对和消极被动应对两个维度，共有20个条目，其中第1～12条目属于积极主动应对维度，第13～20条目属于消极被动应对维度。每个条目都采用0～3分的4级评分制，受试者需根据自己的实际情况进行选择作答。最终的评分结果主要包含积极主动应对和消极被动应对这两个维度的得分。积极主动应对维度的得分计算方式是将积极主动应对维度中各条目（1 ～ 12）的总分除以12；消极被动应对维度的得分则是将消极被动应对维度中各条目（13 ～ 20）的总分除以8。维度分0 ～ 0.99为得分很低，1.0 ～ 1.5为得分偏低，1.51 ～ 2.49为得分中等，2.5 ～ 3.0为得分偏高。积极主动应对维度得分高低反映个体心理发展的成熟和抗挫能力强弱，消极被动应对维度得分高低反映心理发展的不成熟性。

指导语：以下列出的是当你在生活中经受挫折打击，或遇到困难时可能采取的态度和做法。请你仔细阅读每一项，然后在右边选择答案，“不采取”为0，“偶尔采取”为1，“有时采取”为2，“经常采取”为3，请在最适合你本人情况的数字上打“√”。

条目：遇到挫折打击时可能采取的态度和方法	不采取	偶尔	有时	经常
1．通过工作学习或一些其他活动解脱	0	1	2	3
2．与人交谈，倾诉内心烦恼	0	1	2	3
3．尽量看到事物好的一面	0	1	2	3
4．改变自己的想法，重新发现生活中什么重要	0	1	2	3
5．不把问题看得太严重	0	1	2	3
6．坚持自己的立场，为自己想得到的斗争	0	1	2	3
7．找出几种不同的解决问题的方法	0	1	2	3
8．向亲戚朋友或同学寻求建议	0	1	2	3
9．改变原来的一些做法或自己的一些问题	0	1	2	3
10．借鉴他人处理类似困难情境的方法	0	1	2	3
11．寻求业余爱好，积极参加文体活动	0	1	2	3
12．尽量克制自己的失望、悔恨、悲伤或愤怒	0	1	2	3
13．试图休息或休假，暂时把问题（烦恼）抛开	0	1	2	3
14．通过吸烟、喝酒、服药或吃东西来解除烦恼	0	1	2	3
15．认为时间会改变现状，唯一要做的便是等待	0	1	2	3
16．试图忘记整个事情	0	1	2	3
17．依靠别人解决问题	0	1	2	3
18．接受现实，因为没有其他办法	0	1	2	3
19．幻想可能会发生某种奇迹改变现状	0	1	2	3
20．自己安慰自己	0	1	2	3

图3-1　简易应对方式问卷（WCQ）

三、心理防御机制与应对的关系

心理防御机制与应对都属于个体对应激源及因应激源而导致的自身不平衡状态所采取的自我保护措施，都是个体适应环境适应生活的一种策略。但两者之间也存在着一定的区别。心理防御机制和应对分别属于不同的研究领域。心理防御机制更侧重于潜意识层面，强调面对困境时个体内部未被个体觉察的心理保护机制。而应对侧重个体意识层面，强调个体可以觉察到的认知和行为策略。无论是潜意识层面的心理防御机制，还是意识层面的应对方式，都具有两重性：一是积极的作用，能缓解冲突带来的冲击，减轻或消除个体内心的痛苦和不安，以适应环境；另一种是消极的作用，当现实冲突并没有真正解决，而采取“否认”来逃避问题，反而会错过最佳干预期，可能会给个体带来更深的伤害。这里需要强调的是，所谓积极和消极作用也是相对的，并不是积极的应对方式就一定有积极的结果，也并不是消极的应对方式一定会产生消极的后果。不同的防御机制和应对方式，在不同的时间和情境中，在不同的个体中，会产生不同的结果，康复治疗师在康复评估和治疗中要综合考虑。

心理防御机制与应对方式原本是个体为避免痛苦或减轻痛苦而采用的自我保护措施。而人体是一个错综复杂的综合系统，面对应激源，不同的个体往往会采用不同的心理防御机制和应对方式。不成熟的防御机制和不合理的应对方式不利于个体有效解决问题，运用不当或长期不变，会影响个体的健康。现实生活中，个体总会不可避免地遇到来自躯体、心理、社会和文化的应激源，康复治疗师应在掌握应激、应激源、应激的中介机制和应激反应等应激相关知识和理论模型的基础上，引导康复对象觉察不同心理防御机制及应对方式对健康产生的影响，指导患者主动运用成熟的心理防御机制和积极的应对方式应对应激源，提升患者应激管理能力。

▶知识拓展

应激的管理

应激与健康的关系一直是学者和大众关注的热点。医学上的应激是指个体应对困难时的一种状态，这种状态的发生往往涉及应激源、认知评价、防御机制、应对方式、社会支持、人格特征、应激生理反应和心理反应等多个因素，各因素之间不是孤立静止的，而是互相影响的。研究表明认知评价和人格特征在应激过程中起着关键和核心作用。众多研究普遍发现，即在遭遇相同的生活事件时，也并非每一个个体都会产生应激反应，这往往跟个体的易感性有关。因此，针对应激的管理，治疗师可以重点从个体的层面出发，对应激源、防御机制、认知评价、应对方式、社会支持、人格特征和应激反应几个方面加强管理，提高个体有效应对生活中的负性事件的能力，避免带来不同程度的心理创伤。

—• 考试知识点总结 •—

—• 本章小结 •—

—• 协和云课堂……　拓展练习及参考答案 •—

（张玉　严海霞）

教学课件

第四章　康复心理评估技术

学习目标

素质目标

具备积极向上的人生观，具备尊重被评估者及保护其隐私的职业素养。

知识目标

（1）掌握：心理健康的标准、康复心理评估常用心理测验及应用。

（2）熟悉：心理评估的基本程序及原则。

（3）了解：心理评估在患者康复中的作用及心理测验的分类。

能力目标

具备接纳、真诚、倾听和共情等的能力，能够运用心理评估技术实施评估。

案例导入

【案例】

患者，女，48岁。因遭遇严重车祸导致左腿截肢。术后，她积极配合康复训练，满心期望恢复正常生活。但随着康复进展缓慢，患者开始变得意志消沉，常独自落泪，对康复训练失去耐心，稍有不顺就大发雷霆。夜晚，车祸的恐怖场景反复在其脑海中浮现，导致其频繁失眠。在生活中，患者因害怕他人异样眼光，拒绝朋友探望，回家后也回避与家人交流，将自己封闭起来，曾经开朗乐观的她，如今沉默寡言且对未来绝望。家人见患者状态越发糟糕，担心其心理健康，便带其寻求专业心理帮助。

【问题】

1. 患者存在哪些心理健康问题？
2. 请选用合适的心理测验为患者进行心理评估。

·核心知识拆解·

患者在患病及康复过程中会存在不同程度的心理行为变化，了解和把握这些变化对心理康复工作至关重要。通过心理评估，康复治疗师可以了解患者的典型心理特征和行为表现，这对于改变患者的不健康行为、促进患者心理健康有很大作用。因此，通过心理评估，可对患者进行辅助诊断、疗效判断和科学研究。

第一节 心理健康与心理卫生

一、概述

（一）心理健康的概念

心理健康（mental health）的含义涵盖以下三方面内容：一是认为心理健康是一门学科，这门学科研究的是心理健康方面的问题，也称为心理卫生学，它着重探讨在不同条件下个体与群体心理保健的一般规律；二是指个体心理上的健康状态，即能够以积极、有效的心理活动和平稳、正常的心理状态，对当前和发展着的社会环境保持良好的适应；三是指维护和促进心理健康、预防心理障碍或行为问题的措施和手段。

对个体而言，心理健康是指个体以积极、有效的心理活动，平稳、正常的心理状态，对当前和发展着的社会、自然环境及自我内环境的变化保持良好的适应功能，并由此不断地发展健全的人格，提高生活质量，保持旺盛的精力和愉快的情绪。

心理健康不是绝对的，是一个理想的标准，也是一个动态的发展过程，是个体在自身及环境条件许可范围内能达到最佳的功能状态。

（二）心理卫生的概念

心理卫生（mental hygiene）也称精神卫生或精神保健，与心理健康的概念相近，它是指用以维护和增进心理健康、预防心理疾病、更好地适应社会的种种措施。目前，我国心理卫生工作内容可以概括为“三级预防”，初级预防是提供心理健康知识，预防和控制精神疾病的发生；二级预防是针对精神疾病和心理异常的早发现和早治疗，防止病情恶化；三级预防是指精神疾病的康复工作，提高患者的社会适应能力。

二、心理健康的研究和标准

（一）心理健康的研究

全面理解心理健康的复杂性，可以为心理健康问题的诊断和干预提供科学依据。心理健康的判断具有相对性，对于心理健康与否，心理学家通常从以下几方面进行研究。

1. 病理学角度 主要包含两方面的内容。一方面，脑是心理的器官，如果脑结构及生理出现障碍，则认为心理异常。众多研究表明，大脑特定区域的损伤或病变，往往会引发相应的心理功能改变。另一方面，若大脑无明显结构损害，但因强烈精神刺激导致的脑功能失调的典型情况，也被称为病理状态，如出现幻觉、妄想等。

2. 统计学角度 许多现象在变态心理学角度分析属于异常，但在正常人身上也会不同程度地有所表现，只是与心理异常存在程度上的差别，需要从统计学的角度去考量差异的显著性。一般而言，把统计坐标中接近平均数的视为正常，偏离平均数的视为异常。

3. “文化学”角度 人处于一定的社会文化环境中，正常而言，人与其所处的社会文化环境是协调统一的，不同的社会文化背景，导致人们的心理行为表现有所不同。因此，可以从个体的心理和行为是否契合社会文化环境的要求及其社会行为规范、道德准则等方面来判断，符合则认定正常，否则即是异常。

（二）心理健康的标准

不同的理论学派从不同的角度对心理健康的概念进行了界定，所以至今评判心理健康尚无统一标准。许多国内外心理学家基于各自的视角，提出了自己的见解。

美国心理学家马斯洛提出的心理健康的十条标准，得到了较为广泛的认可，他认为心理健康应该涵盖以下十条内容：①自我有足够的安全感；②能充分了解自己，并能适度评价自己的能力；③具有切合实际的生活理想和目标；④能与周围现实环境保持良好接触；⑤能保持人格的完整与和谐；⑥具有从经验中学习的能力；⑦能保持良好的人际关系；⑧能适度地发泄和控制情绪；⑨在符合集体意志的前提下，能有限度地发挥个性；⑩在不违背社会规范的前提下，能适当地满足个人的基本要求。

▶知识拓展

许又新教授的心理健康标准

许又新教授提出心理健康可以从三个维度去衡量，即体验标准、操作标准和发展标准。

（1）体验标准：以个人的主观体验和内心世界为准，主要包括良好的心情和恰当的自我评价。自我感觉良好，对自己的评价既不过高也不过低，保持稳定而客观，不受他人评价的影响。

（2）操作标准：通过观察、实验和测验等方法考察心理活动的过程和效应，其核心是效率，主要包括个人心理活动的效率和个人的社会效率或社会功能，如工作及学习效率高低、人际关系和谐与否等。

（3）发展标准：着重对人的个体心理发展状况进行纵向考察与分析，看其心理发展是否符合正常的发展轨迹，是否有足够的发展潜力和适应性。

国内心理学家从个体是否能够适应环境的角度提出心理健康的标准，主要涵盖以下内容。

1. 智力正常　智力是个体的观察力、注意力、想象力、思维力等能力的综合体现。智力正常是个体生活的基本前提条件，智力正常的人能在学习、工作和生活中保持一定的好奇心和求知欲，并发挥自己的聪明才智。

2. 情绪健康　情绪在心理健康中发挥着核心作用，情绪稳定和心情愉快是其主要标志。具体表现如下：①经常保持愉快的积极情绪，具有乐观开朗的内在心境，对生活充满希望；②情绪较稳定，善于调控自我情绪，又能维持情绪平衡；③具有恰当的情绪反应，情绪反应的强度与引起这种情绪的情境相匹配，做到喜怒有常、哀乐有节。

3. 意志健全　人的意志通过外在行为得以展现，意志健全主要体现在意志的四个基本品质上，即自觉性、果断性、坚韧性和自制性表现良好。具体表现为在各种活动中目的明确，能根据现实的需要调整行动目标，适时运用果断方式解决所遇到的问题；面临困难和挫折时能采取合理的应对方式，并为实现目标善于调控情绪，言行一致。

4. 人格完整　人格的完整性是衡量心理健康的关键要素之一，它能直观反映出一个人的精神风貌。人格完整意味着个体拥有健全且统一的人格特质，主要表现如下：①人格的各个要素相互协调，不存在明显的缺陷或偏差；②具备正确的自我认知，自我同一性发展良好；③将积极进取的人生观作为人格的核心，围绕这一核心整合个人的需要、目标和行动。

5. 自我评价恰当　适宜的自我评价对心理健康至关重要。心理健康者能够对自己进行精准评估，依据自身的认知和评价灵活调整行为，切实体会到自身存在的价值；同时，他们能够接纳自我、认可自我，以正确的态度面对现实，始终保持积极向上的精神状态。

6. 人际关系融洽　融洽的人际关系不仅是心理健康的重要保障，更是促进个体心理健康发展的有效途径。具体表现如下：①乐于与他人交流互动，秉持善意，能够与大多数人构建良好的关系；②在人际交往过程中保持独立且完整的人格，做到自信自知，不卑不亢；③能够客观地评价他人，善于学习他人的优点，宽容待人，乐于助人；④交往动机纯正，积极的交往心态占据主导地位。

7. 社会适应能力强　社会适应是指个体能够对社会环境中的各种刺激作出恰当且正确的反应。良好的社会适应能力是心理健康的重要标志，主要体现为具备积极的处世态度。心理健康的人能够与社会保持密切且良好的联系，对社会现状有清晰、正确的认知，其心理和行为顺应社会发展的趋势，勇于并善于改造现实环境，实现自我价值与社会贡献的和谐统一。

8. 心理行为与年龄相符　在不同年龄阶段，个体通常会呈现与之相匹配的心理行为特点，形成各具特色的心理行为模式。心理健康的人一般会展现出与自身年龄和角色相适应的心理行为特征。例如，儿童应表现出天真烂漫、活泼好动；中年人应展现出成熟稳重、理智果断；老年人则应展现出和蔼可亲、慈祥宽容。

综上所述，国内外心理学家提出来的心理健康标准，清晰地勾勒出了心理健康者应具备的特质与行为模式。无论是在日常生活中对自我心理状态的审视，还是在教育、康复心理咨询等领域对他人心理健康的评估与引导，这些心理健康标准都是极具价值的参考依据。

第二节　康复心理评估的常用方法

一、概述

（一）康复心理评估的概念

心理评估（psychological assessment）是借助心理学的理论和方法对个体的某一心理现象作全面系统和深入的客观描述的过程。康复心理评估（rehabilitation psychological assessment）是指在康复治疗阶段，运用心理学的理论和方法，对康复患者的特定心理现象进行全面、系统且深入的客观描述的过程。该评估通过考察患者的认知能力、情绪、人格特征和社会功能状况等方面，为实施心理治疗和心理咨询、评价心理治疗效果提供重要依据。

（二）康复心理评估的基本程序

康复心理评估通常遵循一系列基本步骤。首先，依据评估目标收集相关资料；其次，对这些资料和信息进行整理与分析；最后，对分析结果进行判定。具体流程如下。

1. 明确评估目的　主要任务是根据患者要解决的首要问题，确定评估目的，如评定个体智力、人格特征或者对心理障碍的有无进行判定。

2. 收集资料　资料收集是心理评估的关键环节。为确保评估结果的准确性，必须获取全面、详尽且客观的资料。收集资料时，需依据评估的具体目标，详细了解患者就医的主诉、现病史、既往史、家族史，以及当前心理问题、可能的影响因素及心理援助需求等。主要收集方法包括观察法、问卷调查法及访谈法等。

3. 分析问题　这一阶段，需在掌握患者一般情况的基础上，针对特殊及关键问题展开深入探究与评估。具体而言，是对患者所存在的心理问题进行精准剖析，除继续运用观察、问卷调查、访谈等方法外，还可借助心理测验法和作品分析法，以获取更全面、深入的信息。

4. 得出结论　对已获取的资料进行系统整理与分析，撰写评估报告，得出初步结论，并向患者、家属及相关人员进行解释说明，从而确定下一步问题处理的目标。

二、康复心理评估的原则

微课：康复心理评估的原则

1. 综合性原则　心理评估的方法各有其优缺点，在心理评估过程中可采用两种或三种评估方法同时或交替进行，整合来自不同渠道的信息，从而更精准地对患者的心理状况及其影响因素进行全面评估。

2. 动态性原则　患者的内心活动会受到疾病发展、环境等多方面因素的持续影响而产生变化，所以心理评估并非一成不变，而是一个动态的过程，需要根据时间的不同，对患者的心理状况进行动态的评估。

3. 保密性原则 患者在心理评估过程中所透露的个人隐私、内心想法等信息都应得到严格保密。评估者有责任和义务保护患者的权益，未经患者同意，不得将评估相关信息透露给任何无关人员。

4. 针对性原则 由于不同患者的疾病种类、康复的不同阶段、个体差异及心理问题的表现各不相同，因此康复心理评估应具有针对性。评估者需要根据患者的具体情况选择合适的评估方法和工具。

三、康复心理评估者应具备的条件

康复心理评估是一项非常严肃的工作，且评估的对象是具有复杂心理活动的人，因此对康复心理评估者的职业道德、业务素质及心理素质都有着较高的要求。

（一）职业道德

心理评估者的职业道德主要有以下几点。

1. 严谨的职业态度 开展心理评估工作时，涉及心理评估方法的选择、评估步骤的执行、评估结果的分析及作出评估结论，心理评估工作者需要具备高度的责任心，以确保心理评估的科学性和公正性。

2. 维护好评估对象的权益 心理评估的结论和分析涉及被评估者的隐私，心理评估者应尊重其人格并保护其隐私。若发现其存在潜在危险，需采用恰当的方式予以警示，或提醒家人注意，避免增加被评估者的痛苦和损失。

3. 管理好心理评估工具 心理评估的内容与结果往往涉及被评估者较为私密的心理状态等信息，这些信息一旦泄露，可能会对被评估者造成严重的负面影响，因此心理评估的内容与结果应严格保密。其中，标准化心理测试（如智力测试）属于受管控的测量手段，应由具备一定资格的人员使用。

（二）业务素质

1. 理论知识 要出色地开展康复心理评估工作，心理评估人员不仅要有扎实的心理学专业知识，包括心理测量、心理评估方面的内容，还应具备精神病学专业知识，以及哲学、社会学、教育学、伦理学等多学科的知识储备。这些多学科知识相互交融，从而使评估人员能够从多个维度全面洞察被评估者的心理状态，为准确开展心理评估奠定坚实基础。

2. 专业技能 心理评估者需接受系统的相关专业培训，要熟悉相关评估技术，掌握多种测评手段，并具备对评估结果进行深入分析的能力，进而鉴别心理现象的正常与异常，为后续的康复心理干预提供可靠依据。

（三）心理素质

心理评估是一项严肃的工作，对心理评估人员有较高的要求，具体包括敏锐的观察能力、良好的人际沟通能力、较高的智力水平和健全的人格等。

1. 敏锐的观察能力 敏锐的观察能力是心理评估的基石。在心理评估过程中，心理评估人员不仅要善于收集被评估者的细微表情变化，还需依据被评估者的外在行为表现来推断其内心活动，且应尽可能保证观察结果的客观性与精准度。

2. 良好的人际沟通能力 沟通能力既源于个人内在特质，又在很大程度上依赖经验的积累和持续的训练，对于心理评估者至关重要。心理评估者应具备良好的人际沟通能力，善于与人交往，乐于助人。正如“精诚所至，金石为开”，心理评估者只有对被评估者抱有真诚的兴趣、态度诚恳，才能赢得被评估者的信任，进而顺利开展评估工作。

3. 较高的智力水平 在心理评估过程中，常会涉及与认知和智力有关的内容，评估者必须具有较高的观察、分析、推理、判断及综合等能力，才能对所获取的信息进行正确的综合分析，从而对被评估者作出客观评估。

4. 健全的人格 心理评估过程中不可避免地存在诸多主观成分，因此心理评估者更应力求做到客观。心理评估者在评估过程中要正确认识自我，唯有准确认知自身，才能客观评价他人。同时，评估者需具备健全的人格，尊重当事人，耐心细致，拥有接纳和共情的能力。

四、康复心理评估的常用方法

康复心理评估的常用方法包括观察法、访谈法、调查法、作品分析法和心理测验法等。在实际工作中，可以依据被评估对象的具体情况，选择合适的方法，或将这几种方法综合使用，以获取准确且有价值的资料。

（一）观察法

1. 概念 观察法（observational method）是在完全自然或近乎自然的情境下，对个体的可观察行为进行有目的、有计划的观察与记录，从而探究心理行为变化规律的一种方式。观察法也是康复心理评估中的一种关键方法，康复治疗师通过对患者的行为进行客观准确观察，判断其心理活动，以便实施有效的心理康复治疗。

2. 设计 观察法分为自然观察法和控制观察法两种形式。前者指在自然环境中对被评估者进行观察、记录和分析，从而解释某种行为变化规律的方法。后者指在预先设置的情境中进行的观察。无论哪一种观察方法，都必须有周密的观察计划和详细的设计方案，观察方案设计的优劣会直接关系到观察结果的科学性与客观性。在制订观察方案时，需要综合考虑以下几个方面的因素。

（1）观察的特定行为：在心理评估过程中，行为观察通常涵盖仪表、身体状况、人际交往风格、言谈举止、个性特征、疾病认知、应对方式和应变能力等方面。然而，评估者无法对观察对象的所有行为进行全面观察，需依据观察目的、方法及所处阶段来选定观察的特定行为，并为每个特定行为设定清晰的操作性定义（明确界定如何观察、测量该行为的具体标准与流程），以确保观察与记录的准确性。

（2）明确观察情境：行为观察可在自然状态下开展，也可在实验室环境中进行，甚至能在特殊场合如医院，针对患者展开观察。在明确观察环境时，需关注以下要点：①观察者所处位置应确保所有待观察现象均能清晰地纳入视线范围；②确保不影响被观察者的正常状态；③要注意同一被观察者在不同情境下不同的行为表现。

（3）明确观察期、次数和时间：如果观察期较长，则每天观察的时间和次数应尽量一致；若一天内需多次观察，则应分布在不同时段，以便全面地观察患者在不同情境和不同时段的行为表现及规律。要确定每次观察持续的时间和每天观察的次数，每次观察的时间一般为10 ～ 30分钟。若需要延长连续观察时间，可借助录音、录像、单向玻璃等间接手段进行监测观察。观察次数可以根据实际情况确定，若一日内进行多次观察，则分布在不同时间，以便较全面地观察被观察对象在不同情境下的行为表现；如果观察期跨越数日，则每天观察次数和时间保持一致。此外，每次观察的具体时间，应根据观察方法、手段、目标的不同进行确定。

（4）明确观察记录方式：通常情况下，观察记录可采用以下几种方式。

1）叙述性记录：在现场运用速记法进行连续记录，也可借助笔记、录音、录像等多种方式，将观察到的情况详细记录下来。

2）间隔性记录：即时间间隔样本法，在观察过程中，按照固定的时间间隔进行观察和记录。此方法能精准呈现目标行为随时间变化的情况。

3）评定性记录：依据评定量表的标准进行观察和记录。评定量表需要记录被观察者是否展现出某些特定行为及这些行为出现的频次。

4）事件记录：记录在一次观察期间目标行为或事件的出现次数。在患者疾病诊疗过程中，常出现一些特殊事件，这些事件在不同程度上会影响目标行为的产生和发展，此时应记录这些特殊事件的大致情况及它们对患者目标行为造成的影响。

3. 优缺点　观察法作为基础的心理评估手段，全程贯穿于评估过程且发挥关键作用，它既有自身的优势，也存在一定的局限。

（1）优点：①借助观察，能够直接获取一手资料；②操作简便易行，可随时随地从被观察者的行为中搜集资料；③观察具有即时性的优点，可以捕捉到正在发生的现象；④适用范围广，适用于观察各个年龄段的被观察者，也可以在较为自然的情况下获得被观察者在生活或特殊环境的行为资料。

（2）缺点：①观察结果难以定量，标准难于统一；②观察所得的结果可能受到观察者主观认知的影响；③观察结果往往仅呈现事物的表象，难以直接洞察事物的本质及人们的内在心理活动；④观察的范围具有一定局限性，不适用于大面积的评估工作。

4. 注意事项

（1）避免干扰被观察者：在观察过程中，应尽量减少对被观察者的影响，避免因观察者的存在而改变被观察者的行为。

（2）确保观察全面系统：观察应有明确的目的和周密的计划，同时需依据被观察者的实际情况灵活调整，以保证全面收集信息。

（3）秉持客观观察原则：将被观察者置于日常生活状态下进行观察，真实反映患者的心理状态，观察结果应使用客观、准确的语言进行描述，避免掺杂观察者的主观意识，确保观察结果真实自然。

（4）详尽精确地做好观察记录：应真实地呈现被观察者的行为表现，以及行为的起因和结果，以保障记录的翔实度与准确度。

（二）访谈法

1. 概念 访谈法（interview method），亦即晤谈法，是康复治疗师与患者进行面对面的交流、收集资料的一种方法，是心理评估的常用方法之一。一方面，通过访谈可以了解患者的基本信息，以及可能存在的问题，进而建立良好的信任关系。另一方面，在访谈中，康复治疗师可观察到患者具有特殊意义的行为、人格特征及其对疾病的态度，可以为患者提供相应的心理支持和心理辅导。

2. 类型 依据访谈的形式，可将访谈法分为结构式访谈、非结构式访谈及半结构式访谈。

（1）结构式访谈：也称标准化访谈，是一种预先确定访谈框架、流程及内容的访谈方式，主要存在两种形式。第一种形式是访谈者依据事先精心准备好的访谈提纲，向所有被评估对象提出相同的问题，并将他们的回答记录在预先设计好的表格里。第二种形式则是将问题及其可能的答案印制在问卷上，由被评估者自行选择答案。

（2）非结构式访谈：又称开放式访谈，它不预先规定访谈的具体结构与内容，而是依据被访谈者的实际情况灵活地提出问题。这种访谈方式具有灵活性、便捷性及个性化的优势，但是也存在耗时较长且话题容易散漫的弊端。

（3）半结构式访谈：融合了结构式访谈与非结构式访谈的特点，兼具二者的优点。在进行此类访谈时，操作起来较为便捷，而且受访者也容易配合。

3. 优缺点

（1）优点：①具有高度的灵活性，能够依据实际情况灵活调整提问的数量和访谈时长，适用范围广泛；②访谈以口头语言形式开展，更容易被接受，且能搜集多方面资料；③相较于观察法，访谈法可以针对某一问题及时提问，使调查资料更准确、可靠。

（2）缺点：①访谈所得结果的准确性和可靠性较易受到访谈双方主观认知的干扰，在非结构化访谈中，访谈者尤其容易出现“偏好效应”；②访谈难度大，资料复杂，特别是非结构式访谈的信度和效度难以确定，且访谈资料的分析较为复杂；③访谈内容若不录音，很难完整记录下来；④费时费力，对环境要求也较高，不适合大范围调查。

4. 注意事项 访谈法作为一种心理评估手段，是获取第一手资料的重要途径，若能恰当运用，可拓宽信息收集范围并深化对信息的剖析；若运用不当，访谈所获信息可能失去价值。因此，在运用访谈法时，康复治疗师应注意以下几点。

（1）做好访谈准备：在进行访谈前，需提前与患者确定具体的访谈时间、地点及场所。同时，广泛收集与患者相关的各类资料，制订访谈提纲，并准备好访谈所需工具等。

（2）构建信任关系：这是访谈法中心理评估者与被评估者互动的关键环节。在整个会谈过程中，心理评估者扮演着主导且具有决定性影响的角色。因此，心理评估者要以愉快的、诚恳的、敏感的、无评估性的态度与被评估者建立和谐关系。

（3）注重沟通技巧：在访谈过程中，除与患者建立并维持良好的信任关系之外，心理评估者还要学会倾听，并适时运用提示、追问、控制等访谈技巧，把握好访谈节奏；在非言语交流方面，心理评估者可借助微笑、点头、目光注视、身体前倾等肢体动作，向患者传递理解、接纳、关注、肯定及鼓励等积极信息，以增进被评估者的合作意愿。

（4）如实、准确地做好访谈记录：访谈记录应详尽、完整，尽量采用患者陈述的原话，若使用笔录，应尽量处理好听和记的关系；若使用辅助设备，应事先征求患者同意。

（三）调查法

1. 概念 调查法（survey method）是一种通过运用问卷、调查表及询问等手段，探究被评估者心理特点的研究方式。调查对象既可以是被调查者本人，也可以是熟悉被调查者的人，调查法获取的是间接资料。调查法包括现状调查和历史调查。现状调查需聚焦于与当前问题紧密相关的内容，面向当事人及周围知情者展开调查，重点关注当事人在现实生活中的具体表现、适应能力等关键方面，尤其要将与当事人关系密切的人员作为重点调查对象，通过深入交流，全面了解当事人当前的状况。历史调查则借助当事人的档案资料，并向熟悉其过往经历的知情者深入了解，以此全面掌握当事人过去的成长历程、重要事件及相关行为表现，为后续分析研究提供翔实的历史背景信息。

2. 优缺点

（1）优点：①灵活性强，适用范围广，能够依据不同的研究目的与场景灵活调整调查方式与内容；②简单易操作，节约成本，与一些复杂的研究方法相比，无须大量专业设备与高额资金投入；③资料收集速度快，可以在短时间内获取大量资料；④标准化高，便于对所得资料进行定量处理和分析，利于数据的统计与研究结论的推导。

（2）缺点：①材料的真实性易受被调查者主观因素影响，如被调查者可能出于各种原因隐瞒真实情况、夸大事实等，从而影响调查结果的客观性；②调查多为间接性的评估，因果关系难以确定；③受调查过程中的多种因素干扰，难以保证调查资料的真实性及调查质量。

（四）作品分析法

作品分析法（works analysis method）亦称产品分析法，是一种通过对被评估者创作的各类作品，如日记、书信、图画、工艺品等进行深入分析，以了解其心理特征、内在动机、情感状态等心理活动的方法。每一种作品都如同一面镜子，映照出被评估者在创作时的心理世界。

（五）心理测验法

1. 概念 心理测验法（psychological test method）是指在标准情境下，对个体的心理特征和外在行为进行数量化分析和描述的测量方法。在心理学研究与评估中，观察法、调查法和访谈法虽各有其独特价值，但这些方法在实施过程中较易受到评估者主观意识的干扰，进而导致评估结果的主观性偏差。相较之下，心理测验法借助科学严谨的常模对所得结果进行客观比较，有效规避了评估者主观因素的介入，显著提升了结果评定的客观性与可靠性。心理测验法作为一种心理测量的工具，主要采用量表的形式呈现。

2. 心理测验的分类 心理测验的数量很多，根据不同的分类标准，心理测验可有不同的分类。

（1）按测验的目的和功能分类

1）能力测验：主要用于确定被测者的某种心理特征在群体中所处位置，涵盖智力测验、儿童心理发展量表、适应行为量表和特殊能力测验等。

2）人格测验：是用于评估被测者人格特质的重要工具，涵盖性格、气质、情绪、动机、兴趣、态度及价值观等多个方面。常见的人格测验有明尼苏达多项人格调查表（MMPI）、卡特尔16项人格问卷（16PF）、艾森克人格问卷（EPQ）、罗夏墨迹测验（RIT）及主题统觉测验（TAT）等。在临床领域，这些测验广泛应用于心理障碍患者的诊断过程中，为病情预后提供重要参考；同时，在科研及心理咨询工作中，也是评定个体人格特征的有效手段。

3）神经心理测验：神经心理测验在临床上具有重要意义，对于脑损伤的精准定位、脑功能状态评估，以及监测脑损伤康复进程和治疗效果的评价，都有着不可或缺的价值。此类测验既包含了针对特定能力的评估项目，如感知运动能力测验、记忆能力测验、联想思维能力测验等，也包含以H-R神经心理学测验为代表的成套测验。

4）临床评定量表：是对各种心理症状进行量化评估的一类测量工具，此类测验种类和数目繁多，常见的有90项症状清单（SCL-90）、焦虑自评量表（SAS）、抑郁自评量表（SDS）等。

5）职业咨询测验：旨在帮助被评估者深入了解自身，以更好地进行职业规划，主要包括职业兴趣问卷、性向测验和特殊能力测验等。

（2）按测验材料的性质分类

1）文字类测验：其测验项目以文字或语言形式呈现，要求受测者用文字或语言作答，由于其对言语表达能力有一定要求，所以适用于具备相应能力的受测者，大多数心理测验都属于此类。其优点是便于操作与实施，缺点是易受受测者教育水平的制约。

2）非文字类测验：其测验内容主要借助图形、符号及实物等元素来呈现，受测者需通过实际操作或手势回答。非文字类测验的优点是能够突破文化程度的限制；缺点是不易团体实施，费时较多。

（3）按测验的方法分类

1）问卷法：在实施过程中，多采用结构式提问方式，让受测者以“是”或“否”或在有限的几种选项中进行作答。其优点是测验的操作技术容易被掌握，易于统计处理。一些人格测验，如明尼苏达多相人格调查表（MMPI）、艾森克人格问卷（EPQ）及部分评定量表等都是采用问卷法的形式。

2）作业法：是非文字的形式，主要用于测量感知觉和运动，尤其适用于婴幼儿及文化水平所限制的被试。其优点是具有较高的信度，可以重复和检验；缺点是无法测量复杂行为，不适用于探索性研究。

3）投射法：该测验通过让受测者对一些模糊不清、含义不明确的图像、墨迹等刺激材料进行解释和回应，以此揭示受测者内心深处的经验、情绪或潜在的内心冲突。投射法多用于测量人格，典型的如罗夏墨迹测验（RIT）和主题统觉测验（TAT）等。此外，投射法还被运用于异常思维的检测，如自由联想测验、填词测验等。投射法的显著优势在于测验目的隐蔽，能够揭示被试的深层心理状态；缺点是评分的主观性较强。

（4）按测验的组织方式分类

1）个别测验：是指在某一时间内，由一名施测者单独对一名受测者进行的测验方式，如韦氏智力量表、H-R成套神经心理测验和比奈智力量表。个别测验的优点在于施测者能仔细观察被测者的言语、情绪状态和行为反应，所获取的相关信息精准度高；缺点是测验手续较为烦琐，难以在较短时间内获取大量信息。

2）团体测验：是在同一时间内，由一位或几位施测者同时测量多名受测者，如艾森克人格问卷（EPQ）、明尼苏达多项人格调查表（MMPI）及卡特尔16项人格问卷（16PF）等。其优点是可以在较短的时间内获得比较丰富的资料；缺点是难以对每个受测者进行单独、细致的观察，容易产生测量误差。

3. 标准化心理测验的特征　标准化心理测验的特征体现在其主要的测量技术指标上，即常模、信度和效度。常模是解释测验结果的参照标准，信度和效度是评价测验质量的主要依据。

（1）常模（norm）：是指某种心理测验在某一人群中测查结果的标准量数，是可供对比参照的标准。常模有多种形式，从定量的角度而言，包括均数、标准分、Z分数、T分数等；从定性的角度而言，包括划界分、百分位等。按样本的代表性进行分类，代表全国的称全国常模，只代表某一区域的称区域常模，针对不同年龄段设定的常模称年龄常模，按学生年级为依据设定的常模称年级常模。

（2）信度（reliability）：反映测验结果的可靠性和稳定性，是评估心理测验质量的重要指标，测验的信度越高，表明其结果越稳定可靠。信度的高低通常用相关系数表示，数值在0～1，数值越趋近于1，信度越高，测验越可靠。不同的心理测验，对信度系数的要求有所不同。例如，智力测验的信度系数需达到0.8及以上，而人格测验的信度系数应不低于0.7。信度主要包括重测信度、复本信度、分半信度和评分者信度。重测信度是指同一组被试在两次不同时间做同一套测验所得结果的相关性检验；复本信度是指同一群体，完成两个等值测验，受测者在这两个测验上得分的相关系数；分半信度是将一套测验的各项目先按难易程度排序，再按奇、偶数序号分成两半，对这两半测验的结果进行相关性检验，分半信度通常只能施测一次或者没有副本的情况下使用；评分者信度是随机抽取若干答卷，由两个独立的评分者打分，所得每份答卷两个分数的相关系数。

（3）效度（validity）：是指一个测验可以测量到所要测内容的准确性程度，即对所要测查的查了没有，以及查到何种程度，如智力测验的结果是否真实反映了智商的水平。鉴别一个测验好坏的首要标准就是效度。检验效度的有效方式主要有内容效度、结构效度和效标效度。内容效度是指一个测验实际所测内容与所要测量的内容之间的吻合程度，如人格测验的内容是否反映人格特征；结构效度是指所编制的测验与所依据理论的吻合程度，常用因子分析法评估某一测验的结构效度；效标效度是指测验预测个体在特定情境中行为表现的有效性程度。

▶知识拓展

心理测验的使用原则

1. 保密原则　是心理测验的道德标准，一是测验工具的保密，二是对受测者的个人信息及测验结果的保密，后者是对受测者个人利益和隐私给予充分尊重和保护。

2. 目的性原则　尽管心理测验有用且有效，但在实践过程中却不能滥用。所选测验应能满足测验的目的和要求，实际工作中也可组合多种测验来满足不同的目的和要求。

3. 客观性原则　对心理测验的结果秉持“实事求是”的态度，要结合受测者动机、情绪等因素作出符合实际情况的判断。对测验结果要科学看待、正确描述、详细分析和合理解释。

4. 注意事项　心理测验可否充分发挥其优越性，关键在于其是否被正确运用。如果心理测验使用不当，可能会造成不同程度的不良后果。因此，在实施心理测验时，为确保心理测验结果的可靠性，应注意以下事项。

（1）合理选用测量工具：选择哪一种心理测验进行施测，是测验组织者和使用者在施测前首先要考虑的问题。选择测验时，需注意两方面的问题。一是所选择的测验必须符合测量目的和功能，每一个心理测验都有其独特的用途和适用范围，因此，测验施测者要熟悉各种测验的功能及优缺点，然后慎重选择。例如，研究住院患者的抑郁状况，应选择与抑郁有关的量表。二是所选测验必须符合心理测量学的要求。选择测验时应了解它的信度和效度，常模样本是否符合测试对象及测验的适用范围和年龄范围，超越其范围便不能使用。

（2）注重施测的标准化：不仅在选择测验时应注重标准化，施测过程同样要重视标准化，必须严格遵循心理测验的操作规范实施测验，包括合理安排测验材料，给予指导和提问，记录回答和记分，并细致观察和记录受测者在测验过程中的行为表现，准确书写测验报告等。

（3）建立良好的协调关系：为确保测验结果的准确性和客观性，心理评估者要与受测者建立良好的人际关系，同时应注意避免施测者与受测者的主观因素干扰，施测者在施测时应按照指导语的要求进行，不带任何暗示，测验前不要讲太多无关的话。

（4）正确看待测量结果：在评估心理测验结果时，应结合受测者的生活背景、家庭状况、社会环境，以及通过观察与访谈收集到的其他信息，并充分考虑受测者的情绪状态、内在动机等要素，作出符合实际的判断，避免仅依据测验分数对受测者“贴标签”的做法。

（5）严守保密原则：保密原则是心理测验的一项道德标准，包含两方面的含义，一方面是对测验的内容、答案及评分细则均应严格保密，另一方面是对受测者测验结果等相关信息也应予以保密，有关工作人员应尊重受测者的权益，以免对受测者造成不良影响。

第三节　康复心理评估常用的心理测验

在康复心理评估领域，常运用的心理测验工具涵盖智力测验、人格测验、神经心理测验及临床评定量表等。在康复治疗工作实践中，应依据患者的不同心理特征及外在行为表现，精心挑选合适的心理测评工具。

一、智力测验

智力测验（intelligence test）是指依据智力的相关概念与相关理论，经过标准化程序编制而成，用于评估个体智力水平的测验。智力测验在临床上应用广泛，主要用于评估人的智力发展水平、智力功能损伤或衰退的程度。

智力测验是在特定情境下，借助专门的标准化测验量表，对受测者施与刺激，并依据其反应来评估其智力水平，它是康复心理评估的主要技术手段，在智力及大脑功能的诊断方面，发挥着重要功能。1905年，世界上第一套正式使用的智力测验——比奈-西蒙量表问世，此后该领域历经了斯坦福-比奈智力测验、韦克斯勒智力量表、考夫曼智力量表等一系列标志性意义的发展阶段。康复医学中，智力测验常用于脑外伤、脑卒中、缺氧性脑损害、中毒性脑病及老年变性脑病等脑部疾病患者的智力评定。

（一）智力单位

评估个体智力水平的常用标准是智商（intelligence quotient，IQ），它是一种衡量个体智力发展程度的关键指标（表4-1）。依据不同的计算方式，智商主要分为比率智商和离差智商两种类型。

1. 比率智商　比率智商（ratio intelligence quotient，RIQ）由特曼首次提出，是指一个人在智力发展上与其他同龄人相比时的相对水平，反映了个体智力年龄与实际年龄的关系。通过计算比率智商，可以直观地了解个体在同龄人中的智力发展状况，数值越高，表明其智力发展水平相对同龄人越高，反之则越低。比率智商的计算公式可以表示为RIQ＝MA/CA×100，即智力年龄（mental age，MA）相对于实际年龄（chronological age，CA）的水平。例如，某儿童智力年龄为6，实际年龄为5，则RIQ为120。因比率智商存在受年龄限制的缺点，目前很少被应用。

2. 离差智商　离差智商（deviation intelligence quotient，DIQ）由美国心理学家韦克斯勒提出，表示受测者的智力测验和同龄组平均成绩的比较后的相对分数，该分数借助统计学中的均数和标准差来计算。每个年龄组IQ均值为100，标准差为15。计算公式为智商DIQ＝100＋15（$X-M$）/SD，其中，X表示被试的原始分数，M、SD分别表示受测者所在年龄组的平均分数和标准差。离差智商已成为通用的智商计算方法。

表4-1　智力水平的分级

智力水平	智商	百分比/%
极超常	130以上	2.2
超常	120～129	1.7
中上	110～119	16.0
中等	90～109	50.0
中下	80～89	16.0
边缘	70～79	1.7
智能缺损	69以下	2.2

（二）常用测验

1. 韦氏成人智力量表　韦氏成人智力量表（Wechsler adult intelligence scale，WAIS）由韦克斯勒于1955年编制，是专门用于评估成人智力水平的测验工具。WAIS经过三次修订，得到进一步优化，由于其在评估认知功能等方面具有良好的信效度和全面性，被广泛应用于老年医学及老年心理保健等相关领域。它既能成套施测，以检查老年人脑部损伤对智力的影响程度；也可以单独利用分测验施测，专门检查老年人认知的某一功能。这里以龚耀先教授于1981年修订的韦氏成人智力量表中文版（Wechsler intelligence scale for adult-Chinese revised，WAIS-RC）为例加以说明，WAIS-RC

适用于16岁及以上的成人，分农村用和城市用两式。

（1）WAIS-RC的构成：WAIS-RC分为言语量表和操作量表两个主要部分。全量表含11个分测验，言语量表由知识、领悟、算数、相似性、数字广度、词汇6个分测验组成，操作量表由数字符号、填图、积木图案、图片排列、图形拼凑5个分测验组成。

（2）WAIS-RC的实施：首先，填写受测者的基本信息、测验时间、具体地点及施测者等相关信息，然后按照先言语量表、后操作量表的顺序依次施测。各分测验按照受测规定记分，通常情况下，测验应一次性完成，但对于容易疲劳或动作较为缓慢的老年受测者，也可适当分次完成测验。

（3）WAIS-RC的计分：①原始分的获取：每个分测验中各个项目得分相加，即得到各分测验的原始分（或称粗分）。②原始分的转换：受测者在每项分测验所得的分数需转换成量表分数，之后将量表分数汇总，分别得到言语量表分和操作量表分，二者相加便得出总量表分。③根据言语量表分、操作量表分和总量表分，分别换算成言语智商、操作智商和总智商。

（4）WAIS-RC的结果解释：根据韦克斯勒的智力等级表（表4-1），可以对受测者的智力水平进行等级评价。

（5）WAIS-RC的注意事项：本测验只能做个别测验，不能用于团体测验。由于测验成绩随年龄不同而发生变化，因此各年龄组的智商是根据标准化样本单独计算的，查询受测者的智商时，一定要依据相应的年龄组进行。同时，需明确区分城市版和农村版量表，避免错用。

2. 比奈智力量表 1905年，比奈和西蒙编制了世界上最早的智力量表，称为比奈-西蒙智力量表，该量表包括30道题，主要涵盖记忆、言语、理解、手工操作等项目，用于测量智力的多方面表现。特尔曼对该量表进行了修订并制成了斯坦福-比奈智力量表。斯坦福-比奈智力量表共有90道题目，包含15个分测验，涵盖词语推理、数量推理、抽象/视觉推理和短时记忆四个领域。我国心理学家陆志韦于1924年引进并修订斯坦福-比奈智力量表。1982年吴天敏根据陆志韦的修订本作了再次修订，形成了中国比奈智力量表。吴天敏的修订本适用于2～18岁的人群，该量表包含51个题，涉及语义解释、理解、计算、推理、比较、记忆及空间知觉等多方面的能力评估。

二、人格测验

常用的人格测验一般可以分为两大类。一类是具有明确结构的自陈量表，如明尼苏达多项人格调查表（MMPI）、艾森克人格问卷（EPQ）和卡特尔16项人格因素问卷（16PF）等。另一类是结构不明确的投射测验，这类测验的刺激材料为意义不明确的各种图形或墨迹，典型的如罗夏墨迹测验、主题统觉测验等。

（一）自陈量表

1. 明尼苏达多项人格调查表 明尼苏达多项人格调查表（Minnesota multiphasic personality inventory，MMPI）由美国明尼苏达大学教授在20世纪40年代初制订。1989年，美国MMPI标准化委员会对MMPI进行了重大修改，出版了《MMPI-2施测与记分手册》，MMPI-2在保留MMPI的10个临床量表和4个效度量表的基础上，又增加了3个效度量表。MMPI-2涵盖了成人和青少年常模，近年来也引入我国，并得到广泛适用。在我国，张建新、宋维真教授等于20世纪90年代对MMPI-2进行了标准化处理，并制订了中国常模，在2003年完成了手册编制，并实现了计算机化操作。此量表支持个别施测和团体测查两种方式。

（1）MMPI-2的构成：共有567个问题，包含10个临床量表和7个效度量表。10个临床量表涵盖了疑病量表（Hs）、抑郁量表（D）、癔症量表（Hy）、精神病态性偏倚量表（Pd）、男性化或女性化量表（Mf）、偏执型人格量表（Pa）、精神衰弱量表（Pt）、精神分裂性人格量表（Sc）、躁狂症量表（Ma）和社会内向量表（Si）。7个效度量表包括疑问量表（Q）、掩饰量表（L）、诈病量表（F）、校正量表（K）、后F量表（Fb）、同向答题量表（TRIN）和逆向答题量表（VRIN）。

（2）MMPI-2的实施：MMPI-2适用于16岁以上、具有小学以上文化程度的人。通常进行个体自评，也可进行团体测验，由施测者统一发放问卷并指导作答。施测时间一般为60～90分钟，受测者需根据问题逐条回答“是”“否”或“无法回答”。

（3）MMPI-2的计分：施测者按照使用指导手册进行人工计分或计算机计分。

（4）MMPI-2的结果解释：此测验采用标准*T*分进行计分，*T*分平均数为50分，标准差为10分。常模的划界分为60分，凡高于60分的量表*T*分，被视为具有临床意义。

2. 艾森克人格问卷　艾森克及其夫人西比尔基于人格三维度理论，精心编制的艾森克人格问卷（Eysenck personality questionnaire，EPQ），在国际范围内得到了广泛的应用。EPQ分为两种版本，一种是适用于测查16岁以上的成人问卷，包含101道题；另一种是适用于7～15岁的儿童问卷，共有97道题。我国龚耀先修订的成人问卷和儿童问卷均包含88道题目，陈仲庚修订的成人问卷共有85道题，下面主要介绍龚耀先修订的成人问卷。

（1）EPQ的构成：EPQ包括内外向（E量表）、神经质（N量表）、精神质（P量表）和掩饰（L量表）4个分量表。内外向（E量表）着重测查个体人格的外显和内隐倾向，即衡量个体是倾向于外向还是内向。神经质（N量表）主要测查情绪的稳定性，反映个体在情绪上的平和程度。精神质（P量表）主要测查个体倔强、固执、攻击性、自我中心等特质。掩饰（L量表）是效度量表，主要测查受测者是否存在掩饰、假托或自身隐蔽等行为特征，以识别受测者回答问题时的诚实性。

（2）EPQ的实施：EPQ实施简便。测试时，受测者按照指导语，对照每个项目的陈述，根据实际情况，作出“是”或“否”的回答。

（3）EPQ的结果解释：计算结果与常模对比分析。EPQ结果采用标准*T*分（50为平均数，10为标准差）表示，根据各维度*T*分高低判断人格倾向和特征。各量表*T*分在43.3～56.7，为中间型；当*T*分在38.5～43.3或56.7～61.5，属于倾向型；当*T*分在38.5以下或61.5以上，则为典型型。

艾森克又将神经质维度和内外向维度组合，进一步划分出四种个性特征类型，即外向稳定（多血质）、外向不稳定（胆汁质）、内向稳定（黏液质）、内向不稳定（抑郁质），四种类型之间还存在着中间型。

3. 卡特尔16项人格因素问卷　卡特尔16项人格因素问卷（Cattell sixteen personality factors questionnaire，16PF）是由著名心理学家卡特尔根据人格特质学说，运用因素分析法于1949年编制而成的。卡特尔认为，特质是构成人格的最小单位，人格由许多特质构成。每个人的人格都可以用16种相互独立的人格特质加以描述，16PF就是测定这16种人格特质的量表。该量表共有187个项目，涉及乐群、聪慧、稳定、恃强、兴奋、有恒、敢为、敏感、怀疑、幻想、世故、忧虑、实验、独立、自律和紧张等多个人格特质维度。这些特质相互交织、共同作用，全面塑造了个体独特的行为模式与心理特征。

卡特尔16项人格因素问卷英文原版有A、B、C、D、E五种不同形式。其中，A版和B版属于完整版，均包含187道题目；而C版与D版则是简化版，分别包含106道题目。这四种复本在信效度方面经过严格验证，虽题目数量有别，但都能较为可靠地测量目标人群的人格特质。E版有128个题目，专为文化水平低或智力稍差的人而设计，其题目表述更为简单直白，在语言难度和理解深度上相较于其他版本有所降低。

中国修订版本将A版和B版合并，形成了包含187个题目的问卷。每个题目均提供了“是”“否”及“不确定”三种选项，供受测者选择。每12～13个题目构成一个分量表，测量某一方面的人格特质。每个因素用一个字母命名，根据得分高低划分为两个极端，高分和低分表现出不同的特征。以乐群性因素（A因素）为例，得分高者通常热情外向、善于社交，在人际交往中积极主动；得分低者则可能较为内敛、含蓄，更倾向独自活动。与其他类似测验相比，16PF能以同等时间测量更多的人格特质。

（二）投射测验

投射测验与精神分析理论有关，认为通过某种无明确意义的刺激情境可以引导受测者在不经意间将隐藏在内心深处的欲望、要求、动机冲突等投射出来，通过分析可以了解一个人的真实人格特征。投射测验包括罗夏墨迹测验、主题统觉测验等形式。

1. 罗夏墨迹测验 罗夏墨迹测验（Rorschach ink blot test，RIT）由瑞士精神病学家罗夏于1921年设计发表，该测验旨在用于临床诊断、区分精神分裂症与其他精神病，也用于研究感知觉和想象能力。我国学者龚耀先于1990年完成了该测验的修订工作，目前已有我国正常人的常模。

（1）罗夏墨迹测验的构成：测验材料为10张结构对称但无具体意义的墨迹图，其中5张为全黑色墨迹，2张为黑色和灰色图外加红色墨迹，另外3张卡片为全彩色墨迹。

（2）罗夏墨迹测验的实施：测验分三个阶段实施。第一阶段是自由联想阶段，主试将10张图片依次展示给受测者，并要求受测者说出在图中看到了什么。每一张图片不限时间，并鼓励受测者尽可能多说。第二阶段是询问阶段，受测者再看一遍图片，并说明看到的东西是图的全部还是某一部分及原因，主试记录部位及原因。第三阶段为极限试探阶段，考察受测者能否从图片中看到某种具体的事物，从而使其表露自己的生活体验、情感和个性倾向等。

罗夏墨迹测验结果主要反映了受测者的人格特征，其精神病理指标对临床诊断和治疗具有重要的参考价值。

2. 主题统觉测验 主题统觉测验（thematic apperception test，TAT）是由美国哈佛大学的默里与摩尔根等于1935年共同编制而成的。该测验以图片作为刺激材料，让受测者基于图片进行想象并编辑故事，以此来揭示受测者的人格结构和内在心理内容，适用于各种年龄、不同种族的个体。

（1）TAT的构成：测验包含30张黑白图片，依据受测者的性别和年龄，可划分为成人男性、成人女性、儿童男性和儿童女性四种不同类型的组合。

（2）TAT的实施：每次测验选取其中的20张，要求受测者根据图片讲故事。整个测验分为两次完成，两次测试之间需间隔1天或1周。一般来说，第2次测验的10张图片比较特殊，更容易激发受测者的自由联想和创造性想象。

（3）TAT的结果解释：TAT的结果解释要同时考虑到故事的内容和形式，目前对于TAT故事的解读，尚未形成统一的标准。

三、神经心理测验

在康复医学领域，神经心理学测验是一种用于评估大脑神经功能（主要是高级神经功能）状态的心理测验，不仅可以用于评估正常人脑神经功能、脑与行为的关系，也可用于评估患者特别是脑部疾病患者的神经功能，为制订个性化康复方案提供依据，为患者康复过程中的效果评估提供科学的参考指标。神经心理测验一般包括神经心理筛选测验和成套神经心理测验两种类型。神经心理筛选测验是对某一神经心理功能进行检测；成套神经心理测验包含多种项目形式，能够更加全面地测查神经心理功能。

（一）神经心理筛选测验

1. Bender-Gestalt测验 即本德视觉动作格式塔测验（Bender visual motor Gestalt test，BVMGT），是由本德于1938年编制，主要测查个体的空间能力。该测验要求受测者对照纸上呈现的9个简洁且具有代表性的几何图形进行临摹，施测者根据临摹错误的多少和错误的特征来判断测验结果。目前，此测验常作为简捷的空间能力测查和脑损伤的初步筛查工具。我国已建立起该测验相对较大样本的常模数据，这为在国内人群测验结果的准确解读提供了重要依据，有助于更精准地评估个体在空间能力。

2. 威斯康星卡片分类测验 威斯康星卡片分类测验（Wisconsin card sorting test，WCST）所测查的是个体的抽象思维能力，即测查根据以往经验进行分类、概括、工作记忆和认知转移等方面的能力。其测试工具包含4张模板和128张卡片。4张模板上分别有一个红色三角形，两个绿色五角星，三个黄色十字形和四个蓝色圆形。128张卡片有不同形状（三角形、五角星、十字形、圆形）、不同颜色（红、黄、绿、蓝）、不同数量（1、2、3、4）的图形。该测验要求受测者参照4张模板对128张卡片进行分类，但在测试时不告知受测者分类的原则，仅反馈每一次测试正确与否。

3. 本顿视觉保持测验 本顿视觉保持测验（Benton visual retention test，BVRT）由本顿于1955年编制，该测验在临床心理学和神经心理学领域被广泛应用，主要用于对脑损伤患者视知觉、视觉记忆及视觉空间结构能力进行评估。测验包含3种不同形式的测验图形（C、D、E式），适用于5岁以上人群。我国学者龚耀先等人于1991年对该测验进行了本土化的修订工作，使测验结果能更准确地反映我国人群的视觉相关能力水平。

4. 快速神经学甄别测验 快速神经学甄别测验（quick neurological screening test，QNST）是由Mutti等人编制，主要用于评估与学习有关的综合神经功能，主要测量运动发展水平、控制粗大与精细肌肉运动的技巧、运动和计划的顺序性、动作的速度和节奏感、空间组织能力、视知觉和听觉技巧、平衡和小脑前庭功能等与学习相关的功能，施测时间一般为15～30分钟。该量表在儿科临床、学校卫生、康复医学等领域应用广泛。

5. Stroop测验 Stroop测验主要用于评估受测者注意力的灵活性与选择性。在该测验中，受测者需注视一系列以不同颜色书写的色彩词汇，并说出这些词汇的实际书写颜色。测验分为两个阶段。第一阶段，词汇所代表的颜色与其书写颜色相匹配；第二阶段，词汇所代表的颜色与书写颜色不匹配，例如，对于以中文为母语的受测者，用蓝色笔书写汉字“红”。随后，施测者记录受测者在两个阶段的反应时间、两阶段反应时间之差及第二阶段的错误率。

（二）成套神经心理测验

成套神经心理测验种类较多，其中常用的有Halstead-Reitan成套测验（Halstead-Reitan neuropsychological test battery，HRB）等。Halstead-Reitan成套测验最初为Halstead编制，Reitan加以发展而成为现在分别适用于成人、青少年、幼儿的三套测验，合称Halstead-Reitan成套神经心理测验。我国龚耀先等人先后完成了该测验不同版本的修订工作，并建立了常模。Halstead-Reitan成套测验用于测查包括感知觉、运动、注意力、记忆力、抽象思维能力和言语功能等在内的多种神经心理功能。

Halstead-Reitan成套神经心理测验含有多个分测验，分别测量一种或多种神经心理功能，进而对神经心理功能作出较全面的评估。下面主要介绍经中国修订的成人式HRB。

1. HRB的构成要素 HRB由10个部分组成，涵盖6个分测验与4个检查测验，适用于15岁及以上人群。

（1）范畴测验：要求受测者在156张图片中通过尝试错误的方式探寻隐含的数字规律，并作出应答，该测验主要测查受测者的分析、概括及推理能力，可反映额叶功能。

（2）触摸操作测验：受测者需蒙眼凭借感知觉将不同形状木块放入对应木槽，分利手、非利手、双手三次操作。完成操作后，要求受测者回忆木块的形状和位置，该测验主要测查触知觉、运动觉、空间记忆及手的协同与灵活性。

（3）音乐节律测验：要求受测者听30对音乐节律录音，判断每对节律是否相同，主要测查注意力、瞬间记忆力和节律辨别能力，有助于了解大脑右半球的功能。

（4）手指敲击测验：让受测者分别用左右手食指快速敲击计算器的按键，主要测查精细运动能力和敲击速度。

（5）失语甄别测验：要求受测者回答问题、复述问题、临摹图形及执行简单的命令（如“举起右手”），主要测查言语接受功能、表达功能及是否存在失语。

（6）语音知觉测验：让受测者在听到一个单词或一对单词的发音后，从4个类似的词音中选出相符合的词音，主要测量持久注意和语音知觉能力。

（7）侧性优势检查：通过询问和观察受测者写字、投球、拿东西等动作，判断其利手或利侧，进而判断言语功能优势的大脑半球。

（8）握力检查：要求受测者用其全力，分别用左右手紧握握力计，以测查运动功能，该测验有助于了解大脑左右两半球功能和运动功能的差异。

（9）连线测验：分为A、B两部分，限时完成。A部分要求受测者将一张16开纸上散落的25个阿拉伯数字按顺序连接；B部分除数字系列外，还有英文字母系列，要求受测者按1—A—2—B等的顺序交替连接阿拉伯数字和字母，主要测查空间知觉、眼手协调、思维灵活性等能力。

（10）感知觉障碍检查：包括单侧刺激和双侧同时刺激，涉及听觉、视觉、脸手触觉辨认、手指符号辨认及形状辨认等方面，主要测查大脑左右两半球功能的差异。

2. HRB的结果解释 各分测验有不同的划界分常模，即区分病理与否的临界分。可根据划入病理范围的分测验数，计算出损伤指数（impairment index），即属病理的测验数除以总测验数。临床上依据损伤指数的大小来协助判断脑损伤的严重程度，损伤指数0～0.14为正常，0.15～0.29为边缘状态，0.30～0.43为轻度脑损伤，0.44～0.57为中度脑损伤，0.58及以上为重度脑损伤。

四、临床评定量表

（一）症状自评量表

90项症状清单（symptom checklist 90，SCL-90），由德若伽提斯于1975年编制而成，于20世纪80年代引入我国。该量表适用于16岁及以上人群，在精神科和心理咨询门诊中被广泛应用，作为评估来访者心理问题的一种手段，同时也可用于综合性医院，以了解躯体疾病患者的精神症状。

微课：症状自评量表（SCL-90）

1. SCL-90的构成　SCL-90包含90个反映常见心理症状的条目，这90个条目组成的量表分为10个因子，涉及感觉、思维、意识、情感、行为、人际关系、生活习惯及饮食睡眠等多方面的异常表现，能较准确地评估被测者的自身症状感受及严重程度。各个因子及含义如下。

（1）躯体化：共12个题目（条目1、4、12、27、40、42、48、49、52、53、56、58），主要体现主观感受到的躯体不适感，包括心血管、呼吸系统、消化系统主诉的不适，以及头痛、背痛、肌肉酸痛等躯体症状。

（2）强迫症状：共10个题目（条目3、9、10、28、38、45、46、51、55、65），主要体现强迫症状的表现，即那些个体清楚地意识到没有必要，但却难以摆脱的、缺乏实际意义的思想、冲动及行为。

（3）人际关系敏感：共9个题目（条目6、21、34、36、37、41、61、69、73），主要反映人际关系障碍，如个体在社交场合中的不自在感、自卑情绪，以及对人际关系的自我评价等内容。

（4）抑郁：共13个题目（条目5、14、15、20、22、26、29、30、31、32、54、71、79），主要反映忧郁苦闷的情感和心境，包括对生活的兴趣减退、动力不足、活力丧失，失望、悲观等消极情绪体验，以及与抑郁相关的感知觉异常和躯体不适问题。

（5）焦虑：共10个题目（条目2、17、23、33、39、57、72、78、80、86），主要反映明显与焦虑症状紧密相关的表现和体验，包括无法静息、坐立不安、紧张、神经过敏及躯体症状等。

（6）敌对：共6个题目（条目11、24、63、67、74、81），主要围绕思维、情感、行为三方面来反映敌对行为的表现，包括厌烦、摔物、争论不止直至争斗及难以抑制的冲动爆发等情况。

（7）恐怖：共7个题目（条目13、25、47、50、70、75、82），主要反映传统意义的恐怖状态或广场恐怖，恐惧的对象涉及出门旅行、空旷场所、人群、交通工具及社交等方面。

（8）偏执：共6个题目（条目8、18、43、68、76、83），主要反映偏执型思维的基本特征，包括投射性思维、敌对情绪、猜疑、妄想观念、被动体验和夸大倾向等内容。

（9）精神病性：共10个题目（条目7、16、35、62、77、84、85、87、88、90），主要反映精神分裂症症状，包括幻听、思维播散、被控制感、思维被插入等内容。

（10）其他：共7个题目（条目19、44、59、60、64、66、89），主要反映个体的睡眠质量和饮食情况。

2. 评定方法及评定时间

（1）评定方法：SCL-90的每个项目都采用五级（1～5或0～4）评分制，按照1～5级评分，依次为“没有、很轻、中等、偏重、严重”。

（2）评定时间：通常是评定最近一周的情况。

3. SCL-90的统计指标 SCL-90存在多个统计指标，其中常用的指标如下.

（1）总分：将90个项目所得分数相加，求得总和，总和可反映个体的整体心理健康状况。

（2）总均分（症状指数）：计算方法为总均分＝总分÷90，表示从总体上看，受测者的自我感觉位于1～5级评分区间中所处的具体分值水平。

（3）阳性项目数：表示受测者有“症状（≥2分）”的项目数，即反映受测者在多少个项目里存在症状表现。

（4）因子分：计算公式为因子分＝组成该因子的各项目得分之和/该因子所含项目总数。通过因子分可了解受测者症状分布的特点，因子分越高，反映障碍越明显。

4. SCL-90的结果解释 依据总分、阳性项目数、因子分等评分结果，参照全国常模，在采用1～5的五级评分制时，若总分高于160分，或阳性项目数多于43项，或任一因子分超出2分，可初步判定为筛查阳性。筛查阳性仅表明受测者可能存在心理问题，但并不意味着受测者肯定患有精神障碍。

5. 注意事项 开始评定时，工作人员应先向受测者清晰阐述总的评分方式及要求，确保受测者充分理解后，再让其作出独立的、不受任何外界影响的自我评定。对于文化水平较低的受测者或存在其他特殊情况者，可由工作人员逐项念给其听，但是需要避免任何暗示或倾向性，客观中性地告诉他问题的本意。

（二）焦虑自评量表

焦虑自评量表（self-rating anxiety scale，SAS）是由Zung于1971年编制，用于测查受测者有无焦虑症状及其症状的严重程度，适用于有焦虑症的成年人，主要用于疗效评估，也可用于开展流行病学调查。

1. SAS的构成 该量表包含20个与焦虑症状相联系的项目，每个项目代表一种相关症状，涉及焦虑、害怕、惊恐、发疯感、不幸预感、手足颤抖、躯体疼痛、乏力、心悸、头晕昏厥感等与焦虑情绪密切相关的问题。

2. SAS的实施 SAS属于一种自评量表，由受测者自行填写，通常在10分钟内完成。如果受测者文化程度较低，或者存在理解障碍，可由工作人员逐条念给其听。

3. SAS的计分 SAS每个项目都采用4级评分制，主要评估症状出现的频率。1表示从无或偶尔有该项症状；2表示有时有该项症状；3表示大部分时间有该项症状；4表示绝大部分时间有该项症状。SAS带“*”的5个题目（条目5、9、13、17、19）为反向计分题，依次评分为4、3、2、1，其余15个题均为正向评分，依次评分为1、2、3、4。

4. SAS的结果解释 SAS的主要统计指标为量表总分，分值越高，反映焦虑程度越严重。将20个题目的得分相加，得到总粗分。用总粗分乘以1.25，取其结果的整数部分，就得到标准分。按照中国常模，SAS标准分的分界值为50分，其中50～59分表示轻度焦虑，60～69分表示中度焦虑，69分以上为重度焦虑。另外，在对焦虑症状进行临床分级时，除要参考量表分值外，还应根据临床症状，特别是要害症状的严重程度来划分，量表总分值仅能作为一项参考指标，并非绝对标准。

5. 注意事项 受测者要根据最近一周的情况进行评定，要让受测者理解反向评分的各题（题前带“*”者），且受测者不能漏评或在相同的项目里重复画“√”。

（三）抑郁自评量表

抑郁自评量表（self-rating depression scale，SDS）是由William W.K. Zung于1965年编制，用于测查受测者最近一周是否存在抑郁症状及其严重程度，尤其适用于筛查抑郁症患者，也可用于开展流行病学调查，具有操作简单、应用广泛的特点。

1. SDS的构成　量表包含20个与抑郁症状紧密相连的项目，能够体现抑郁状态的四组特异性症状，涉及精神性情感症状（2个条目）、躯体性障碍（8个条目）、精神运动性障碍（2个条目）和抑郁心境相关障碍（8个条目）。

2. SDS的实施　SDS为自评量表，一般在10分钟内完成。由受测者自行依据量表说明对每个条目进行评定作答，若受测者文化水平较低，或者存在理解障碍，可由工作人员逐条念给其听。

3. SDS的计分　SDS每个项目都采用4级评分法，主要评定症状出现的频率。其中，1分表示从无或偶尔有该项症状，2分表示有时有该项症状，3分表示大部分时间有该项症状，4分表示绝大部分时间有该项症状。在20个条目中有10项（条目2、5、6、11、12、14、16、17、18、20）用正性词陈述，为反向计分，按4～1计分。其他10项按上述1～4顺序计分。

4. SDS的结果解释　SDS的主要统计指标为量表总分，分值越高，反映抑郁程度越严重。将20个题目的得分相加，得到总粗分。用总粗分乘以1.25，取其结果的整数部分，得到标准分。根据我国常模，SDS标准分的分界值为53分，其中，当标准分在53～62分时，判定为轻度抑郁；若标准分在63～72分，判定为中度抑郁；标准分73分以上为重度抑郁。

5. 注意事项　受测者要根据最近一周的情况进行评定，要让其理解反向评分的各题（题前有*号者）。评定结束时，工作人员应提醒受测者不要漏评和重复评定。

（四）汉密尔顿焦虑量表

汉密尔顿焦虑量表（Hamilton anxiety scale，HAMA）由Hamilton M于1959年编制，主要用于评估神经症及其他患者焦虑症状的严重程度，不适用于评估各种精神病发作时的焦虑状态。

1. HAMA的构成　该量表包括14个项目，涵盖肌肉、感觉、心血管、呼吸、胃肠道、生殖泌尿等身体系统相关症状，以及焦虑、紧张、害怕、失眠、认知功能、抑郁心境及会谈时的表现等方面的症状，这些项目从多个维度全面反映受测者的焦虑状态。

2. HAMA的实施　HAMA是一种他评量表，需由两名经过培训的评定者对受测者进行联合检查。评定者通过交谈和观察的方式，分别独立进行评分。这种联合检查与独立评分的方式，有助于保证评估结果的客观性和准确性。

3. HAMA的计分　HAMA的各个项目均采用0～4分的五级评分制，其中0分表示无症状，1分表示症状较轻，2分表示症状处于中等程度，3分表示症状较重，4分则表示症状极为严重。通常情况下，以受测者的HAMA总分来衡量其焦虑症状的严重程度。

4. HAMA的结果解释　在临床应用中，若总分超过29分，意味着存在严重的焦虑状况；总分若超过21分，则说明确定存在明显的焦虑；当总分超过14分时，可判定存在焦虑；若总分超过7分，可能存在焦虑倾向；而总分低于7分，则通常表示没有焦虑症状。对于HAMA的14项版本，其分界值设定为14分。这些分界值为临床医生和研究人员提供了重要的参考依据，有助于准确判断受测者的焦虑程度。

5. 注意事项 除第14项需要结合对受测者的观察来进行评判外，其余各项均应依据受测者所口述的内容来进行打分。该量表特别强调受测者的主观体验，评估者需经过专业训练。做一次评定需10～15分钟。

五、其他评定量表

1. 生活事件量表（life events scale，LES） 杨德森与张亚林所编制的生活事件量表是当前国内较为广泛运用的工具。该量表涵盖了48项生活中常见的事件，主要分为三类。一是家庭生活方面，包含28项生活事件。二是工作学习方面，共有13项生活事件。三是社交及其他方面，涉及7项生活事件。此外，还有两项空白项目，让受测者填写自己经历过但没在量表中列出的特殊事件。生活事件量表属于自评量表，让受测者对自身经历过的事件进行评估，判断事件对自身而言是积极还是消极，并评估事件带来的影响程度以及影响持续的时间长短。

生活事件量表的统计指标：统计指标为生活事件刺激量，生活事件刺激量越高，反映个体承受的精神压力越大。95%的正常人1年内的LES总分不超过20分，99%的正常人1年内的LES总分不超过32分。

2. 社会支持量表（social support rating scale，SSRS） 社会支持具体指个体从自己的社会关系中（家庭亲属、朋友、同事、伙伴、党团、工会等）获得的支持及主观感受，包括物质上和精神上两方面的支持。

在对社会支持进行评估时，常使用社会支持量表，此量表是肖水源等人在借鉴国外量表的基础上，根据我国的实际情况编制而成的。该量表适用于14岁以上的人群，涵盖10个条目，主要从客观支持（条目2、6、7）、主观支持（条目1、3、4、5）及对支持的利用度（条目8、9、10）三个维度上进行评估。此量表计分方法如下：第1～4条及第8～10条，每条仅需选择一个选项，选项1、2、3、4分别对应1、2、3、4分；第5条共有A、B、C、D四项，需要计算总分，每项根据支持程度从无到全力支持依次计1～4分；对于第6、7条，如回答“无任何来源”计0分，若回答“有下列来源”，则依据所列举的来源数量进行计分，有几个来源就计几分。该量表的统计指标是总分和分量表分，总分和分量表分数越高，说明社会支持度越好。一般认为，总分小于20分，表明获得的社会支持较少；20～30分，社会支持程度中等；30分以上，获得的社会支持较多。该量表具有较好的信度和效度。

考试知识点总结

本章小结

协和云课堂……　拓展练习及参考答案

（田凤娟）

教学课件

第五章　康复心理咨询技术

学习目标

素质目标

具备良好的医患沟通能力，尊重患者，与患者的互动中展现出真诚的关怀和理解，树立和谐、信任的医患关系。

知识目标

（1）掌握：医患沟通的心理学技能、康复心理咨询的主要技术。

（2）熟悉：医患关系及影响因素。

（3）了解：患者角色、咨询过程。

能力目标

（1）能运用所学知识解决实际问题，提升临床操作技能，并为患者提供心理咨询服务。

（2）能够在临床环境中恰当地运用沟通技巧，并针对不同的心理问题，选择合适的干预策略。

案例导入

【案例】

患者，男，30岁。患有高血压。一周前，因脑出血导致右侧肢体功能活动受限入院。经过一个月的治疗，肢体活动功能仍未恢复，且处于痉挛期。自入院以来，原本开朗的患者变得沉默寡言，说话声音微弱，情绪低落，食欲缺乏，几乎每晚都失眠，并在无人注意的时刻默默哭泣；他开始表现出对治疗的抵触情绪。患者对所有事情都失去了兴趣，甚至对曾经的爱好也提不起热情。他感到度日如年，生不如死，常面带忧愁，叹息不已。患者认为自己活着只会成为家人的负担，甚至希望当初抢救不成功，认为死亡或许是一种解脱，对未来的生活感到迷茫，不知如何面对家庭和自己的人生。

【问题】

1. 此案例中患者存在的主要心理问题是什么？

2. 如何运用咨询技术为患者及其家属提供心理健康教育与心理支持？

·核心知识拆解·

康复心理咨询技术结合了心理咨询的技巧，专注解决康复患者及其家人在康复期间的心理问题，旨在提供解释、激励和指导，寻找解决问题的途径。它关注个体心理状态和家庭互动，强调跨学科合作的重要性，以确保康复计划的全面性和有效性。通过这种方法，帮助患者适应变化，提高生活质量，并促进社会和职业领域的重新融入。

第一节　建立医患关系

医患关系是医疗领域中普遍存在的人际互动，它直接影响到医务人员的诊断、治疗、康复等临床过程，可对患者教育、健康检查等预防措施的实施产生深远影响。因此，医患关系的质量直接决定了医疗服务的成效。此外，从行业与社会发展的角度来看，医患关系与医德医风的建设密切相关，对医生和医疗机构的公众形象有着深远的影响。如果医患之间的沟通障碍或冲突持续发生，社会公众对医生及医疗机构的信任度将显著下降，进而影响整体医疗环境的和谐。

一、医患关系概述

（一）医患关系的概念

医患关系是指医疗活动中医务人员与患者之间的互动和联系。通常，医疗领域中的人际关系包括医务人员之间的相互作用，以及医务人员与患者之间的联系。在医疗过程中，需特别关注医患之间的互动，因为这直接影响到患者的治疗效果与心理体验。

从心理学角度来看，医患关系本质上是一种人际互动。当患者在就医过程中，能够通过与医生的有效沟通满足自身的医疗需求时，通常会产生积极、愉悦的情绪体验。这种情绪体验不仅有助于促进患者的信任与依赖，还能增加他们与医生之间的沟通与互动频率，从而拉近双方的心理距离，形成稳定的医患关系。然而，如果患者在就诊时未能获得足够的心理满足，可能会经历消极、痛苦的情绪体验，进而导致患者避免就医，甚至对医生产生抗拒感。此时，患者的需求未得到满足，双方的心理距离加大，形成良好的医患关系变得更加困难。

医患关系的核心在于双方的互动。人们通常从患者的需求出发，关注其是否获得了适当的医疗服务，但较少讨论医生的需求。实际上，医生在医患互动中同样有心理需求。例如，医生通过为患者提供医疗服务，在精神和物质上获得认可和鼓励。如果医生的心理需求得不到满足，可能会降低其工作热情，进而影响治疗效果，最终影响医患关系的和谐。医患关系的和谐不仅依赖患者需求的满足，也需要关注医生的心理需求。医生应始终把患者的需求放在首位，提供全方位的医疗服务；与此同时，医务人员也应增强法律意识和自我保护意识，以维护自身的合法权益。只有通过双向的心理满足，医患关系才能长期稳定，确保患者和医生之间建立起信任和合作的基础。

（二）医患关系的重要性

医患关系的重要性早已被广泛认可，它不仅是医疗过程中的关键因素，还直接影响到医疗服务的成效、患者的治疗效果与心理体验，以及医生和医疗机构的公众形象。随着医学技术的飞速发展，先进的医疗设备和精密的临床诊断工具不断被引入，医学的专业分工也愈加细化。然而，这一趋势也带来了一些问题：过于关注局部细节，往往忽略了患者的整体状况；对疾病本身的重视可能超过了对患者个人的关注。医务人员有时会过于依赖技术数据进行诊断，而忽视患者的主诉与个人需求，这种倾向可能导致一系列不良后果，值得警惕。医患关系的重要性具体体现在以下几个方面。

1. 医患关系影响患者的就医行为 患者的就医行为受多种因素的影响，包括社会经济背景、医疗服务制度、医院设置等。而医患关系无疑是其中的关键因素之一。研究表明，患者往往因不满医生的服务态度或技术水平，而选择一些不利于治疗的行为。例如，频繁更换医生或医院，或因担忧医生的冷漠态度或非人性化服务而选择放弃治疗。在一项关于性病患者就医行为的定性研究中发现，许多患者更倾向于选择私人诊所就医，部分原因在于私人诊所的医患关系更加轻松和人性化，使患者感到更舒适。

2. 医患关系影响患者的遵医行为 医患关系是影响患者遵从医嘱（依从性）的关键因素。患者的依从性受多方面因素的影响，包括文化水平、知识掌握、职业特性、社会经济地位和家庭支持等。而医务人员的年龄、外貌、态度、诊疗方式及其他可能影响权威性的因素，也在其中起着重要作用。除此之外，医患互动的质量也直接影响患者是否遵循医嘱。一些研究表明，治疗效果不仅取决于医生的专业水平，还与患者的依从性密切相关，而患者的依从性则与医患关系的质量紧密相关。若医患关系良好，患者往往更愿意遵从医生的建议，从而有助于治疗效果的提升。

3. 良好的医患关系是最好的治疗手段 良好的医患关系本身就是一种有效的治疗手段。积极的心理氛围和良好的情绪反应不仅能减轻患者因疾病带来的心理压力，还能通过情绪改善产生生理效应，促进康复。对医生来说，和谐的医患互动也能带来更多的心理满足，帮助医生更好地发挥专业技能，提升治疗效果。因此，良好的医患关系对患者和医生的身心健康都有着积极影响。

在医学领域，基于良好医患关系的治疗效果常被称为“安慰剂效应”。相反，因医患关系不佳而导致的负面心理效应则被称为“惊吓剂效应”，即医患沟通不畅或冲突可能引发的焦虑、恐惧等不良情绪，进而影响治疗效果。

（三）医患关系模式

在探讨医患关系时，分析医患关系模式是一个常见的切入点。医患关系的模式受到多种因素的影响，包括医生和患者的角色、观点、需求及其互动方式。不同的病情、患者的心理状态及医生的治疗风格等都会导致医患关系模式的变化。在医疗过程中，医患关系模式可能随着患者病情和治疗进展而发生变化，医务人员应根据实际情况灵活调整。目前，在医学心理学领域，萨斯和霍华德提出的医患关系模式被广泛应用，并成为医学界对医患关系的经典划分依据。根据这两位学者的研究，医患关系可以划分为以下三种基本模式。

1. 主动－被动模式 主动－被动模式指的是医生在医患互动中占据主导地位，而患者处于完全被动的角色。在这种模式下，医生的权威性较强，患者仅是接受治疗的对象。医务人员根据患者的病情提供治疗，而患者则缺乏主动性，往往不会对治疗方案进行质疑或提出意见。这种模式通常出现在患者处于昏迷、休克、失去意识或其他严重病情下，无法参与决策，完全依赖医生的治疗。

在心理学层面上，这种模式缺乏互动，患者的情感需求和心理需求可能得不到充分关注。尽管医生通过专业技能进行治疗，但患者的情感和心理状态未必得到足够的重视，因此这种模式适用于极端病情下，且医患沟通较少的情况。

2. 指导-合作模式 指导-合作模式是目前最常见的医患关系模式之一。在这种模式下，医生仍然扮演主导角色，提出治疗建议和治疗方案，但患者的合作与配合是至关重要的。医生提供专业的指导和建议，患者根据医嘱执行治疗计划。虽然患者在治疗过程中具有一定的参与感，但仍处于医生的指导下，遵循医生的建议和方案。

这种模式适用于患者处于意识清醒、认知和行为能力正常的情况下，尤其是在疾病较为严重但患者仍有一定判断能力时。患者依赖医生的专业判断，而医生则需要注意引导患者积极配合治疗。但是，如果医生表现出居高临下的态度，或者患者对医生过度依赖而缺乏自主性，都可能影响医患关系的和谐，进而影响治疗效果。因此，维持平衡、避免过度依赖或过度控制是这一模式中的关键。

3. 共同参与模式 共同参与模式是一种基于平等和互相依赖的医患互动模式。在这种模式中，医生和患者之间的关系相对平等，双方都扮演积极主动的角色，彼此共同协作。患者由于长期与疾病斗争，通常对自身病情有较深入的了解，因此在治疗方案的执行上，患者具有更多的主动性和决策权。医生的角色更多的是作为顾问或辅助者，提供专业指导，但最终的决策和执行往往由患者自己主导。

这种模式特别适用于慢性病患者，如糖尿病、高血压、溃疡病和某些慢性心血管疾病患者。这类患者通常在长期的治疗过程中积累了大量关于疾病的知识和经验，能够在医生的指导下作出相对独立的决策。共同参与模式的核心在于医生和患者之间的互信与合作，这种模式能充分激发患者的主观能动性，有助于治疗效果的提升。需要注意的是，尽管这种模式强调平等与合作，但并不是所有患者都适合这种模式。对于儿童、智力发育受限的患者或教育水平较低的群体，共同参与模式可能不适用。

在实际医疗过程中，医患关系模式并非固定不变。随着患者病情的变化和治疗进展，医患关系模式也可能发生转变。例如，初期当患者处于昏迷或危重状态时，医患关系通常遵循主动-被动模式。然而，随着患者病情的稳定和意识的恢复，医患关系有可能逐渐转变为指导-合作模式，这取决于患者的具体情况和医务人员的判断。在患者康复阶段，尤其是在慢性病治疗中，医患关系可能最终过渡到共同参与模式。这种动态变化体现了医患关系的灵活性和适应性，医生需要根据患者的具体病情和治疗进展，调整医患关系的模式，以实现最佳的治疗效果。

二、患者角色

（一）角色的定义

20世纪30年代，美国社会学家乔治·赫伯特·米德将戏剧学中的“角色”概念引入社会心理学，提出每个人都是其扮演的多个社会角色的集合体。社会角色不仅包括特定的行为规范，还涵盖了与之相应的权利与义务。社会对特定角色的行为有一定期望，而扮演该角色的个体需要符合这些期望，否则可能被视为不适当或不合格。例如，医生应承担救死扶伤、治病救人的责任，并享有诊断和治疗的权利，其行为必须符合医生角色的标准。

（二）患者角色的定义

患者角色，也称为患者身份，指的是个体在患病后，由社会期望其扮演的行为模式。当一个人被认定患病时，其原有的社会角色会被患者角色部分或全部取代。美国社会学家塔尔科特・帕森斯认为，一旦个体被认为患病，其便会减轻在家庭和社会中的责任，社会也不再要求其对疾病负责。然而，社会期望患者在疾病治疗过程中表现出恢复健康的愿望，并且积极配合医疗措施，最终恢复健康后重新承担起家庭和社会责任。患者角色的权利和义务是相辅相成的，患者如果未能履行其应有的义务，可能会影响医患关系，甚至延误治疗效果。

（三）患者的主要权利

1. 基本医疗和同等医疗待遇的权利 人在遭遇疾病时有权获得优质的医疗服务，医疗机构必须为患者提供必要的治疗，并保障其生命安全。所有患者在法律上享有平等的医疗待遇，医务人员必须公正无私地提供治疗。

2. 减轻或免除社会责任的权利 根据病情的性质和严重程度，患者有权减轻或免除其社会责任，如家庭责任或工作义务，以便全身心地休养和治疗。

3. 人格和尊严的尊重权 由于疾病，患者可能会变得脆弱，并依赖他人帮助。因此，患者应得到尊重与理解，这是其作为患者角色的基本权利之一。医疗人员在任何情况下都不得侵害患者的人格尊严。

4. 医疗参与权与疾病认知权 患者及其代理人有权了解所有与诊断、治疗方案及疾病预后相关的信息。患者有权参与医疗决策，并充分了解自己的病情。

5. 知情同意权与自主权 患者在接受任何治疗或手术前，必须得到充分的信息并同意治疗方案。患者有权在知情的前提下，选择是否接受治疗，也有权拒绝治疗。

6. 拒绝治疗的权利 患者在医疗研究中有权拒绝参与，医疗机构必须向患者提供研究的详细信息，并尊重其决定。

7. 选择权 患者有权选择医疗机构、检查项目及治疗方案。医务人员应详细介绍治疗选择，帮助患者作出知情的决定。

8. 隐私权 患者有权要求保密其病历和个人信息。医疗机构不得未经同意披露患者的个人隐私或病情。

9. 服务监督权 患者有权对医疗服务进行监督，包括对医疗质量、护理服务、医疗伦理等方面的监督。

10. 赔偿与申诉权 若因医疗机构或医务人员过失导致患者伤害，患者有权通过法律程序获得赔偿，并有权提出投诉，要求合理处理。

11. 完整医疗服务权 在住院或出院过程中，患者有权获得全面的医疗服务。医院必须确保患者在转院时获得充分的解释，并征得患者同意。

（四）患者的主要义务

1. 自我保健的义务 患者应改善生活习惯，积极预防疾病，维护自身健康，承担起健康管理的责任。

2. 积极寻求医疗帮助的义务 患者在出现病症时应尽早就医，争取早期治疗，以提高康复机会，尤其在传染性疾病的情况下，尽早隔离和治疗对公共健康至关重要。

3. 如实陈述病情的义务 患者需向医生如实报告病史和症状，以便医生作出准确诊断和制订治疗方案。

4. 配合医疗检查与治疗的义务 患者应配合医生的诊疗方案，并遵循医嘱进行治疗。

5. 支付医疗费用的义务 患者应按照医院的要求支付相应的医疗费用和其他服务费用。

6. 尊重医务人员的义务 在充分了解医疗信息后，患者应尊重医务人员的劳动成果，并与医务人员合作，确保治疗顺利进行。

7. 遵守医疗机构规章制度的义务 患者应遵守医院的各项规章制度，不干扰医院的正常秩序。

8. 避免影响他人治疗的义务 患者在接受治疗过程中，应避免传播疾病，特别是在传染病的情况下。

9. 爱护公共财物的义务 患者应爱护医院的公共财物，不得故意损坏或浪费。

10. 接受强制性治疗的义务 对于急危重患者、传染病患者、戒毒患者等，医院可依法采取必要的强制治疗。

11. 积极康复的义务 积极的康复意愿对治疗效果至关重要。患者应保持积极的治疗态度，增强康复的动力，以促进疾病的康复。

12. 康复后重新承担社会责任的义务 患者在身体康复后，应努力恢复其社会功能，逐步脱离患者角色，重新承担社会和家庭责任，促进全面康复。

（五）患者角色认同

1. 患者角色认同的阶段 患者角色认同是指患者在患病后，通过心理调适和社会互动，逐步接受自己患病的事实，并适应与之相关的行为规范、社会期望及责任变化的过程。这一过程包括对疾病症状的认知、对治疗方案的配合、对角色转换（如从健康人转为患者）的适应，以及对康复或长期带病生存状态的接纳。通常，患者角色认同分为三个阶段：第一阶段是否认，患者难以接受自己患病的事实；第二阶段是焦虑，患者在心理上感到冲突，难以应对疾病；第三阶段是认同，患者逐步接受病情，积极配合治疗。

2. 患者角色认同的困难 在适应过程中，患者可能会面临角色行为冲突、角色行为缺失、角色行为减退、角色行为强化和角色行为异常等困难。医务人员应关注患者的心理状态，提供必要的情感沟通和心理支持，同时鼓励患者积极适应患者角色，参与康复过程。

（1）角色行为冲突：患者在适应患者角色时，可能会与其原有的社会角色发生冲突，产生心理困扰。

（2）角色行为缺失：患者可能会拒绝接受患病事实，甚至不愿意配合治疗，影响治疗效果。

（3）角色行为减退：有些患者在康复过程中，可能会因为过早回归常态角色，导致病情复发。

（4）角色行为强化：有些患者可能过度依赖患者角色，放弃恢复社会功能，导致长期依赖医疗资源。

（5）角色行为异常：患者无法接受疾病带来的压力，可能出现悲观、绝望的情绪，严重时可能导致心理障碍。

三、医患关系的影响因素

医患关系是影响治疗效果的重要因素，尤其在康复治疗过程中，其复杂性和特殊性尤为突出。医患关系的质量不仅直接影响患者的治疗依从性，还与患者的情绪反应、心理状态及治疗效果密切相关。以下将从医患关系中的常见问题、康复治疗中的特殊关系、如何建立良好的治疗关系及影响治疗关系的因素三个方面进行探讨。

（一）医患关系中的常见问题

医患关系中的冲突与障碍，通常源于以下几个主要问题。

1. 医患冲突的产生原因 医患冲突常见的原因之一是角色定位不当。部分患者由于缺乏医学知识和对医疗流程的理解，可能会提出不符合医学原理的要求，或者对医务人员的服务水平抱有过高期望。当这些要求无法满足时，患者和医务人员之间容易产生争执。另外，一些医务人员可能忽视患者的个性化需求，缺乏足够的同理心，采用生硬的沟通方式或过于简化的诊疗方案，这会伤害患者的自尊心，导致情绪激化，引发冲突。这种冲突不仅会影响患者的治疗依从性，还可能削弱医务人员的工作热情和责任感，甚至扰乱医院的工作秩序，最终影响医疗服务质量和患者家庭的利益。

2. 医患交往的阻力 医患交往中的阻力会导致双方交流不足，影响治疗效果。常见原因如下。

（1）情感缺乏共鸣：医务人员的冷漠态度或患者对医生的偏见，导致双方缺乏建立相互信任的基础。

（2）心理障碍：医务人员或患者的心理问题可能使得治疗关系出现障碍。例如，患者的焦虑、抑郁情绪，或医务人员的职业倦怠，均可能影响医患互动的质量。

（3）生物医学思维的局限性：许多医务人员仍然停留在传统的生物医学模式中，过于注重技术层面的治疗，而忽视了与患者的心理和情感沟通，缺乏有效的交流技巧和人文关怀。

特别是在康复治疗中，治疗过程通常较长，且涉及患者的身体接触和情感交流，因此医患之间的情感联系比其他治疗更为复杂和深刻。

（二）康复治疗中的特殊关系

康复治疗的独特性使得医患关系在此过程中表现出不同于一般医疗过程的特点。在康复治疗中，治疗关系通常具备以下几种显著的特征。

1. 治疗关系的促进作用 康复治疗不仅关注患者的生理功能恢复，还注重患者的心理和社会功能的提升。具体的康复治疗方法和技术包括物理治疗、作业治疗、心理治疗等。物理治疗主要通过运动等方式促进患者的生理功能恢复；作业治疗则通过模拟日常生活场景，提高患者的生活自理能力和社会适应能力；心理治疗则通过倾听、共情、指导等方式，帮助患者缓解焦虑、抑郁等负面情绪，树立积极的生活态度。这些技术相互补充，共同促进患者的全方位发展。在这一过程中，治疗师与患者之间的合作关系不仅有助于患者康复，也促进了治疗师自身的专业成长。

2. 移情现象 在康复过程中，患者常会将治疗师和护理人员视为生活中的重要人物，尤其是在患者经历焦虑、抑郁或愤怒等负面情绪时，这种情感依赖尤为明显。移情现象可能表现为患者对治疗师产生类似亲人般的情感，比如将治疗师视作父母或朋友，并对其产生强烈的依赖感。但这种情感依赖有时也可能带来负面影响，如患者对护理人员的不满情绪。移情的存在要求治疗师在工作中具备高度的情感智慧，学会识别和管理患者的情感投射，保持专业距离。

3. 共情的作用 共情是指治疗师能够深入理解患者的情感和痛苦，并在情感上产生共鸣。康复治疗中，患者往往承受巨大的身体和心理压力，治疗师需要通过有效的情感交流和支持，帮助患者缓解焦虑、抑郁等负面情绪。共情不仅有助于治疗关系的建立，还能增强患者对治疗的信任和依从性。治疗师应当避免因患者的负面情绪而产生情绪对立，保持情感的平衡。

4. 尊重患者的个性和隐私 每位患者都是独特的个体，治疗师在治疗过程中需要尊重患者的个性差异，并尽力满足患者的个性化需求。患者的生活背景、价值观、文化习惯等都会影响其对治疗的态度。治疗师应尊重患者的个性特质，在不违反治疗方案的前提下，尽量避免强加自己的价值观。同时，治疗师应保障患者的隐私权，建立信任关系，避免泄露患者的敏感信息。

5. 建立互相信任的关系 治疗关系的建立是一个渐进的过程，患者对治疗师的信任往往需要通过长期的互动逐步建立。在治疗初期，患者可能会因不信任而表现出抵触情绪，治疗师需要通过展现关怀、专业能力和耐心来逐步化解这种情绪。只有当患者感受到治疗师的真诚关怀并确信治疗师尊重他们的隐私和价值观时，他们才会放下戒备，主动参与治疗过程。

（三）如何建立良好的治疗关系

良好的治疗关系对于康复治疗的成功至关重要，以下几个方面有助于治疗师与患者之间建立良好的关系。

1. 换位思考 治疗师应站在患者的立场上，理解其面对的身体和心理挑战。患者在康复过程中往往承受着巨大的压力，情绪波动较大，治疗师需要展现出更多的同情心和耐心，帮助患者克服内心的焦虑和沮丧，并激发其康复的动力。

2. 加强沟通技巧 良好的沟通是建立医患信任关系的基础。治疗师需要根据患者的情绪、个性及文化背景，灵活运用语言和非语言的沟通方式。特别是在患者焦虑或情绪激动时，治疗师应保持冷静、理性，并通过共情能力有效管理患者的情绪，帮助其缓解压力，增强治疗的依从性。

3. 合理设定期望 治疗师应帮助患者合理设定康复期望，避免过高或过低的期待。过高的期望可能导致患者对治疗失望，降低信任度；而过低的期望可能会削弱患者的康复动力。治疗师应根据患者的具体情况，提供现实的治疗预期，并鼓励患者在理解治疗过程中共同参与治疗方案的制订。

4. 尊重个体差异 在治疗过程中，患者的人格特征、文化背景及生活经验都会影响其对治疗的反应。治疗师应理解并尊重患者的个性差异，避免由于性格不合而产生的误解。通过建立一个开放、包容的治疗环境，使患者能够感受到被接纳和尊重。

（四）影响治疗关系的因素

治疗关系受多种因素的影响，以下是几种常见的影响因素。

1. 文化差异 不同文化背景的患者可能有不同的健康观念和治疗习惯，治疗师需要尊重患者的文化差异，并通过教育和引导帮助患者理解治疗的必要性。文化差异若处理不当，可能会影响治疗效果，甚至破坏医患关系。

2. 价值观差异 患者和治疗师的价值观念可能存在差异，尤其是在健康管理和生活方式选择方面。治疗师应理解患者的价值观，提供科学的解释，并尊重患者的生活方式选择，以避免因文化和价值观的冲突而影响治疗关系。

3. 治疗期望差异 患者及其家属往往对治疗结果有不同的期望，治疗师应在治疗初期与患者和家属进行有效沟通，明确治疗目标和可实现的成果，避免过高或过低的期望造成失望或不信任。

4. 人格特征差异 人格特征差异可能会影响治疗师与患者的互动方式。例如，内向的患者可能在治疗中表现得较为冷漠，治疗师需要理解并适应患者的个性特点，以便提供更有效的支持和帮助。

四、医患沟通的心理学技能

（一）言语沟通

言语沟通是指通过语言传递信息的过程，是医疗过程中最常用的交流方式之一。有效的言语沟通不仅有助于了解患者的病情，还能帮助医务人员获取患者的个人、家庭及社会背景资料，进而为患者提供更合适的诊疗方案。患者在就医时，除希望获得准确的诊断和治疗方案外，还需要了解自己的病情、预后及日常生活中的注意事项。因此，医务人员在进行言语沟通时，应注重语言的简洁明了、易于理解，并且使用支持性语言来满足患者及其家属在身体和心理上的多方面需求。

1. 言语沟通的技巧

（1）投入情感引导谈话：医务人员的态度对医患沟通的质量有着深远的影响。自古以来，医学被视为“仁术”，医生的首要目标是救死扶伤。在治疗过程中，医生应具备同情心，心系患者，真诚地帮助患者减轻痛苦。研究表明，医生是否表现出同情心，是患者是否愿意与其沟通的关键。如果医务人员缺乏情感投入，无法理解患者的情感和困境，患者可能会选择封闭自己，不愿分享病情与心理状态，这不仅影响了医生获取重要临床信息，还剥夺了患者表达情感的机会。因此，医务人员要通过表达对患者的关怀与理解来建立信任，从而有效引导患者进行沟通，为精准治疗提供支持。同时，医生应耐心倾听患者的主诉，关注对话内容，并表现出兴趣，这为顺利开展对话奠定基础。在面对沉默寡言的患者时，医生可以寻找患者感兴趣的话题，或者在对话初期表现出浓厚的兴趣，激发患者的交流欲望。然而，过度的闲聊、开玩笑或过于热情可能导致患者困惑，甚至产生反效果，医生应保持适度的热情和专业态度。

（2）采用开放式谈话：开放式谈话指通过提出引导性问题，鼓励患者表达更多内容，而非仅依赖简单的“是”或“否”回答。例如，当患者表示“医生，我头痛”时，如果医生回答“服用止痛片即可”，这样的回应将无法深入了解患者的病情。相反，医生可以询问“头痛是怎么回事？能描述一下痛感吗？”这样可以引导患者描述症状，帮助医生更好地理解病情并制订进一步的治疗方案。封闭式对话常阻碍沟通，影响医患关系的建立。例如，患者表达“我感到害怕”时，护士若简单回应“你不必害怕”，患者的情绪可能并不会得到有效释放。因此，医务人员应尽量避免封闭式对话，而应通过开放式交流促进医患之间的沟通。

（3）使用过渡性语言：在交流过程中，医生使用诸如“哦”“嗯”“我明白了”等过渡性语言，可以表示自己正在倾听，并对患者所说的内容表示理解或支持。这些简短的语言反馈能够增强患者的参与感和安全感，使他们感受到医生对其病情的重视。此外，医生还可以通过目光接触、提问等方式确认患者是否在认真聆听，从而决定对话的进展方向。过渡性语言的使用有助于维持和谐的沟通氛围，避免对话陷入沉默或僵局。

（4）善于处理谈话中的沉默：医患沟通中，有时会出现沉默现象，可能由多种原因导致交流停滞。根据不同的情况，沉默可以分为以下几种类型。

1）刻意沉默：患者在描述病情时有意暂停，等待医生的回应。此时，医生应给予肯定性的反馈并适时插话，鼓励患者继续表达。

2）难以启齿的沉默：患者因病情敏感或羞于启齿而保持沉默。此时，医务人员应消除患者的顾虑，鼓励其表达隐私，并确保患者在一个私密且安全的环境中发声。

3）情绪激动或思维中断的沉默：患者可能因为某些话题产生情绪波动，或者突然想起其他问题，导致短暂的思维中断。在这种情况下，医生应耐心地引导患者，重复之前的内容，并帮助患者继续表达自己的想法。

沉默并非总是负面的，医务人员应学会识别不同类型的沉默并妥善应对，避免打破沉默。只有在沉默由医生紧张情绪引起时，才应主动询问。

通过以上技巧，医务人员能够更好地与患者建立沟通桥梁，促进患者的表达与心理疏导，从而有效提高医疗治疗的效果。

2. 交谈中应注意的问题

（1）避免使用伤害性言语：伤害性言语不仅对患者的情绪产生负面影响，甚至可能扰乱其生理平衡、加剧病情，从而诱发医源性疾病。临床中，伤害性言语主要表现为以下三种形式。

1）直接的伤害性言语：这种言语包括对患者的指责、威胁、讥讽等，往往是患者最不愿听到的话。例如，一位患有冠心病的老年患者因动作迟缓被医务人员严厉斥责，结果几分钟后出现了心力衰竭症状加重。又如，一位未婚先孕的女性，在接受人工流产手术时因医生的讥讽而遭受严重的心理创伤，回家后甚至出现了极端行为。

2）消极暗示性言语：许多患者缺乏足够的医学知识，即便了解一些常识，也难以准确理解相关内容。医务人员的不经意言辞，可能会加剧患者的焦虑和恐惧。例如，一位患有子宫肌瘤并伴有严重贫血的患者，在面临是否行子宫全切术时，由于医务人员冷淡地回答“这谁也说不准，子宫切除后总是有影响的”，导致她对手术产生更大疑虑，最终拒绝手术，延误了治疗。

3）窃窃私语：在医院的诊治过程中，患者常会留心医务人员的言行并试图将其与自身病情相联系。若医护人员在患者面前私下交谈，患者可能会听到片段信息并误解，甚至产生焦虑或恐惧感。此类情况可能加重患者的心理负担，影响治疗效果。

（2）善于使用正性语言：“良言一句三冬暖”，美好的言辞不仅能够温暖人心，还能帮助患者缓解疾病的症状。因此，医务人员应注重语言的艺术性，在临床交流中合理运用以下几种类型的语言。

1）安慰性言语：对于新入院的患者，安慰性言语尤为重要。恰当的安慰能够让患者感到亲切和温暖，从而减少恐惧和焦虑，增强对治疗的信任。

2）鼓励性言语：鼓励性言语是对患者心理上的支持，对于激发患者的积极性、增强与疾病抗争的信心至关重要。尤其是对于慢性病患者、长期卧床或信心不足的患者，适时的鼓励能够帮助其重拾希望，配合治疗。

3）解释性言语：医生应尽量让患者了解自己的病情，并及时解释治疗方案及过程。当患者对某些治疗措施或护理要求有疑虑时，医务人员应通过耐心的解释和劝导，使患者更愿意配合治疗。

言语沟通通常能够清晰传递信息，但当某些信息难以或不适宜用言语表达时，非言语沟通则成为重要的补充。

（二）非言语沟通

非言语沟通是日常生活中传递信息的重要方式，也是医患互动中不可忽视的部分。通常，非言语沟通指通过身体姿态、面部表情、目光接触等方式来传递信息。人们的思想、情感等内心活动往往通过这些非语言的方式表现出来，因此“察言观色”成为获取信息的关键。

非言语沟通可以分为静态和动态两种形式。静态非言语沟通包括外貌、体位、姿势、衣着等表达方式。动态非言语沟通包括面部表情、目光接触、眼神交流、手势、语气、语速等。这些细微的肢体语言和声音变化，往往比言语本身更能传递真实的情感和态度。下面将从五个方面详细探讨非言语沟通在医患互动中的关键作用。

1. 注意面部表情 面部表情通常是不由自主的，能直接反映出个体的情绪和情感。尽管面部表情可能受个人习惯和文化背景的影响，但通常它们能够真实反映一个人的内心感受。医务人员应保持职业化的面部表情，并学会通过观察患者的面部变化来判断其情绪。例如，一个温暖的微笑往往比语言更能安抚患者的情绪。

2. 利用目光接触 目光接触是非言语沟通中的重要部分，它不仅能传达情感，还能显示个性特征。在交谈中，适当的目光接触能增加沟通的有效性，表达关注和理解。然而，过度的凝视或冷漠的眼神可能会传递敌意或不尊重。与患者交谈时，医务人员应通过适时的目光接触来判断患者的心理状态，确保沟通的顺利进行。

3. 通过身体接触沟通 身体接触在医患交流中有时能够产生良好的效果。尽管中国文化中普遍不太习惯频繁的身体接触，但在医疗环境中，医务人员适时的身体接触常能给患者带来心理上的安慰。例如，在危重患者接受治疗时，握手、拍肩等轻微的身体接触往往能传递出信任与支持，从而增强患者的心理抗压能力和治疗信心。

4. 注意人际距离 人际距离反映了双方的亲密程度，对于医患沟通尤其重要。在交往初期，医生应保持适当的距离。对于感到孤独、焦虑或需要情感支持的患者，适度缩短距离可能有助于增进情感交流和信任。

5. 辅助语言信息及副言语的应用 副言语包括语调、语速、语气等声音特征，它能为言语沟通增添生动性和深度。同样的句子，搭配不同的语气和语速，其含义可能会发生显著变化。例如，在表达安慰时，语调温和、语速缓慢可以让患者感受到关怀与安慰；而语气急促或不耐烦则可能加剧患者的焦虑情绪。医生在与患者交流时，应根据情境灵活调整副言语的使用，以提高沟通效果。

通过言语和非言语的有效结合，医务人员能够与患者建立更为紧密的联系，提高沟通效果，增强患者的信任感与安全感，从而为治疗的顺利进行提供有力支持。

五、沟通技巧在临床中的应用

（一）与特殊年龄段患者的沟通

1. 婴儿、儿童与青少年的特点及沟通要求

（1）婴儿的特点和沟通要求：婴儿在语言能力尚未发展成熟时，无法用言语来交流或表达情感，他们通常通过哭泣、微笑和肢体动作等非言语方式来传达自己的情绪，如舒适感、饥饿、疲倦

等。在与婴儿进行沟通时，康复治疗师应注意以下几点。

1）避免发出过大的声音或尖锐噪声，以免吓到婴儿。

2）避免突然的动作，采取轻柔、缓慢的举止，以帮助婴儿建立安全感。

3）在与婴儿互动时，保持面带微笑，并确保自己处于婴儿的视线范围内，帮助婴儿感到被关注和关爱。

4）经常进行轻柔的身体接触，如抱着婴儿，可以增强他们的安全感和依附感。

这些做法有助于建立婴儿对治疗环境的信任，从而增加治疗的配合度。

（2）儿童的特点和沟通要求：儿童通常能够通过语言和非语言的方式表达自己的观点和感受，且具有较强的自我中心意识。在与儿童交流时，康复治疗师应关注他们的个人需求和兴趣，并采取以下策略。

1）简洁明了的语言：使用简短、直接且熟悉的词汇来解释事情，避免使用复杂或模糊的语言。例如，可以直接告诉儿童“现在是吃药的时间了”。

2）鼓励自主探索：允许儿童探索治疗器材（如听诊器、压舌板等），但要确保这些活动是安全的。通过这种方式，儿童能更好地理解治疗过程并减少对未知的恐惧。

3）尊重儿童的感受：尊重儿童的想法和感受，使其感到被理解。例如，与学龄期儿童交谈时，治疗师应尝试将视线与儿童眼睛保持同一水平，以便平等沟通。

4）使用游戏和绘画：绘画是一种有效的非语言沟通方式，儿童通过画作表达个人经历和情感，治疗师可以通过分析儿童的画作来了解其内心世界。游戏也是一种极具治疗效果的沟通方式，尤其是治疗性游戏能减轻儿童的焦虑感，并帮助治疗师更深入地了解患者的真实情况。通过游戏建立信任，能够有效缓解儿童对治疗的抗拒心理。

（3）青少年的特点和沟通要求：青少年处于成长的关键阶段，他们的抽象思维和逻辑判断能力逐渐增强，行为表现也在成人与儿童之间。此时，青少年逐步趋向独立，更加注重个人隐私和自主性。在与青少年沟通时，康复治疗师应特别注意以下几点。

1）尊重独立性：青少年通常更倾向独立行动和做决定，因此需要尊重他们的意见与选择，避免过多干涉或强加压力。

2）倾听与理解：在与青少年交流时，倾听他们的声音、理解他们的想法至关重要。有效的倾听不仅能够帮助治疗师更好地了解患者的需求，还能增强患者的信任感。

3）适应青少年的语言和文化：青少年往往有自己的词汇和表达方式，因此治疗师应适应并运用他们的语言，以便建立更好的沟通桥梁。使用符合他们年龄段的词汇和语气，有助于增强沟通的效果。

4）避免过度干涉：青少年正在探索自己的身份和独立性，因此过多的控制或干预可能会导致他们产生反感情绪。治疗师应更多地给予青少年自主的空间，同时提供支持和指导，以帮助他们顺利度过这一成长阶段。

2. 老年人的特点及沟通要求

（1）老年人的沟通特点：随着年龄的增长，老年人的生理功能逐渐退化，感觉器官的功能也会受到影响，如老年性白内障、青光眼、糖尿病视网膜病变、眼底血管性病变及老年性聋等。此外，老年患者常面临记忆力衰退的问题，这些生理变化无疑会影响老年人与他人的沟通交流。老年人在沟通方面常见的三个特点如下。

1）视力减退：老年人的视力逐渐下降，这会影响他们对非语言信息（如面部表情和肢体语言）的理解能力。

2）记忆力下降：随着年龄的增长，老年人的记忆力可能衰退，这使得他们在信息的记忆和回忆方面出现困难，直接影响交流的效果。

3）听力减退：老年人的听力常有所下降，这会影响口头交流的效果，导致信息传递不准确或理解不清。

这些特点使得与老年人的沟通面临一定挑战，了解并应对这些挑战是提高沟通效果的关键。

（2）与老年人沟通时的注意事项：在与老年人沟通时，首先应评估他们的交流能力，并根据其具体情况选择合适的沟通方式，如直接对话、使用表情和手势、书写或使用卡片等。以下是与老年人沟通时的一些具体建议。

1）评估交流能力：与老年人沟通时，首先要评估他们的听力、视力及记忆能力。根据评估结果，调整沟通策略，确保信息能够清晰、有效地传达。

2）放慢语速：由于老年人的反应速度较慢，因此应当适当放慢语速，并在每句话后停顿，给予他们足够的时间理解和回应。避免催促或打断他们，以免增加他们的心理负担。

3）简洁明了的表达：与老年人交流时，应尽量使用简短、直接的句子，一次只传达一项信息，避免信息过载或复杂化，减少困惑的可能性。

4）提供足够的时间：在交流过程中，要确保老年人处于舒适的姿势，并保持周围环境的安静。避免外界干扰，确保有充足的时间进行对话，使老年人有机会充分表达自己。

5）重复关键信息：老年人可能会在听取信息后忘记或误解关键信息，因此在传达重要信息时，需要耐心重复，直到老年人完全理解并能记住。

6）书面记录：如果必要，可以通过书面记录（如提醒卡片）帮助老年人更好地理解和记忆重要事项。此外，可以通知老年人的家属，帮助他们及时了解病情和治疗信息。

（二）与特殊患者的沟通

在临床康复治疗过程中，患者的情绪和病情变化可能会对沟通产生重大影响。特别是一些情绪激动、感知能力受损或有心理困扰的患者，他们可能无法有效表达需求或与治疗师进行互动。康复治疗师需要掌握与这些特殊患者进行沟通的技巧，以确保沟通的有效性和患者的心理舒适度。

1. 与愤怒的患者沟通 情绪愤怒的患者常表现出过激行为，如大声喧哗、无故指责医务人员，甚至破坏物品。面对这些患者，康复治疗师需要采取理性和冷静的态度。以下是与愤怒患者沟通时的要点。

（1）认真倾听患者诉说：允许患者充分表达自己的愤怒情绪，倾听可以帮助他们感到被理解和关注。

（2）了解愤怒原因：尝试分析患者愤怒的根源，是否与病情、治疗过程或个人心理因素有关。

（3）安抚患者：使用平稳、温和的语气安抚患者，传递关心与理解，帮助患者冷静下来。

（4）满足部分需求：很多时候，愤怒的情绪来源于病情的困扰或对治疗的无力感。为患者提供一个适宜的环境，使他们能有时间宣泄情绪，有助于缓解其焦虑和愤怒。

2. 与抑郁的患者沟通 抑郁患者常表现出情绪低落、言语缓慢、动作迟缓及注意力分散。与这类患者沟通时，需要特别注意以下几点。

（1）表达关心和温暖：通过关怀、体贴的语言和举止，让患者感到被重视和关注。

（2）语速和语言简洁：保持语速缓慢、语句简洁，必要时重复关键信息，帮助患者理解和吸收。

（3）及时反馈：对患者的反应给予积极的反馈和鼓励，帮助他们恢复情绪。

3. 与悲伤的患者沟通　患者的悲伤可能由多种原因引起，如病情恶化、治疗效果不佳、失去亲人等。与悲伤患者沟通时，可以采用以下方法。

（1）允许患者表达悲伤：悲伤是情感反应的一部分，应允许患者哭泣或倾诉自己的心情。可以在患者哭泣时静静陪伴，提供纸巾或水，并通过轻柔的触摸（如拍肩或握手）传递安慰。

（2）鼓励倾诉悲伤原因：通过温和的语言鼓励患者讲述自己的悲伤源，帮助他们释放负面情绪。

（3）提供独处空间：如果患者希望暂时独自待一会儿，应该尊重其意愿，为其提供一个安静的环境。

4. 与不断抱怨的患者沟通　在临床工作中，患者因为疾病带来的痛苦、治疗的不适或其他原因，常表现为抱怨。此时，治疗师需要耐心和技巧来化解患者的不满，确保治疗继续进行。可以采用以下沟通技巧。

（1）允许抱怨：尽管患者的抱怨可能让人不舒服，但抱怨是患者情绪的自然流露，是他们缓解压力的方式。允许他们抱怨，给予情感上的空间，有助于建立信任关系，让患者感到被理解。

（2）认真倾听：倾听患者的抱怨时，眼神接触非常重要，避免表现出不耐烦或焦虑。认真倾听能够帮助治疗师更好地理解患者的情感需要和实际诉求。

（3）共情和确认情绪：表达对患者情感的理解，可以说“我理解您现在很不容易，治疗可能带来很多不适”。通过这种方式，患者会感到自己的情绪被重视和理解。

（4）合理满足患者要求：如果患者的抱怨中涉及一些合理的诉求，治疗师应尽可能满足。例如，患者要求调整治疗时间，或对一些不舒服的治疗环节提出意见时，治疗师可以作出适当的调整。

（5）解释无法满足的需求：如果患者的要求不合理或无法满足，治疗师需要耐心解释，并说明原因，如“我理解您的需求，但因为医院的设备和治疗计划，我们无法立即更改，请您理解”。

5. 与病情严重的患者沟通　病情严重的患者可能由于体力或意识受限，沟通难度增加。此时，治疗师需要特别注意患者的状况和反应，灵活调整沟通方式。可以采用以下沟通技巧。

（1）简洁明了：由于患者体力不足，长时间的交流可能令他们感到疲惫。治疗师应尽量简化交流内容，使用简洁明了的语言，避免冗长的解释和复杂的医学术语。

（2）调整沟通时长：根据患者的体力情况，尽量避免长时间的沟通。在短时间内传达重要信息，减少患者疲劳感。

（3）观察病情：治疗师应在交谈过程中关注患者的反应，注意患者是否因病情加重而出现不适，如呼吸急促、面色苍白等，及时调整沟通方式。

（4）重复信息：对于病情严重、意识模糊的患者，治疗师可以使用简单的语言反复说明同一信息，帮助患者增强理解和记忆。

（5）触摸沟通：对于昏迷或无意识的患者，身体接触（如轻抚手臂或肩膀）是一种有效的沟通方式，即使患者无法回应，反复进行触摸也能传递关怀和安慰。

6. 与感知觉有障碍的患者沟通　对于那些有视力或听力障碍的患者，康复治疗师需要根据患者的障碍类型，采取适合的沟通方式。不同的感官障碍影响着患者的感知和反应，因此需要调整沟通策略。

（1）与视力受损的患者沟通：视力受损的患者通常会面临理解周围环境和反应变慢的困境。因此，治疗师在与视力受损患者沟通时，要注重言语和非言语的配合，避免产生误解或焦虑情绪。可以采用以下沟通技巧。

1）告知到来与离开：由于视力受损患者可能不能看到治疗师的到来或离开，因此每次进入病房时，治疗师应先告知自己到来的时间和姓名，如“您好，我是您的康复治疗师，今天是××日期，我们将进行一些治疗”。

2）语速与语调：由于视力受损的患者可能反应较慢，治疗师在交流时应保持语速缓慢、语调平和，这样可以帮助患者更好地理解和回应。

3）耐心等待反应：视力受损的患者对信息的接收较慢，治疗师应保持耐心，避免催促或表现出不耐烦。

4）鼓励表达感受：疾病可能导致患者产生焦虑、沮丧或抑郁情绪，尤其是视力逐渐丧失。治疗师要鼓励患者表达自己的情感，让他们感到关心与支持，如“我知道您可能会感到不安，可以告诉我您的感受吗”？

5）适当的沟通环境：尽量选择安静且不受干扰的环境进行沟通，并确保患者能够听到治疗师的声音。避免其他背景噪声对沟通产生干扰。

（2）与听力受损的患者沟通：听力受损的患者常需要依赖其他感官来补充信息，因此治疗师需要更加注重语言的清晰度和非语言表达的补充。可以采用以下沟通技巧。

1）面对患者讲话：治疗师应与听力受损患者保持面对面的交流，确保患者能够看到治疗师的面部表情和口型，这样有助于患者理解并感知交流内容。

2）使用身体语言：手势、面部表情和体态是辅助听力受损患者理解信息的重要方式。在交谈时，应适当配合这些非语言形式，以加强信息的传递。

3）选择安静的环境：听力受损患者可能无法有效识别背景噪声，因此应选择一个安静的环境进行交流，避免过多的外界干扰。

4）适当提高音量：可以适当提高音量，但要避免过度大声喊叫。治疗师可以通过提高音量，使患者能够感知到声音，同时保持语言清晰。

5）触摸和身体接触：在开始对话之前，可以通过轻触患者的肩膀或手臂来引起他们的注意。这有助于提醒患者治疗师的存在，避免因听力障碍而错过交流的开始。

6）辅助工具：如果患者的听力非常差，治疗师可以使用卡片、手写板或图画等辅助工具来帮助传达信息。写字、绘画或使用符号是非常有效的沟通方式，尤其是对于无法听到言语的患者。

第二节　康复心理咨询的主要技术与咨询过程

一、主要技术

（一）以患者为中心

微课：共情技术

1. 共情　共情是指治疗师能够站在患者的角度，真正理解患者的感受和困境，而非从治疗师自身的视角出发。例如，患者可能会说“我已经尽力去理解我妈妈，但她似乎完全不回应我”。此时，具备共情能力的治疗师可能会回应“你感到很沮丧，对吧”，而不是简单地说“你可以再试试”。后一种回应显示的是治疗师自己对问题的理解，而非真正感受到患者的情绪。

共情的过程可以分为五个阶段：患者表达、治疗师感知、治疗师理解、治疗师表达和患者感知。

（1）患者表达：这是共情的起点。患者通过语言或非语言方式表达他们的关注点或情感。治疗师的任务是鼓励患者自我揭露，帮助患者通过重述、释义、反射等技巧，清楚地表达自己的感受。在这一过程中，治疗师要注意观察患者的言语和非言语信号，保持觉察，避免打断或作出评判。

（2）治疗师感知：治疗师需要准确理解患者的言语和非言语信息，这依赖于治疗师的倾听能力及对细节的敏感度。治疗师必须专注、客观，并避免个人偏见或情感干扰。在此阶段，治疗师不仅要感知到患者的情感和体验，还需要厘清情感背后的原因，但这并不意味着治疗师需要亲身经历患者的痛苦或情感。共情强调理解而非认同或同情。

（3）治疗师理解：在这一阶段，治疗师需要在综合考虑患者的成长背景、家庭环境及文化因素的基础上理解患者的情感和行为。不同的心理治疗流派对患者的理解也有所差异：认知行为治疗师关注患者的认知偏差；人本主义治疗师关注自我概念的扭曲；而精神分析师则会分析移情和防御机制等。治疗师应根据患者的具体情况，结合相关理论作出综合的理解。

（4）治疗师表达：此阶段是治疗师向患者传达理解和关怀的时刻。表达可以是认知上的，也可以是情感上的。尽管不同流派的治疗师在认知理解上可能有所不同，但情感上的共情反应应是相同的。此时，治疗师应避免简单的同情或建议，而应表达对患者内心情感的深刻理解。例如，如果治疗师仅仅说“我能感受到你的痛苦，我也很难受”，这只是表达同情，而非共情。同样，若治疗师提议“你可以通过做运动来减轻痛苦”，这也不是共情。共情的表达应包括理解患者的感受而非提供解决方案。治疗师表达理解时，需要注意非言语信号的配合，如语调、眼神、面部表情和身体语言等。这些都可以传递医务人员的关怀和理解，增强患者的信任感，帮助患者更好地感知到治疗师情感支持的关键。同时，治疗师要考虑到患者的认知水平和语言能力，尽量使用简洁明了、易于理解的语言，满足患者的信息需求，避免使用过于专业或复杂的术语。

（5）患者感知：共情的最终目的是让患者能够准确接收到治疗师的理解，这样才能完成一个完整的共情过程。治疗师需要关注患者对表达方式的反馈，观察患者是否感到理解和接受。在治疗的初期，治疗师应避免过早的解释或建议，以免让患者产生防御心理。患者如果能够感受到治疗师的共情理解，他们更有可能敞开心扉，进行更深层次的自我表达，从而促进治疗过程的进展。共情的循环不断发展，每一个循环的结束都是新一轮循环的开始，治疗师通过多轮共情的互动，帮助患者更好地认识自己，并推动其个性化的改变。

2. 真诚 真诚意味着治疗师在与患者交流时保持坦率和诚实，摒弃虚伪和防备。真诚的态度有助于缩短治疗师与患者之间的心理距离，建立起基于信任的治疗关系，从而促进患者对治疗过程的接受和参与。真诚的表达方式主要体现在以下几个方面。

（1）适当的非言语行为：包括体现在接纳、理解和支持患者的行为。例如，在初次接触时，治疗师可以通过微笑、眼神接触、手势邀请患者坐下，提供温暖的迎接和支持，这些非言语行为能让患者感受到温暖与尊重。

（2）角色状态的适宜性：治疗师应避免扮演过于权威或控制的角色，而应成为患者舒适且自然的支持者。在治疗过程中，治疗师应展示出平和与温暖，创造出一个不带评判、开放的环境，让患者能自由表达和探索自我。

（3）言行一致：治疗师的言行应保持一致性和真实感。例如，若患者提出要求，而治疗师对此感到不适或反感，治疗师应诚实表达自己的感受，如“你要求我为你做特别安排让我感到不舒服，但我知道这反映了你过去的经历和紧张情绪”。这种真诚的表达帮助建立起互信，避免表面化的应付或逃避。

（4）表达的自然性：治疗师应通过真诚和自然的方式表达观点。在深入倾听患者的心声后，治疗师应能自发且真诚地表达对患者的理解，而不是用精心策划的语言表达。

3. 无条件的积极关注 无条件的积极关注意味着治疗师接受并关心患者的全貌，信任患者有改变和成长的潜力。这种关注并非表面的安慰，也不是引发负罪感的言辞。理想的关注是出于真诚的关心，表现为耐心倾听、不打断、不轻易转移话题。治疗师应尊重患者的观点和情感，并通过积极的关注鼓励患者表达自己。无条件的积极关注帮助患者感受到被理解和尊重，从而促进自我表达和心理成长。

无条件的积极关注强调接纳和信任，但同时也要求治疗师避免将自己视为“专家”，而应将自己视为患者的伙伴，支持其自主决策。在治疗中，治疗师应减少对患者的直接建议或干预，尊重患者自我发现的过程，并相信患者具备足够的能力解决问题。

（二）参与技术

1. 非言语交流技术

微课：非言语交流技术

（1）非言语行为：在人际交流中，非言语行为传递的信息往往比言语更具可信度。例如，当一个人用语言表达自己很高兴时，如果其面部表情或语调传达出不悦的情感，其他人通常更倾向于相信其非言语的信号。在心理治疗中，关注患者的非言语行为至关重要，因为它能够真实反映患者的内心世界。非言语行为包括目光接触、面部表情、身体姿势、语调、空间距离和衣着等。这些行为，如点头表示同意、摇头表现焦虑、双臂交叉表示防御，都是人们与他人互动中传递情感和信息的关键。治疗师需要敏锐地观察患者的非言语信号，这不仅能够帮助治疗师更全面地理解患者的情感状态，也能作为共情和尊重的有效表达方式。通过对非言语行为的理解和恰当运用，治疗师可以显著提升治疗的效果。

（2）倾听：倾听不仅是用耳朵去听，更是一个全面接收患者所有信息的过程。治疗师需要全身心地投入，集中注意力，确保能够准确理解患者所传达的内容。有效的倾听包括以下几个方面。

1）保持清醒和警觉：治疗师应保持良好的生活习惯，确保充足的休息和健康的体魄，以维持最佳的精神状态。咨询过程中，治疗师应避免外部干扰，如电话铃声等，并能够将个人事务暂时放在一边，确保专注于患者。

2）创造合适的交流环境：治疗师应为患者提供一个安静、安全、舒适的环境，减少外部干扰，以便患者能够自由表达自己的情感。选定咨询室的位置、布置及候诊室的安排，都需要经过周密考虑，确保为患者提供一个有利于心理交流的氛围。

3）足够的自我觉察：治疗师要对自己在治疗过程中的情感反应保持敏锐的觉察，确保客观地理解患者的言语与非言语信息。治疗师需要保持开放的态度，避免个人情感或偏见影响到对患者的理解。

4）身体语言的表达专注：倾听不仅是一个精神活动，还涉及治疗师的身体语言。治疗师应通过微妙的身体语言，如眼神接触、轻微的身体前倾等，向患者传递自己专注倾听的态度，并表现出对患者的理解和关心。

5）文化和性别差异的理解：患者的性别、文化背景及成长环境等因素都会影响其表达方式。治疗师需要充分理解和尊重患者的文化差异，并根据患者的个体特点，调整自己的交流方式，以便更准确地理解患者的表达。

6）去除个人因素的干扰：治疗师的个人价值观、信仰和习惯等，可能会在无意中影响到与患者的沟通。治疗师要注意保持中立，避免这些个人因素干扰患者的自我表达。

2. 言语交流技术

（1）鼓励：鼓励是一种积极的言语技巧，通过简单的重复或短语提示，促使患者继续表达自己的想法或情感。鼓励不仅让患者感受到治疗师的关注和支持，还能够激励患者继续深入探讨自己的内心世界。治疗师的鼓励通常表现为简短的词语或短句，如“继续说”“我在听”等。

（2）澄清反应：澄清反应是指治疗师请求患者进一步解释某个模糊或不清楚的信息，以确保能够准确理解患者的意思。例如，治疗师可能会问“你是说……”或“你的意思是……”澄清的目的不仅是帮助患者更清晰地表达自己的想法，也确保治疗师对患者的言语作出准确的解读。

（3）具体化：具体化是指通过引导患者详细说明某个问题的具体细节，帮助其澄清模糊的概念或情感。当患者的表达过于笼统时，治疗师可以通过提问如“你能举个例子吗？”来明确其真实意图。具体化有助于提高交流的精确度，帮助治疗师更好地理解患者的需求。

（4）重述：重述是指治疗师用简洁明了的语言重复患者所表达的内容，目的是帮助患者澄清其想法，同时确保治疗师准确理解患者的核心问题。重述通常应尽量避免过多的细节和偏离主题的内容，保持简洁和聚焦。它不仅是对患者话语的重复，也是在表明治疗师认真聆听，并鼓励患者进一步思考。

（5）释义：释义是治疗师用自己的语言对患者的言辞进行解读，它比重述更深入，并尝试捕捉到患者话语中潜在的情感或意图。释义有时可能带有治疗师的主观看法，但它可以帮助患者更好地理解自己内心的情感或困惑。常见的释义句式包括“我是这样理解的，你……”“我理解的对吗？”或“听起来你似乎……”。

（6）反射：反射是指治疗师不仅重述患者的话，还将潜在的情感和信息反馈给患者，包括那些未明言或未意识到的情感。有效的反射可以帮助患者更深入地自我探索，促进情感的觉察。反射不仅关注言语信息，还要结合患者的非言语信号进行全面解读。常见的反射句式如“我听到你说……，你是不是觉得……”。

（7）情感反映：情感反映是治疗师对患者所表达的情感内容进行反馈，帮助患者更好地识别和表达自己的情感。例如，当患者说：“我现在感到孤独，没有人理解我。”治疗师可以通过情感反映反馈：“你感到孤独和被忽视，是吗？”这种反映可帮助患者更清楚地认识到自己的情感状态，并促进其进一步探索。

（8）总结：总结是一种整合和回顾技术，通常在会话的开始、中间或结束时使用。治疗师通过总结归纳患者的关键问题，帮助聚焦治疗目标，调节治疗节奏，并加强治疗效果。总结有助于强化患者的自我认识，同时也是验证治疗进展和调整治疗方向的有效方式。总结常在话题停滞时作为引导，或在讨论重复话题时帮助扩展探讨范围。

（三）影响技术

1. 提问 提问是心理治疗中常用的技术之一，其目的是帮助治疗师更好地理解患者的困扰、需求和想法。有效的提问能够促进患者深入思考，帮助他们表达内心感受。提问时应聚焦患者关心的问题，而非治疗师的好奇心。治疗师在提问时要避免一次性提出过多问题，否则患者可能会感到困惑，难以逐一回答，或者只回答其中不太重要的问题。常见的提问方法包括以下几种。

（1）开放式提问：开放式提问常用于咨询的初期，旨在鼓励患者自由表达，详细描述其情况或具体事例。开放式问题的提法通常以“什么”“怎样”“谁”“何时”“何地”等为开头。例如，“你能谈谈你对这次治疗的期望吗？”或“你觉得自己的问题主要体现在哪些方面？”这样的问题能够引导患者深入思考并详细描述自己的情况，帮助治疗师了解患者的情绪反应、观点和具体问题。

（2）封闭式提问：封闭式提问通常是治疗师基于对患者状况的假设提出的，目的是验证假设是否成立。此类问题的答案通常是“是”或“否”。例如，治疗师可能会问：“你与朋友的关系好吗？”这种提问方式适用于获取具体信息。封闭式提问可以有效帮助治疗师确认某些情况，但过多使用可能使患者感到被动，抑制其自我表达。因此，通常在初期了解情况时，治疗师应多使用开放式提问。

（3）半开放式提问：半开放式提问介于开放式和封闭式提问之间，通常用于引导患者思考某一特定话题。例如，“除了学习方面，你的孩子还有其他方面的问题吗？”这种提问方式帮助治疗师在保持一定灵活性的同时，了解患者的全面情况。

2. 解释 解释（有时称为“高级共情”）是治疗师根据自身的感受和理解，识别患者话语中隐含的深层含义。这些含义可能涉及患者的认知、情感、行为、目标和愿望等。通过倾听，治疗师捕捉到患者明确表达的信息，而通过解释，治疗师揭示出那些隐含在言语背后的、可能不为患者所察觉的情感或动机。此技术可帮助患者触及自己深层的内心世界，获得新的视角，从而帮助其深入理解自身问题并寻找解决方案。

3. 面质 面质是指治疗师揭示患者在思想、情感和行为中存在的矛盾与差异，旨在提升患者的自我认知，并推动其发生变化。每个患者都有自己的盲点，其中一些是未察觉的，而另一些则是其不愿面对的。通过挑战这些盲点，治疗师为患者提供了改变的契机。面质时，治疗师常使用类似以下句式：“一方面，你……；另一方面，……。”例如，一位高中生患者可能会说：“我知道学习很重要，但网络游戏太吸引我了，导致我无法专心。”治疗师可能回应：“你一方面强调学习的重要性，但另一方面却被网络游戏分散了注意力，这样的冲突可能影响你实现目标。”值得注意的是，面质是具有挑战性的，因此在使用时，治疗师应根据医患关系的亲密度及患者的接受程度来选择适当的语气、措辞和态度。

面质能够帮助患者深入了解自己及周围的现实世界，并促使其学习新的思维方式和行为模式，从而实现自我改变。治疗师在面质过程中应确保依据充分的事实，而非情绪宣泄，同时必须顾及患者的情感，避免使用过于攻击性的语言。有时，治疗师可以采用试探性的面质方式，如“我不确定是否理解你的意思，能否帮我澄清一下？”或“你似乎在说……，是吗？”

4. 指导 指导，又称提供信息，是指治疗师在面对患者的问题时，提供与问题解决相关的必要信息。这种技术常用于患者寻求治疗师的帮助时，尤其是在他们对某些问题感到困惑时。例如，在青春期孩子的家庭治疗中，家长可能不理解孩子的叛逆行为，治疗师通过提供相关的教育或心理学信息，帮助家长纠正误解，并作出更恰当的回应。

指导的内容应根据患者的个体差异和治疗关系进行调整，确保信息的准确性和适用性。治疗师在提供指导时，必须注意语言的温和性和非强制性，避免让患者感到压力或不适。

5. 即时化反应 即时化反应是治疗师对当前发生事件的真诚且直接的反应，并通过语言表达出来。这有助于改善治疗中的沟通，促进对话的深入，并帮助患者了解其在人际关系中的模式。例如，当患者在讨论学习成绩时显得沉默，治疗师可以指出：“每当谈到学习成绩时，你似乎会回避这个话题，看起来你感到沮丧。是不是对成绩有些担忧？”即时化反应有助于揭示患者的潜在情感和行为模式，并促使其深入自我探索。

6. 影响性概述 影响性概述是指治疗师整理和总结讨论的主题与观点，并以简洁明了的方式呈现。这不仅有助于治疗师与患者之间建立共同的理解，也帮助患者更清晰地把握治疗的核心内容。影响性概述可以与参与性概述相结合，使患者在讨论后能够清晰地理解治疗进程和关键问题，提升治疗效果。

7. 表达

（1）情感表达：情感表达是治疗师主动向患者分享自己的情绪和情感状态。与情感反映不同，情感表达是治疗师根据自己的感受向患者传递信息，这种方式有助于建立更深层次的共情与信任。情感表达使患者能够看到治疗师在治疗过程中的真实反应，进而鼓励他们更自由地表达自己。

（2）内容表达：内容表达是治疗师向患者传达信息、建议、反馈等内容，包括解释、指导、自我开放和影响性概述等。与内容反映不同，内容表达是治疗师主动发声，而非对患者话语的回应。在内容表达时，治疗师应避免使用强制性语言，如“你必须……”或“你只能……”等。相反，应使用更为缓和、尊重的语言，如“我建议你……”或“如果……可能会更好”，以避免影响治疗的效果。

二、咨询过程

（一）基本过程

1. 初始访谈和收集资料 治疗师需要通过询问和观察全面收集患者的信息，以进行有效评估。访谈过程中，治疗师通常会使用开放式问题，询问患者寻求帮助的原因、问题的持续时间、以往尝试过的解决方法、个人的优点等内容。同时，治疗师还应关注患者的非语言行为和反应，这些信息能够帮助更好地理解患者的心理状态。除了具体的个人问题，治疗师还应了解患者的背景，包括其社会文化环境、经历的具体事件、事件的发生时间和地点，以及患者对这些经历的看法和感受等。

2. 诊断和确定咨询目标 在收集信息后，治疗师根据通用的诊断标准对患者的病情进行分析和诊断，如抑郁症、焦虑症等。同时，治疗师还需要识别问题的具体类型，如青春期适应问题、婚姻问题等。由于患者可能不清楚自己的问题或无法清晰表达，因此在确定咨询目标时，治疗师应与患者共同参与，综合考虑患者的需求和咨询技术。咨询目标应具体、可行、双方都能接受，并且能够进行评估。随着咨询的进行，目标可能需要根据实际情况调整。若双方无法达成一致，治疗师应以患者的目标为主，并在咨询过程中根据情况适时调整。心理咨询的核心是关注心理障碍、适应问题及个人发展的需求，因此目标应具有多层次、多维度的特征。

3. 咨询方案的制订和实施 在确定了咨询目标后，治疗师需制订咨询方案，包括明确的目标、频率、步骤、评估方法和费用等。方案应确保双方清晰理解并同意，且要具有灵活性以适应咨询过程中的变化。治疗师根据患者的具体问题，制订合理的干预顺序，并注意文化背景对问题的可能影响。在实施过程中，治疗师运用专业知识帮助患者改变不适应的认知和行为，同时应尊重患者的个体差异和文化背景。

4. 结束咨询与疗效评估 咨询的结束通常发生在目标实现后，双方同意时进行。在结束前的最后几次咨询中，治疗师应帮助患者准备好咨询的结束，回顾整个过程，强调治疗中的关键要点，帮助患者自我总结与明确未来的方向。治疗师还应肯定患者的进步，并鼓励其在生活中适应和应用新的心理技巧。咨询结束后，疗效评估是必要的步骤，评估内容包括患者的满意度、进步程度、成本效益及治疗方法的有效性等。疗效评估可以通过多种方式进行，包括患者自我评估、社会适应性、他人反馈、心理测试结果及治疗师的评估。评估应根据最初设定的咨询目标，确保这些目标已经达到或接近达成。必要时，可能需要进行跟踪研究，评估咨询目标的适宜性和治疗指导的有效性。

（二）咨询形式

1. 按照咨询对象人数划分

（1）个体心理咨询：个体心理咨询是治疗师与患者之间的一对一咨询形式。这种方式的优势在于具有高度的针对性、良好的保密性及显著的治疗效果。这要求双方投入大量的时间和精力，尤其是患者需要面对较为深入的个人问题时。

（2）团体心理咨询：又称小组咨询，是指治疗师将患者按问题的相似性进行分组，并通过团体互动来帮助成员调整思想、情感和行为。团体咨询的优点包括提供心理安慰、提高治疗效率、集中解决共性问题等，尤其适合那些害羞或有社交障碍的患者。但是，团体咨询也存在局限性，如难以深入探讨个体问题或忽略个体差异，因此通常应与个体咨询结合使用，以达到更好的治疗效果。

2. 按照咨询途径划分

（1）门诊咨询：门诊咨询是最常见且主要的心理咨询形式，在许多医院和精神卫生中心都有设立，由经验丰富的医生或临床心理学家提供服务，必要时可组成跨专业团队，专注解决患者的心理问题。门诊咨询的优势在于能够进行面对面的交流，治疗师可以全面评估患者的状况并提供个性化的治疗方案。

（2）电话咨询：电话咨询是一种便捷的心理咨询方式，患者无须面对面交流即可与治疗师进行沟通，适合那些在非面对面环境中更容易表达心理困扰的患者。它在预防心理危机、精神崩溃引发的自杀念头或行为，以及犯罪行为的干预方面显示出极大的及时性。

（3）信函咨询：信函咨询适用于那些无法访问心理咨询机构或不愿透露身份的患者。在缺乏心理咨询资源的地区，患者可以通过信件向治疗师求助。这种方式对于那些难以口头表达的患者尤其有效，但它也存在局限性，难以全面了解患者的情况，对于复杂的心理问题解决效果较为有限。

（4）现场咨询：现场咨询是指治疗师前往患者所在的特定地点，进行面对面的心理干预。这种形式的咨询适用于帮助患者应对心理危机，并且可以在医院、社区、家庭或工作场所等地开展团体或个别咨询。

（5）专栏咨询：专栏咨询通过报纸、杂志、电台、电视等媒介，向公众普及心理健康知识，并针对普遍存在的心理问题进行专题讨论和答疑。此类咨询形式具有较强的教育作用，适合大众传播和心理知识普及。

（6）互联网咨询：互联网咨询是近年来新兴的一种心理咨询形式，与传统的信函咨询相比，互联网咨询提供了更加便捷和迅速的沟通渠道。患者可以通过文字、视频等形式与治疗师进行远程交流，使咨询更加灵活。

（三）咨询对象及范围

1. 咨询对象

（1）康复患者：康复患者在治疗过程中可能会遭遇心理障碍，因此治疗师需要为患者提供理解、安慰和支持，帮助其克服心理危机、解决心理问题，最终顺利完成康复计划。

（2）康复患者的家属和亲友：康复患者的家属和亲友也可能面临心理压力。如残疾对患者及其家庭带来巨大的打击，因此家属和亲友需要积极应对这种变化，理解并支持患者，同时调整家庭结构以适应新的生活方式。

（3）康复患者周围的社会相关人员：康复的最终目标是让患者能够重新融入社会。因此，患者周围的社会相关人员（如同事、朋友和邻里）需要了解患者的心理状况。与此同时，这些人群在为患者提供关怀和支持的同时，也应接受必要的心理辅导，以更好地帮助患者融入社会。

（4）参与康复患者治疗的医务人员：康复治疗团队中的医疗专业人员，如作业治疗师、言语治疗师、物理治疗师等，发挥着至关重要的作用。这些专业人员的态度、行为和治疗方式直接影响康复患者的心理状态和治疗效果。因此，医务人员的心理支持和干预对患者的康复至关重要。

2. 咨询范围

（1）躯体疾病的心理咨询：康复患者在遭遇器官功能障碍和自我感知变化时，心理状态可能发生显著变化。疾病特别是慢性或重病往往会影响患者对周围环境的感知及自我价值感。患者和家属可能会因此经历心理困扰和情绪障碍，进而影响康复进程。因此，治疗师需帮助患者及其家属理解疾病本质、正确认识诊断，并克服心理问题，推动身心健康的恢复。

（2）心身疾病的心理咨询：心身疾病涉及多个生理系统，种类繁多，可能表现为身体症状与心理因素相互交织。心理咨询能够帮助康复患者深入分析疾病产生的根源，帮助他们理解病因，并结合心理学专业技术为心身疾病的综合治疗提供有效支持。

（3）各种心理障碍的心理咨询：各种心理障碍，如神经症、情绪障碍、适应障碍（如自杀意念或行为），以及心理危机等，都会对患者的心理健康造成困扰。心理咨询通过分析、处理、指导和校正这些问题，帮助患者识别问题的根源，探讨解决方案，提升心理素质，增强自信，进而更好地融入社会。

（4）精神疾病的早期症状识别、干预和恢复期的心理指导：许多精神疾病的早期症状不明显，容易被忽视。通过心理咨询，治疗师可以帮助早期发现并进行有效干预，以防止病情加重或复发。治疗后，患者可能面临认知错误和不良生活习惯等复发因素，因此正确的指导对稳定疗效、预防复发至关重要。

（四）咨询原则

1. 鼓励倾听、宣泄 治疗师应以真诚和热情的态度倾听患者的困扰，鼓励其表达情感，避免打断谈话。通过倾听患者的苦恼与困惑，治疗师可以更好地理解患者的内心世界，帮助其缓解精神压力，并指导其进行行为调整。宣泄的过程有助于患者自我理解，进而为后续治疗奠定基础。

2. 积极支持、建立信心 患者表达内心的痛苦和困惑时，治疗师应及时作出恰当回应，展现出深刻的同理心和同情心。治疗师应向患者传达通过适当方法，心理障碍是可以改善的，帮助患者看到希望。对于患者在面对疾病时的疑虑、误解和困惑，治疗师应给予解释和保证，从而增强患者的信心，鼓励其积极面对治疗过程。

3. 解释适当、应对谨慎 治疗过程中，治疗师应避免在未完全了解情况时急于下结论。所有解释应基于实际情况和专业知识，帮助患者理解自己的问题并引导其作出明智决策。对于一些较为复杂或难以解答的问题，治疗师可以要求患者提供更多信息，或者安排后续的咨询以进一步探讨。在自己能力不足或遇到其他阻碍时，治疗师应考虑将患者转介至其他专业人员或机构，并在转介过程中，确保与患者充分沟通，征询其同意，并做好过渡工作。

4. 尊重患者、严守秘密 尊重患者的隐私是心理咨询的基本原则之一。治疗师应严格保密，绝不泄露患者的个人信息或询问患者不愿透露的隐私。同时，治疗师应尊重患者的价值观，确保在咨询过程中为患者提供一个安全、温暖的治疗环境，增强患者的信任感和舒适度。

（五）心理咨询与心理治疗的异同

1. 相同点

（1）理论基础一致：心理咨询与心理治疗都以心理学理论为基础，运用相似的心理学技术和方法，旨在帮助患者解决问题和改善心理健康。

（2）最终目的一致：两者的最终目标是缓解患者的症状、减轻痛苦，并强调促进患者个人成长和自我实现的重要性。

（3）工作对象一致：心理咨询和心理治疗的服务对象有很多重叠，均可以帮助面临情绪问题、人际交往障碍等问题的患者。因此，它们在服务对象上基本一致。

（4）注重建立良好的人际关系：无论是心理咨询还是心理治疗，都非常注重与患者建立信任的医患关系。良好的关系有助于患者的心理和行为变化，对治疗过程起到关键性推动作用。

2. 不同点

（1）处理问题的严重程度不同：心理咨询主要侧重解决正常人在日常生活中遇到的常见问题，如人际关系、职业选择、教育、婚姻和家庭问题等。而心理治疗则主要应对较为严重的心理问题，如神经症、性变态、心理生理障碍等。

（2）所需时间不同：心理咨询通常需要的时间较短，一般为一次至几次，最长可达十几次。而心理治疗通常需要较长时间，治疗周期可以持续几个月至数年。

（3）涉及的心理深度不同：心理咨询主要聚焦较浅的意识层面，注重提供教育性、支持性和指导性帮助，帮助患者解决具体的困扰。心理治疗则多针对无意识层面的问题，关注深层次的心理动力学，并涉及人格重构和深度的心理变化。

（4）目标不同：心理咨询的目标较为具体、明确，通常是帮助患者解决眼前的心理困扰或难题。而心理治疗的目标则更为长远和宏大，着眼于患者的全面成长、人格发展及长期的心理健康。

（5）起源不同：心理咨询起源于教育领域，最初作为一种指导活动帮助学生和家长解决日常问题。心理治疗则起源于医学领域，最早是针对精神疾病患者的治疗，后来逐渐发展成为心理卫生运动的重要组成部分。

▶**知识拓展**

卡尔·罗杰斯的人性观：基于个人中心疗法的乐观视角

个人中心疗法的倡导者卡尔·罗杰斯，对人性持有乐观态度。他坚信，人的本质并非充满敌意、破坏性、反社会或邪恶，而是天生具有创造性与建设性。罗杰斯认为，人性本质上是善良的，每个人都是独一无二的，向善而生。在适宜的环境中，人们自然会朝着自我实现的目标前进。他视人为理性的存在，能独立负责，追求积极生活，并具备自我引导能力，通过与他人的互动促进人格的健全发展，并不断挖掘自身的潜能，以实现自我成长。罗杰斯强调，尊重、信任和同理心的环境能促进人的成长和进步。他认为，自我实现是人的基本动力，自我压抑会导致负面情绪和心理冲突，而这些不能仅通过治标不治本的方法来解决。在治疗中，他主张将当事人视为完整个体，提供真诚和尊重的氛围，接纳当事人的感受。

—• 考试知识点总结 •—　　　　**—• 本章小结 •—**

—• 协和云课堂……　拓展练习及参考答案 •—

（强丽莉）

教学课件

第六章　康复心理治疗技术

学习目标

素质目标

（1）具备高度的职业责任感和敬业精神，能深刻认识到康复心理治疗工作对于患者康复的重要意义。

（2）能够始终以患者为中心，全心全意为患者服务，尊重患者的隐私和人格尊严。

知识目标

（1）掌握：放松训练、阳性强化法、理性情绪行为疗法的原理及治疗过程。

（2）熟悉：系统脱敏疗法、厌恶疗法、贝克认知疗法的原理及治疗过程；焦点解决短程疗法的主要方法。

（3）了解：满灌疗法、示范法的原理及治疗过程；支持性心理治疗、表达性心理治疗、家庭治疗和团体治疗的主要方法。

能力目标

能够根据不同康复患者的心理问题，选择适当的心理治疗方法并进行康复心理治疗。

案例导入

【案例】

患者，男，30岁。因一场严重的交通事故导致腿部骨折且伴有多处软组织损伤。经过手术治疗后，进入康复阶段。但他出现了明显的康复依从性差的问题，经常拒绝按照康复师的要求进行康复训练，情绪低落且对未来极为悲观，认为自己即使进行康复训练也无法恢复到以前的正常生活状态，甚至产生了放弃康复治疗的想法。

【问题】

如果你是康复治疗师，该怎么做？

·核心知识拆解·

随着医疗技术的进步，患者的生存率显著提高，但是许多患者在疾病康复过程中面临着心理问题。例如，在重大创伤（如交通事故导致肢体残疾）或慢性病（如脑卒中、脊髓损伤等）后，患者不仅身体功能受损，心理也会受到巨大冲击。他们可能会出现焦虑、抑郁、自卑、否认等情绪和心理障碍，这些心理问题反过来又会影响身体的康复进程。单纯的身体康复治疗已经不能满足患者的需求，因此康复心理治疗技术应运而生。

第一节　行为治疗

一、概述

行为治疗（behavior therapy，BT）是基于行为主义心理学理论发展起来的一种心理治疗方法，通过对个体行为进行系统的干预和改变，以达到改善心理问题和适应不良行为的目的。行为治疗的基本假设是，人的行为不管是适应性还是非适应性的，都是通过学习获得的，并可以通过学习改变或消除。它强调问题行为本身，而非探究行为背后的潜意识冲突。理论基础包括经典的条件反射、操作性条件反射及模仿学习的原理。

二、行为治疗的特点

1. 系统、可操作性强　行为治疗基于科学方法的原理与步骤，通过实验得到的学习原理被系统地用来帮助人们改变适应不良的行为。行为治疗强调对治疗的程序和方法进行精确的描述，以便治疗师正确实施这些程序和方法。同时通过实证的方法开展治疗，通过收集数据检验治疗目标的有效性和达成情况。

2. 不对行为的潜在动因进行假设　行为治疗会对患者当前的问题及对他们造成影响的因素加以处理，而不考虑心理问题与障碍背后是否存在更深层次的内部动因。

3. 关注外部环境因素的作用　行为理论认为，人的一切行为都是通过学习获得的，如果一个异常行为得以持续，环境中必然存在维持它的条件。行为治疗的工作就是分析哪些条件导致不适应行为的获得和维持，改变这些条件，从而对不适应行为加以矫正。

4. 患者需积极主动作出改变　在行为治疗中，学习与练习新的行为模式是核心内容，患者不能只是简单的谈论自身情况，而需要以实际行动引发改变。患者应该在治疗内外对自身的行为加以管理、学习，并运用所学的应对策略实践新的行为。

三、行为治疗的基本过程

（一）问题行为评估阶段

1. 确定目标行为 治疗师需要和患者一起，清晰地界定需要改变的行为。例如，对于一个有吸烟习惯的人，目标行为就是吸烟行为，包括每天吸烟的数量、在何种情境下容易吸烟（如饭后、工作压力大时等）等细节。

2. 收集资料 详细了解目标行为的频率、强度、持续时间等信息。例如，观察吸烟者每天大概吸多少支烟，每次吸烟间隔时间大概是多久。同时，还需要了解行为发生的前因后果，如在什么情绪下容易引发吸烟行为，吸烟之后周围人的反应等。

3. 建立基线水平 这是对目标行为在治疗开始前的一个量化记录。以吸烟为例，在开始戒烟治疗前，对吸烟者当前的吸烟状况进行量化记录。例如，记录患者在一周内每天的吸烟支数分别为22支、20支、18支、21支、19支、20支、23支，这组数据作为基线水平，用于后续对比戒烟治疗的效果。

（二）治疗方案制订阶段

1. 选择治疗方法 根据问题行为的性质和患者的具体情况，选择合适的行为治疗技术。如果是恐惧症，系统脱敏法是常用的方法；对于改变不良习惯（如吸烟），可以采用阳性强化法或厌恶疗法等。

2. 设定治疗目标 治疗目标应当是具体的、可测量的、可实现的、相关的和有时限的。例如，对于戒烟患者，目标可以设定为在一个月内将每天吸烟的支数减少到10支以下，三个月内完全停止吸烟。并且设定一个主观的评价指标，如吸烟欲望的强度（0～10分，0分为完全没有吸烟欲望，10分为吸烟欲望非常强烈），目标是在一个月内将吸烟欲望强度降低到4分以下。

3. 制订实施计划 详细规划治疗的步骤和进度安排。对于戒烟患者，可采用厌恶疗法和替代疗法相结合的方式。准备一小瓶氨水，当吸烟者有吸烟冲动时，先闻氨水味10秒，然后咀嚼一片戒烟口香糖。同时制订奖励计划，每成功控制一次吸烟冲动可以获得一个积分，积满10分就可以兑换一个小奖励，如一本喜欢的书。并且每周对吸烟情况进行总结回顾，根据进展调整计划。

（三）治疗实施阶段

1. 应用治疗技术 按照既定的治疗方案进行操作。以戒烟为例，在戒烟过程中，严格按照计划执行。当吸烟者在工作间隙想要吸烟时，他按照要求先闻氨水味，然后嚼口香糖。同时，家人和朋友也积极配合，在他成功控制吸烟冲动时给予肯定和鼓励，强化他的良好行为。

2. 调整治疗方案 在治疗过程中，根据患者的反应和治疗进展情况，灵活调整治疗方案。如果在治疗过程中，发现吸烟者对氨水味产生了适应，厌恶效果减弱。治疗师可以考虑更换厌恶刺激，比如换成苦味剂。或者发现替代疗法中的口香糖效果不佳，因为吸烟者不喜欢其味道，那就更换为其他的替代物，如薄荷含片。

3. 记录治疗过程和结果 记录每一次治疗的具体情况，包括使用的治疗方法、患者的行为变化等。这不仅有助于治疗师评估治疗效果，也为后续的研究提供了案例资料。如记录每一次吸烟者遇到吸烟冲动的情况，包括时间、地点、当时的情绪状态，以及采取的应对措施和最终是否吸烟。同时定期（如每周）总结吸烟支数的变化情况，与基线水平进行对比。

（四）效果评估阶段

1. 评估行为改变情况 将治疗后的行为表现与基线水平进行比较，判断目标行为是否得到改善。例如，经过一个月的治疗后，吸烟者的日吸烟量从之前的平均20支左右下降到了8支，吸烟欲望强度也从之前的7～8分降低到了3分左右，这表明戒烟治疗取得了一定的效果。

2. 评估治疗满意度 了解患者对治疗过程和结果的满意程度，这对于改进治疗方法和提高治疗质量很有帮助。例如，通过问卷调查或者访谈的方式，询问患者对治疗师的工作方式、治疗技术的有效性等方面的看法。

3. 判断是否需要进一步治疗 根据治疗效果和患者的需求，决定是否需要进行巩固治疗或者调整治疗目标开展新的治疗周期。如果吸烟者吸烟量有所减少，但仍然很难完全戒掉，并且自己有强烈的继续治疗的意愿，那么可以考虑进一步调整治疗方案，延长治疗时间或者增加治疗强度，如增加心理辅导等内容，帮助其彻底戒烟。

四、行为治疗的主要方法

（一）放松训练

放松训练是一种通过训练有意识地控制自身的心理生理活动，降低唤醒水平，改善机体紊乱功能的心理治疗方法。它基于身心相互作用原理，认为心理紧张会引发身体的不适，而身体的放松也能缓解心理压力。放松训练一般包括腹式呼吸放松法、想象放松法和渐进式肌肉放松法。

1. 腹式呼吸放松法

（1）定义：腹式呼吸放松法是一种通过呼吸调节来缓解紧张情绪的方法，是一种简单、易行的自我调节放松法，可以在任意时间、任意地点进行。腹式呼吸也称横膈膜呼吸，即常说的深呼吸。腹式呼吸一般包括三个步骤。第一步：吸气，缓而深，感受气流顺着气管、支气管到达肺部，膈肌收缩，横膈膜下降。第二步：屏气，在舒服的情况下尽可能多屏一会儿。第三步：呼气，缓而长，完全地放松。

（2）技术要点：深吸气时，一定要缓慢匀速地吸满，感受气体随着气管进入支气管，横膈膜下降，肚子自然而然鼓起；吸气后要屏气3～5秒；呼气时腹部收缩，感受把胸腔里的气体挤压出去。初学者可以将双手中指对齐放于小腹，吸气时肚子鼓起，两个中指自然分开；呼气时，缓而长，中指自然合并。可以总结为一句话：吸呼气各5秒，中间屏气尽量长。

（3）指导语：请听我的指导语然后去做三个腹式呼吸。第一个，缓而深吸气……吸足……吸满，1—2—3—4—5；屏住……3—2—1；缓而长呼气，1—2—3—4—5，在呼出气体的过程中完全地放松。第二个，缓而深吸气……吸足……吸满，1—2—3—4—5；屏住……3—2—1，缓而长呼气，1—2—3—4—5，在呼出气体的过程中完全地放松。第三个，缓而深吸气……吸足……吸满，1—2—3—4—5；屏住……3—2—1；缓而长呼气，1—2—3—4—5，在呼出气体的过程中完全地放松，放松就是当你感觉这样的呼吸节奏使你感到舒服的时候，可以进一步进行平稳的呼吸，要尽量做到深而大的呼吸，记得要用鼻子深吸气，直到不能吸为止。请保持3秒后，再缓缓地用嘴巴呼气，呼气的时候一定要把残留在肺里的气呼干净，同时头脑中可以想象，你所有的不快、烦恼、压力都随着每一次呼气将之慢慢地呼出了。我们再来练习几次……

（4）注意事项：在腹式呼吸的练习中，练习者一定要集中注意力，将意识全部放在腹式呼吸上。深呼吸时，练习者能感受到吸气时空气的凉爽，呼气时气体的温暖。一般来说吸气呼气算一次，连续做10～15次，练习者就会有一种放松的感觉。

2. 想象放松法

（1）定义：想象放松法又称美好场景放松法、意念训练，即通过想象个体经历过的或能想象到的让其最放松的场景，犹如身临其境，来达到放松的目的。

（2）技术要点：①最放松的场景，会因人而异，具有个体差异性，一般较多为海边、草原、高山和森林等。②利用多感觉通道放大放松体验：在想象过程中，可利用个体的多个感觉通道，如视觉、听觉、嗅觉、味觉、触觉、内感觉等强化身临其境的感受，从而达到放松的目的。

（3）指导语：放松情境以“森林”为例。请找一个安静舒适的地方坐下或躺下，让你的身体得到充分的支撑。闭上眼睛，深深地吸一口气，感受气息缓缓进入你的鼻腔，流经肺部，再缓缓呼出，带走身体的紧张与疲惫。现在，想象自己正置身于一个美丽而宁静的自然环境中。你站在一片郁郁葱葱的森林之中，阳光透过树叶的缝隙，洒下斑驳陆离的光影。微风轻拂，带来阵阵清新的空气和树叶的沙沙声，仿佛是大自然最悠扬的乐章。你脚下的土地柔软而坚实，每一步都让你感到安心与稳定。周围是各种各样的植物，它们以各自独特的方式生长着，展现出生命的活力与多样性。偶尔，一两只小鸟从枝头掠过，留下一串串清脆悦耳的鸣叫声，为这宁静的森林增添了几分生机。随着呼吸的深入，你感到自己的身体变得越来越轻盈，仿佛与周围的自然环境融为一体。所有的烦恼与压力都随着呼吸的节奏逐渐消散，取而代之的是内心的平静与安宁。现在，请允许自己完全沉浸在这个美好的环境中，感受大自然的恩赐与呵护。让心灵得到充分的休息与滋养，重新找回那份内在的宁静与力量。当你准备好时，可以慢慢地睁开眼睛，回到现实的世界。

（4）注意事项：放松的具体情境会有很大的个体差异性，要与患者充分沟通，量身定制最适合患者的指导语。情境最好是患者亲身经过的，从视、听、嗅、味、触多感觉强化和放大积极感受，达到身心放松的效果。

3. 渐进式肌肉放松法

（1）定义：渐进式肌肉放松法是一种通过对肌肉反复的紧—松循环练习，以促进肌肉放松和大脑皮质唤醒水平下降的一种放松方法。渐进式肌肉放松的本质是增强对肌肉的觉知，并依次达到比正常水平更深程度的躯体放松，从而引发自主神经系统的变化，以达到放松的目的。渐进式肌肉放松法是一种逐渐、有序使肌肉先紧张后放松的训练方法。

（2）技术要点：①找一个舒服的姿势，应在安静的环境中，光线不要太亮，尽量减少无关刺激。②放松的顺序一般是“手臂部—头部—躯干部—腿部”。③每一部分肌肉放松的5个步骤，即集中注意力、肌肉紧张、保持紧张、解除紧张和肌肉松弛。

（3）指导语：请你找一个安静、舒适、不受打扰的地方，躺下来或者坐好。轻轻地闭上眼睛，让自己的身体和心情慢慢平静下来。现在，把注意力都集中到自己的身上，抛开所有的烦恼和杂念，只专注当下的感觉。

首先，我们来感受一下手部的肌肉。请慢慢地握紧双拳，用力地握紧，感受手部肌肉的紧张，将力量集中在手指和手掌上，保持这个状态，体会这种紧绷感……坚持一会儿……好，现在慢慢地松开拳头，让双手自然地放松，彻底地放松，感受手部肌肉从紧张到松弛的变化，体会那种放松后的柔软和舒适。静静地感受一会儿……

接下来，是手臂的肌肉。请将双臂用力地弯曲，收紧肱二头肌，让手臂的肌肉变得坚硬起来，感受肌肉的紧张程度，保持这个姿势……坚持……好，现在慢慢地放下手臂，放松肌肉，让手臂自然下垂，感受手臂的重量，体会肌肉放松后的轻松感，享受这种放松的状态……

现在，把注意力转移到肩膀上。请将双肩向上耸起，尽量靠近耳朵，收紧肩部的肌肉，感受那种紧绷和拉伸的感觉，保持……坚持……好，现在缓缓地放下肩膀，让肩膀的肌肉完全放松，让它们自然地垂落，感受肩膀的沉重和放松，体验紧张与放松之间的差别……

然后，是颈部的肌肉。请轻轻地将头向后仰，拉伸颈部前方的肌肉，同时收紧颈部后方的肌肉，感受颈部肌肉的紧张……保持……好，现在慢慢地把头恢复到正常位置，放松颈部的肌肉，让头自然地垂下，感受颈部肌肉的松弛，体会放松带来的舒适感……

现在，我们来关注脸部的肌肉。请紧紧地皱起眉头，闭上眼睛，咬紧牙关，紧闭双唇，将脸部的肌肉都收缩起来，感受脸部的紧张……坚持……好，现在慢慢地放松眉头，睁开眼睛，松开牙关，让嘴唇自然地分开，感受脸部肌肉的松弛，体会脸上的轻松和舒展……

接着，把注意力放到胸部的肌肉。请深深地吸气，让胸部充满空气，扩张胸部的肌肉，感受胸部的紧张和饱满……保持……好，现在慢慢地呼气，放松胸部的肌肉，让胸部自然地回落，感受胸部肌肉的放松，体验呼吸带来的起伏和变化……

再将注意力转移到腹部的肌肉。请收紧腹部的肌肉，就像要把肚子里的气都挤出去一样，感受腹部肌肉的紧张……保持……好，现在慢慢地放松腹部，让腹部的肌肉完全松弛，感受腹部的柔软和放松……

现在，轮到背部的肌肉。请用力地挺直背部，收紧背部的肌肉，感受背部的坚硬和挺拔，保持……坚持……好，现在慢慢地放松背部，让背部自然地弯曲，感受背部肌肉的放松，体会背部的舒适和轻松……

接下来，是臀部的肌肉。请将臀部的肌肉用力夹紧，感受臀部肌肉的紧张……保持……好，现在慢慢地放松臀部，让臀部的肌肉自然地放松，感受臀部的沉重和放松……

然后，是大腿的肌肉。请伸直双腿，用力收紧大腿的肌肉，感受大腿肌肉的紧绷……保持……好，现在慢慢地放松大腿，让大腿的肌肉松弛下来，感受大腿的放松和舒适……

最后，是小腿和脚部的肌肉。请将双脚脚趾用力向上弯曲，同时收紧小腿的肌肉，感受小腿和脚部肌肉的紧张……保持……好，现在慢慢地放松脚趾，让脚趾自然地伸直，放松小腿的肌肉，感受脚部和小腿的完全放松，体会那种轻松和自在……

现在，你的整个身体都处于深度放松的状态。每一块肌肉都放松了，每一个细胞都放松了。你感到无比的平静和舒适，全身都充满了放松的感觉。在这种放松的状态中，好好地休息一会儿……享受这份宁静与放松……

当你准备好的时候，可以轻轻地活动一下手指和脚趾，慢慢地睁开眼睛，回到现实的世界。你会感到精神焕发，充满活力，以更好的状态去面对生活中的一切。

（4）注意事项：渐进肌肉放松可以配合腹式呼吸同时使用，如吸气时肌肉收缩，屏气时保持紧张，呼气时肌肉松弛，还可结合美好场景法，以达到最佳的放松效果。

（二）阳性强化法

阳性强化法是行为治疗中的一种重要方法，它是指通过给予或撤销某种刺激来增加某种期望行为出现的频率。简单来说，就是利用强化物（可以是奖励或者避免不愉快的情况）来塑造和巩固良好的行为。阳性强化法建立在操作条件反射理论基础上，通过强化，可塑造、保持、增强某种行为，也可减弱、消除某种行为。

1. 强化的分类

（1）正强化：正强化是指在行为之后呈现一个愉快刺激，从而使该行为的频率增加。这个愉快刺激被称为正强化物。例如，在学校里，当学生认真完成作业后，老师给予表扬或者一颗小五角星贴纸。表扬和贴纸对于学生来说是愉快的刺激，这种奖励会使学生认真完成作业的行为更有可能再次出现。其作用机制是通过给予个体想要的东西，满足其某种需求（如被认可的心理需求、对食物的生理需求等），让个体将这种愉快的感觉和之前的行为联系起来，进而促使个体更愿意去重复该行为。

（2）负强化：负强化是指通过消除或终止一个厌恶刺激，使行为的频率增加。例如，当你坐在一辆很吵的车里（厌恶刺激），你系上安全带后，车内的噪声（警报声）停止了。这种停止噪声的情况就是负强化，它会使你以后更愿意系安全带。其作用机制是个体为了避免或摆脱不愉快的体验，会主动作出某种行为，并且由于这种行为能够有效地消除厌恶刺激，所以该行为在未来出现的可能性就会增加。

2. 常用的技术

（1）代币法：代币法是一种通过使用象征强化物（代币）来奖励和塑造个体良好行为的行为矫正方法。这些代币可以是实物（如卡片、筹码）、积分或标记等，它们在一定条件下能够兑换成个体所期望的奖励或特权。如在儿童康复的过程中，可运用代币法奖励儿童正确的康复行为。

（2）消退法：消退法是指在行为矫正过程中，当个体出现不良行为时，不再给予其以往所获得的强化，从而使该行为逐渐减少或消失的方法。消退法就是通过停止对不良行为的强化，打破行为与强化之间的联系，使个体认识到该行为不再能带来预期的结果，进而减少这种行为。常用于处理儿童的不良行为，如发脾气、任性、攻击性行为等。

3. 实施步骤

（1）明确目标行为：在行为干预前，首先需要收集患者相关信息，找出希望增加或改善的具体行为。目标行为应具有具体化、可观察、可评估、可量化和可被强化等特征，否则难以操作。如对于糖尿病患者而言，每日饮食量过量和运动量不足可以作为目标行为。

（2）监控目标行为：在实施阳性强化法之前，需要对目标行为的现有水平进行观察和记录，包括行为发生的频率、强度、持续时间等，以了解该行为的初始状况。例如，糖尿病患者每日具体的食物组成及热量值、运动项目及消耗热量值、会影响饮食量和运动量的因素，以及过量饮食和少运动的行为对患者的获益点等；也可完成目标行为的功能分析。

（3）设计干预方案，明确阳性强化物：首先选择强化物，强化物要根据被治疗者的喜好和需求来确定，以确保其对被治疗者具有足够的吸引力和激励作用。其次确定强化物给予标准，即明确在何种情况下给予强化物，以及给予的数量和频率。

（4）实施强化：当目标行为出现后，要立即给予强化物，让被治疗者能够迅速将行为与奖励联系起来，强化行为与奖励之间的联结。不断激活和维持患者行为的动机，增强其自我效能感。一旦目标行为多次发生，可逐渐消除具体的强化物，采用社会性强化物或间歇强化物，防止对强化物脱敏。例如，患者出现饮食适量和积极运动的行为后，应就其进行及时强化，给予奖励，并逐步实现强化时间段内饮食适量和规律运动的目标行为与阳性强化物的结合，逐渐培养健康的饮食运动的行为习惯。在实施过程中，按照一个渐进的强化时间表来有序实施，更有利于患者积极行为的塑造；也可使用相关手机App，动态实时监控与反馈患者目标行为的实施。

（5）追踪评估：随着行为干预的实施，应不断发挥患者的主观能动性，让患者学会掌握和使用该方法，可进行周期性评估，最终实现患者的自我管理。

4. 注意事项

（1）目标行为单一具体：一般而言，目标行为应单一具体；如有多个目标行为要形成，可逐一进行。如果相关的目标行为有因果、关联，可与患者协商后统一考虑。

（2）阳性强化物的及时性：对目标行为的阳性强化时，强化物应在目标行为出现时及时给予，不可提前或错后；对目标行为的强化也要强度适当。

（3）强化物的减退：随着时间的进程，强化物可由物质刺激变为精神奖励，将目标行为固化为习惯后，最终可撤销强化物。

（4）阳性与惩罚的结合：阳性强化法实施中，一般是对积极行为给予正强化，对消极行为不予注意，不予强化，使其逐渐消退。也可和患者协商，对问题行为采用患者可接受适度惩罚的方法，在实施中也会有较好的效果。

（三）系统脱敏疗法

系统脱敏疗法由沃尔普所创立，其基本原理是当引起焦虑、恐惧的刺激物出现时，让身体放松来抑制焦虑、恐惧的反应，逐渐削弱直至最终切断刺激物与焦虑、恐惧的条件联系，即运用放松技术拮抗刺激引起的条件性焦虑（恐惧），其实质是一种交互抑制。

1. 治疗程序

（1）放松训练：让患者学习一种自我放松技术（通常为渐进式肌肉放松），每次训练30～40分钟，每日或隔日一次，一般要经过6～8次训练，直到当焦虑恐惧情境出现时能主动地运用自我放松来抗衡。患者首先在治疗室练习放松训练，后将其作为家庭作业在家练习。

（2）制订焦虑情境等级表：根据求助者的主观感受，将引发焦虑的情境按照从轻到重的顺序进行排列。通常采用0～100分的主观焦虑程度量表来量化，0分表示完全放松，100分表示极度焦虑。治疗师与患者一起划分引起患者焦虑恐惧的各个具体情境和主观体验程度，并由弱到强排列成等级次序表。如以社交焦虑为例，其焦虑情境等级表见表6-1。

（3）脱敏训练：让患者在放松的状态下，想象焦虑等级表中最轻的情境。如果患者在想象过程中感到焦虑，治疗师应立即引导其进行放松，待其恢复平静后，再次让其想象该情境，如此反复，直到患者能够在想象中清晰地呈现该情境且不再感到焦虑或仅有轻微焦虑为止。然后，按照焦虑等级表的顺序，依次让患者想象下一个情境，重复上述过程，直到患者能够想象最高等级的情境而不感到焦虑。在脱敏之间或脱敏之后，将新建立的反应迁移到现实生活中，亲身经历即现场脱敏，不断练习，巩固疗效。脱敏过程需要8～10次，每日1次或隔日1次，每次30～40分钟。

2. 适用范围 系统脱敏疗法主要用于治疗恐惧症、焦虑症、强迫症及创伤后应激障碍。治疗次数因人而异，一般需要6～10次，早期治疗安排尽量连续密集，可每日一次或隔日一次，每次40～60分钟。

表6-1 社交焦虑者的焦虑情境等级表

情境等级	社交情境描述	主观体验程度/分
1	独自在安静且人少的公园长椅上休息，周围偶尔有人路过，但无须互动	10
2	在小区里与熟悉的邻居简单打个招呼，不进行深入交谈	20
3	参加小型家庭聚会，且人数在5～8人，偶尔被要求说几句话	30
4	在超市购物时向店员询问商品位置并进行简短交流	35
5	与不太熟悉的同事在工作场合进行3～5分钟关于工作任务的讨论	45
6	参加朋友组织的中等规模聚会，人数10～15人，需要主动与几个人进行简单社交互动，如交换联系方式等	55
7	在工作小组汇报中，进行5～10分钟的发言，面对10～15名听众	65
8	参加行业研讨会，与陌生人进行10～15分钟的交流，涉及专业话题探讨并尝试建立初步联系	75
9	作为嘉宾在30～50人的社交活动中被邀请上台进行15～20分钟的分享，需要回答一些听众的提问	85
10	在大型社交场合（如100人以上的商务晚宴或社交舞会）中，主动与多位陌生人进行深度社交互动，包括跳舞、深入交谈等，并成为众人关注的焦点之一	95

3. 注意事项

（1）放松训练是系统脱敏疗法的重要组成部分，其效果直接影响治疗的成败。在实施脱敏之前，必须确保患者熟练掌握至少一种有效的放松方法。

（2）恐惧层级的划分不宜过大，也不宜过于琐碎，一般为5～10级为宜。这有助于逐级进行放松脱敏训练，避免急于求成造成挫败，要确保在每一层级达到比较深度的肌肉放松。

（3）现实训练是治疗最关键的地方，仍然从最低级开始至最高级，逐级放松。

▶知识拓展

沃尔普开创系统脱敏法

沃尔普作为著名的行为治疗心理学家，他与猫进行的实验在行为治疗发展历程中具有重要意义。他把猫关在一个会对猫施加电击的实验装置中，猫在受到电击后会产生强烈的恐惧和焦虑反应。经过一段时间，猫只要被放进这个实验装置，即便还没有受到电击，也会出现恐惧行为，这就形成了实验性神经症。

随后，沃尔普想了个办法来克服猫的“症状”。他把猫喜欢的食物放在离实验装置比较远的地方，猫为了吃到食物，不得不逐渐靠近实验装置。由于食物对猫是一种具有吸引力的刺激，在这个过程中，猫的恐惧反应逐渐被这种愉快的进食体验所抑制。通过一系列逐步接近恐惧源的操作，猫最终能够在实验装置旁边甚至在装置内进食，而不再表现出恐惧行为，这证明了系统脱敏法在消除焦虑和恐惧反应方面的有效性。

（四）满灌疗法

满灌疗法又称冲击疗法。不同于系统脱敏疗法的逐级脱敏，该方法将患者置身于最为强烈的焦虑情境或想象的情境中，不允许患者逃避并保持一段时间，达到消除患者对某刺激的焦虑或恐惧反应的目的。原理是只要持久地让患者暴露在惊恐因素面前，惊恐反应也会自行耗尽，即消退性抑制。

注意事项：满灌疗法对于某些患者常难以接受，也可能出现强烈反应而导致意外事件发生，如心肌梗死、脑梗死、肺梗死、昏厥等。因此，运用满灌疗法时应慎重，一般是其他心理治疗方法都失败后才考虑此方法。

（五）厌恶疗法

厌恶疗法是一种行为治疗技术，其基本原理是将欲戒除的目标行为（不良行为）与某种不愉快的或惩罚性的刺激结合起来，通过反复呈现这种组合，使患者对目标行为产生厌恶或不愉快的情绪体验，从而达到减少或消除目标行为的目的。

1. 治疗过程

（1）确定目标行为和厌恶刺激：①明确需要改变的不良行为，如吸烟、酗酒、过度进食、咬指甲、强迫行为等。以吸烟为例，目标行为就是吸烟这个动作及与之相关的寻找香烟、点燃香烟等一系列行为。②选择能够引起患者明显厌恶情绪的刺激。常见的厌恶刺激有物理刺激、化学刺激和想象刺激。物理刺激如电击，不过这种方法由于可能对患者造成伤害，现在较少使用；化学刺激包括使用催吐剂，如在治疗酗酒时，让患者服用一种会引起呕吐的药物，当患者饮酒后就会呕吐，从而将饮酒行为和呕吐这种不愉快的感觉联系起来；想象刺激是让患者在脑海中想象令人厌恶的场景，如对于有强迫性偷窃行为的人，让其想象自己被抓后受到法律制裁、名誉扫地的场景。

（2）实施治疗：将目标行为和厌恶刺激进行配对。在治疗过程中，每当目标行为出现或者即将出现时，就给予厌恶刺激。以咬指甲为例，患者手上可以佩戴一个橡皮筋，每当他有咬指甲的冲动或者开始咬指甲时，就用橡皮筋弹自己的手腕，产生疼痛的感觉，经过多次重复，使患者将咬指甲的行为和手腕的疼痛联系起来。对于吸烟行为，除使用药物催吐外，还可以使用快速吸烟法，即让患者短时间内大量吸烟，直到产生恶心、头晕等不适反应，让吸烟行为和这些难受的身体反应建立联系。

治疗的时间和频率要根据目标行为的严重程度和患者的耐受情况来确定。一般来说，需要进行多次治疗，并且每次治疗的时间间隔要适当，以保证患者能够充分地将不良行为和厌恶刺激联系起来。

2. 适用范围 厌恶疗法主要适用于成瘾行为，如吸烟、酗酒、药物成瘾；性心理障碍，如露阴癖、恋物癖；还有不良习惯和强迫行为，如咬指甲、强迫性洗手等。通过建立不良行为和厌恶刺激的联系来矫正行为。

3. 注意事项

（1）患者的知情同意：在使用厌恶疗法之前，必须向患者详细说明治疗的过程、原理、可能出现的不适反应等，获得患者的明确同意。因为厌恶疗法会给患者带来一定的痛苦和不适，所以患者的自愿参与是非常重要的。

（2）厌恶刺激的选择和强度：厌恶刺激的选择要根据患者的具体情况，确保其有效性和安全性。刺激强度不能过大，以免对患者造成伤害或导致患者过度抗拒治疗；但也不能过小，否则无法达到使患者产生厌恶情绪的效果。例如，在使用橡皮筋弹手腕的方法时，弹的力度要适中，既要让患者感到疼痛，又不能引起皮肤损伤。

（3）伦理问题：厌恶疗法可能会引发一些伦理争议，因为它涉及对患者施加不愉快的刺激。因此治疗师在使用这种方法时，必须严格遵循伦理原则，确保治疗是为了患者的最大利益，并且没有其他更温和有效的治疗方法可供选择。

（4）治疗后的巩固和支持：厌恶疗法结束后，患者可能会出现复发的情况。所以需要为患者提供后续的巩固治疗和支持，例如，通过行为训练、心理辅导等方式，帮助患者维持治疗效果，防止不良行为再次出现。

（六）示范法

示范法主要是通过让患者观察榜样（可以是治疗师、其他人或者视频中的人物）的良好行为及其行为后果，来帮助患者学习和建立新的适应性行为，或者减少不良行为。

1. 榜样的选择与呈现方式 榜样应该具有与患者相似的特征，或者在相关行为领域具有权威性和可信度。例如，对于儿童社交技能训练，选择年龄相仿、社交能力较强的孩子作为榜样；对于成年人职业技能的学习，行业内的专家或资深人士则是合适的榜样。

榜样行为可以通过现场示范、视频播放或者角色扮演等多种方式呈现。现场示范就是榜样直接在患者面前展示行为，如在对康复患者进行康复训练时，治疗师首先进行活动示范；视频播放则是利用录制好的含有榜样行为的视频资料；角色扮演是让患者和榜样一起模拟某种情境下的行为，比如模拟求职面试场景来学习面试技巧。

2. 治疗过程

（1）观察阶段：患者仔细观察榜样的行为表现、行为细节及行为所带来的积极结果。例如，在治疗儿童的攻击性行为时，让儿童观察其他孩子在遇到冲突时用语言沟通而非武力解决问题的场景，包括观察他们的表情、说话的语气和肢体动作等细节。

（2）模仿阶段：患者尝试模仿榜样的行为。在上述例子中，当儿童遇到类似的冲突情境时，鼓励他们按照之前观察到的方式，用语言来表达自己的想法和感受。治疗师在这个过程中提供指导和反馈，帮助患者更好地模仿。

（3）强化阶段：当患者成功模仿榜样的行为时，给予适当的强化，以增加该行为再次出现的可能性。强化可以是赞美、奖励或者其他积极的反馈。例如，当儿童成功用语言沟通解决冲突后，给予小贴纸或者口头表扬，强化他们这种非攻击性行为。

3. 适用范围　示范法被广泛应用于行为塑造，也可用于治疗恐惧症、焦虑症等心理障碍。

4. 注意事项

（1）榜样的合适与否直接影响示范法的效果，应选择与学习者在年龄、性别、社会背景、兴趣爱好等方面具有相似性的榜样，这样学习者更容易产生认同感和模仿的意愿。

（2）示范行为发生的环境对学习者的学习效果也有影响，应尽量创造一个与学习者实际生活环境相似的示范情境，这样学习者更容易将所学行为迁移到实际生活中。

（3）在运用示范法时，要严格遵守伦理道德规范，确保榜样的权益得到保护，不得侵犯他们的隐私和肖像权等。

第二节　认知行为疗法

一、概述

认知行为疗法（cognitive-behavioral therapy，CBT）是一种心理治疗方法，它整合了认知疗法和行为疗法的原理和技术。重点关注个体的思维（认知）、情绪和行为之间的相互关系，通过改变不良的思维模式和行为习惯，缓解心理障碍和促进心理健康。

20世纪50年代，美国心理学家艾利斯提出了理性情绪行为疗法（rational emotive behavior therapy，REBT），认为个体的不良情绪不是由诱发事件，而是对事件的评价所导致。这种观点当时并没有引起心理学界的注意。20世纪60年代，随着心理学家贝克采用认知疗法治疗抑郁症并获得成功后，认知疗法开始受到人们的关注。当时，行为治疗也开始发生转变，人们越来越多地发现行为主义理论难以解释所有人类的行为，且用单纯的行为治疗难以达到较好效果，行为治疗学家也开始注意到个体内隐的思维过程对行为的影响。两种治疗观点不谋而合，于70年代发展成为认知行为疗法。

二、理性情绪行为疗法

（一）概述

1. 理论基础　基于ABC理论，A代表诱发事件（activating events），B代表个体对事件的信念和评价（beliefs），C代表情绪和行为后果（consequences）。该理论强调并非事件A直接导致结果C，而是个体的信念B在其中起关键作用。例如，同样是考试失利（A），认为“一次失败代表永远不行”（B）的人会感到极度沮丧（C），而认为“失败是成功之母，能从中吸取经验”（B）的人则可能更积极面对（C）。

2. 治疗目标　帮助患者识别和改变不合理信念，以理性信念取代之，从而减少负面情绪和不良行为，促进情绪和行为的健康发展，提升心理适应能力和生活质量。治疗的核心是对不合理信念加以驳斥和辩论（disputing），使之转变为合理的信念，最终达到新的情绪及行为治疗效果（effects）。这样，原来的ABC理论就进一步扩展为A→B→C→D→E的治疗模型。

（二）常用技术

微课：
与不合理
信念辩论

1. 与不合理信念辩论 是合理情绪疗法最常用最具特色的方法，又称苏格拉底的辩证法、“产婆术”的辩论技术。

（1）识别不合理信念：首先要引导个体从自身的情绪和行为问题出发，探寻背后隐藏的信念。常见的不合理信念包括绝对化要求（如“我必须在所有事情上都成功”）、过分概括化（如“我这次失败了，就意味着我永远是个失败者”）和糟糕至极（如“这件事搞砸了，我的人生就完了”）等。例如，一个学生因一次考试成绩不理想而极度沮丧，可能其背后的不合理信念是“我每次考试都必须得高分，否则我就是个没用的学生”。

（2）运用辩论技巧：治疗师通常采用苏格拉底式提问来与个体展开辩论。比如“有什么证据支持你这个想法？”“有没有其他可能的解释或观点？”“如果这件事没有按照你想的那样发展，真的会那么可怕吗？”继续以上述学生为例，治疗师可能会问“有什么证据表明一次考试没考好你就是没用的学生呢？”通过这样的提问促使个体反思自己信念的不合理性。同时，治疗师也会引导个体进行自我辩论，让其自己思考并回答这些问题，增强其对不合理信念的洞察力。

（3）构建合理信念：在辩论过程中，帮助个体认识到不合理信念的不合理之处后，进一步引导其构建合理的替代信念。对于前面案例中的学生，可以帮助他形成“一次考试成绩不能代表我的全部能力，我可以从这次失败中吸取经验，下次做得更好”的合理信念。然后鼓励个体在日常生活中不断强化这些新的合理信念，通过实际行动和积极的自我对话来巩固，从而改变原有的情绪和行为反应，减少负面情绪和不良行为的发生。

2. 合理情绪想象技术 指在治疗师的指导下，帮助患者进行想象的技术。具体分为三步：①让患者在想象中进入产生过不适当的情绪反应或自感最受不了的情境之中，并体验在此种情境下的强烈情绪反应。②帮助患者改变这种不适当的情绪反应并体会适度的情绪反应。③停止想象，让患者讲述他是如何想的，情绪有哪些变化。对患者情绪和观念的积极转变，治疗师应及时给予强化，并补充其他相关的合理信念。

3. 认知家庭作业 它实际上是治疗师和患者之间会谈的延伸，即让患者在完成作业的过程中，更好地掌握会谈中的内容，并学会和自己不合理的信念进行辩论。主要形式有合理情绪治疗自助量表（RET self-help form）（图6-1），实际上是患者自己进行ABCDE工作的过程；合理的自我分析（rational self-analysis，RSA），与RET自助表基本类似，也是要求患者报告ABCDE各项，但报告重点要以D即与不合理信念的辩论为主。

（三）治疗过程

1. 心理诊断阶段（ABC模型的识别）

（1）首先治疗师要与患者建立良好的关系，帮助患者建立自信心。

（2）明确诱发事件（A）：治疗师首先要和患者一起确定引发情绪和行为问题的具体事件。例如，在案例导入中，严重交通事故导致腿部骨折及多处软组织损伤，术后进入康复阶段且面临康复训练要求，就是诱发事件A。

（A）诱发事件（紧临我感到情绪困扰或产生自损行动之前发生的事件、思想或感受）：
（C）后果或情况（在我身上出现的，也是我想要改变的情绪困扰或自损行为）：
（B）信念［导致我产生情绪困扰或自损行为的非理性信念（IBs）］：（圈出所有你应用于诱发事件的IBs）
（D）辩论（与每一圈出的非理性信念辩论）：如“为什么我必须干得非常棒？”“哪儿写着我是个笨蛋？”“何以证明我必须受人赞赏？”
（E）有效的理性信念［取代非理性信念的理性信念（RBs）］：如“我希望干得很棒，但并非如此不可。”“我是个行动有些差劲的人，但我这个人不是笨蛋。”“尽管我喜欢受人赞赏，但没有理由必须如此。”

1.我必须干得棒或非常棒！ 2.如果我做事蠢笨，我就是个笨蛋或一无是处的人。 3.我必须受到我看中的人的赞赏。 4.如果我被人拒绝，我一定是个不好的，不可爱的人。 5.为什么老天总是待我不公平，总是不满足我的要求！ 6.老天一定要惩罚那些无德的人，否则就没有天理良心。 7.人绝不能辜负我的期望，否则就太可怕了。 8.我的生活为什么就不能够一帆风顺，没有麻烦呢？	9.对真正糟糕的事和难以相处的人，我不能忍受。 10.当遇到重大的不顺心的事时，那是极其糟糕可怕的。 11.生活中若遇到的确不公平的事，我不能忍受。 12.我必得被我看中的人所爱。 13.我必须总是心想事成，否则就必然要感到痛苦伤心。 补充的非理性信念： 14. 15. 16. ……

（F）感受和行为（我获得了自己的理性信念之后感受到的）：
备注：我将在大量场合作出很大努力，有力地对自己重复我的有效理性信念，这样我就能使自己在现在减轻情绪困扰，在将来减少自损行为。

图6-1 RET自助量表

（3）找出情绪和行为后果（C）：了解患者在事件发生后的情绪反应（如愤怒、悲伤、焦虑等）和行为表现（如回避、攻击、退缩等）。在案例导入中，患者情绪低落，对康复前景悲观，拒绝按要求进行康复训练，产生放弃康复治疗的想法，就是后果C。

（4）挖掘不合理信念（B）：这是此阶段的重点。治疗师帮助患者识别隐藏在情绪和行为后果背后的不合理信念。这些信念通常是绝对化、过分概括化或糟糕至极的。如案例导入中的患者可能存在“我即使康复训练也不能恢复到以前正常生活，康复是无用的”“我是个倒霉的人，遭遇这场事故就注定后半辈子都要残疾了”等绝对化、糟糕至极的信念。

2. 领悟阶段（认识不合理信念的影响）

（1）解释ABC之间的关系：治疗师向患者详细解释情绪和行为后果（C）不是直接由诱发事件（A）引起的，而是由不合理信念（B）导致的。通过具体的例子和逻辑分析，让患者理解这一关系。例如，治疗师可以对比不同的信念会如何导致不同的情绪和行为后果。如果患者能够换一种信念，如“康复训练虽然艰难，但每一步都可能让我离恢复更近”，那么情绪和行为反应可能会更加积极。

（2）使患者认识到自己的情绪和行为问题是自己造成的。帮助患者意识到他们的情绪困扰和不良行为是自己不合理信念的结果，而不是外界事件本身。这有助于患者从被动的受害者心态转变为主动改变的心态，认识到自己对情绪和行为有控制的能力。

（3）使患者认识到只有纠正不合理信念，才能减轻或消除目前存在的症状。

3. 修通阶段（驳斥不合理信念并建立新信念）

（1）与不合理信念辩论（D）：治疗师采用质疑式或夸大式提问来挑战和驳斥患者的不合理信念，如“你凭什么认为康复训练就一定不能让你恢复正常生活？有什么证据支持这个观点呢？”

（2）布置家庭作业（E）：为了巩固在治疗过程中对不合理信念的驳斥，治疗师会给患者布置家庭作业。作业内容可以是RSA，或者进行一些行为实验来验证新的合理信念。例如，要求患者记录自己每次产生放弃想法时的情境、想法和情绪，然后按照治疗师教的方法进行自我辩论，同时让他采访一些有类似康复经历且恢复良好的人，了解他们的过程和心态。

（3）建立新的合理信念（F）：在驳斥不合理信念的过程中，帮助患者建立新的、合理的信念。这些新信念应该是基于现实、灵活的、能够促进积极情绪和行为的。例如，患者建立了如“康复训练是恢复正常生活的有效途径，我只要坚持就有希望改善状况”“虽然遭遇事故，但我仍有机会通过努力重新掌控自己的生活”这样的新信念，并且通过反复实践和强化，使其逐渐替代原来的不合理信念。

4. 再教育阶段（巩固新信念并应用于生活）

（1）巩固新信念：通过回顾治疗过程、总结经验教训等方式，帮助患者进一步巩固新建立的合理信念。治疗师可以和患者一起回顾之前识别的不合理信念、辩论的过程及新信念带来的积极变化，强化患者对新信念的认同。例如，在回顾中患者发现自从改变了对康复训练的信念后，自己的抱怨少了很多，更能投入训练中。

（2）将新信念应用于生活的其他方面：鼓励患者将新的思维方式和合理信念应用到生活的其他场景中，以应对类似的情绪和行为问题。比如，引导患者把这种面对困难不轻易放弃、相信努力会有改变的信念应用到其他生活场景，如处理人际关系、应对未来可能的挫折等，让他能更全面地以积极心态面对生活。

三、贝克认知疗法

（一）概述和关键概念

1. 概述 贝克的认知疗法与REBT相似，都是帮助患者以合理的信念代替不合理的信念，从而最大限度地减少不合理的信念给情绪带来的不良影响。贝克的认知疗法让患者把信念视作假设性的命题，然后让患者通过收集反驳或支持的证据来检验假设的正确性。与之相反，REBT主要依靠直接的指导、说服和逻辑辩论来挑战扭曲的信念。

2. 关键概念

（1）自动思维：这是贝克认知疗法中的一个重要概念。自动思维是个体在面对特定情境时，自然而然地、几乎不假思索地出现的想法。这些想法通常是简短的、一闪而过的，但却对情绪和行为产生重要影响。例如，一个患有抑郁症的人看到阴天，可能会自动产生“这天气让人心情更压抑了，我的生活真是毫无希望”的想法。自动思维可能是合理的，也可能是不合理的。治疗师的工作之一就是帮助患者识别这些自动思维。

（2）中间信念：介于自动思维和核心信念之间，是一种规则、态度或者假设。例如，“如果我不能在工作中表现完美，我就会被解雇”。中间信念往往会影响自动思维的产生，并且与个体的行为策略密切相关。

（3）核心信念：这是个体关于自己、他人和世界最基本的、根深蒂固的观念。核心信念通常在童年时期开始形成，并且在生活经验的影响下不断巩固。例如，“我是无能的”“别人是不可信的”“世界是危险的”等。核心信念会通过中间信念和自动思维来影响个体的情绪和行为。

▶**知识拓展**

常见的认知歪曲类型

贝克认为对于有情绪障碍的人们来说，在他们的自动思维中有一些认知歪曲，常见的有以下几种。

1. 任意推断　指在缺乏证据或者证据不足的情况下就草率地作出结论。如一个人看到朋友路过却没和自己打招呼，就立刻推断朋友讨厌自己。

2. 选择性概括　指个体根据个别细节而不考虑其他相关信息，就对整个事件作出结论。如一个学生在一次考试中有几道题做错了，从而认为自己学习能力很差。

3. 过度引申　指由一个偶然的事件，就得出一种极端的、普遍性的结论。例如，一个人在一次求职面试中失败了，就认为自己永远也找不到工作了。

4. 夸大和缩小　指用一种比实际上大或小的意义来感知一件事情。例如，一个人在演讲时犯了一个小错误，就觉得这个错误会毁掉整个演讲，大家都会嘲笑他；而当他取得了一些成绩时，却觉得这只是运气好，自己其实并没有什么真本事，这是缩小成就。

5. 个性化　指个体将外界发生的与自己无关的事件都归因于自己。例如，“父母离婚都是我的错，是我给他们带来了不幸”。

6. 贴标签　是指根据某个缺点或者错误，就给自己或者他人贴上一个固定的、全面的标签。例如，一个人因为一次考试没考好，就给自己贴上“我是个笨蛋”的标签。

7. 极端思维　即非黑即白，非好即坏。例如，“我必须是完美无缺的，否则是一个失败的人”。

（二）常用技术

1. 识别自动化思维的技术

（1）提问法：治疗师通过有针对性的提问，帮助患者识别自动思维。例如，在患者描述一个情绪事件后，治疗师问：“在那种情况下，你脑海里最先出现的想法是什么？”或者“当你开始感到焦虑（或其他情绪）的时候，你对自己说了什么？”例如，患者讲述在工作会议上被领导提问就感到紧张，治疗师可以问：“领导提问的那一刻，你心里想的是什么？”患者可能回答：“我想我肯定回答不好，会被大家笑话。”

（2）想象法：让患者想象一个情绪引发的场景，在想象过程中捕捉自动思维。例如，对于一个有考试焦虑的学生，治疗师让他想象自己走进考场，坐在座位上等待考试开始的场景，然后问："在这个想象的场景中，你现在脑海里出现了什么想法？"学生可能会说："我想我肯定会有很多题不会做，这次考试又要考砸了。"

（3）情绪回顾法：引导患者回忆产生强烈情绪的情境，然后慢慢回想当时的想法。例如，患者提到上周和朋友吵架后很伤心，治疗师问："在你感到最伤心的时候，你心里在想什么？是觉得朋友不理解你，还是担心友谊破裂之类的想法？"

（4）记录思维：即指导患者记录对事件作出反应时出现在头脑中的想法是什么，从而帮助患者发现自己的自动思维模式。校正自动思维最常用的是记录思维改变，见表6-2。

表6-2　功能不良性思维记录表（DTR表）

情境	自动化思维	情绪、生理、行为反应	替代思维	结果
1. 发生什么事件、出现什么想法、白日梦或回忆之后你感到不愉快、伤心或有其他烦恼 2. 你处在什么环境下感到不愉快、伤心或有其他烦恼 3. 你觉察身体有什么不舒服后感到不愉快、伤心或有其他烦恼	1. 你脑子里有什么想法或图像出现 2. 当时你对每个想法或图像的相信程度有多少（0～100分）	1. 当时你有什么情绪反应（悲伤/焦虑/愤怒等） 2. 每个情绪反应的强烈程度是多少（0～100分） 3. 你有什么生理或行为反应	1. 你的自动化思维属于哪类歪曲认知 2. 构想出一个更合理的想法来替换自动化思维 3. 你对每种替代思维的相信程度是多少（0～100分）	1. 现在你对第三列自动化思维的相信程度是多少（0～100分） 2. 你现在有什么情绪、生理反应？情绪强度是多少（0～100分） 3. 你原来情绪反应的强度变成多少（0～100分） 4. 你会做什么（你的行为会有什么不同）

2. 识别中间信念和核心信念的技术

（1）苏格拉底式提问：详见本节"理性情绪行为疗法"。

（2）向下箭头技术：从自动思维开始，通过不断追问"如果那是真的，对你意味着什么？"来挖掘核心信念。例如，患者的自动思维是"我这次演讲肯定会忘词"。

治疗师："如果你忘词了，对你意味着什么？"

患者："大家会觉得我很笨。"

治疗师："如果大家觉得你很笨，又意味着什么？"

患者可能回答："那我就是一个没有价值的人。"

这样就挖掘出了核心信念"我是没有价值的"。

（3）行为实验法：通过设计行为实验来揭示中间信念和核心信念。例如，患者有一个中间信念是"如果我向别人求助，别人就会拒绝我并讨厌我"。治疗师可以设计一个实验，让患者向几个人求助，观察别人的真实反应。通过实验，患者可能会发现自己的信念并不完全正确，从而进一步思考和调整信念。

3. 检验和挑战不合理信念的技术

（1）逻辑分析：帮助患者分析信念中的逻辑错误。例如，患者有"我这次考试没考好，我就永远都不会成功了"的信念。治疗师可以和患者一起分析这个信念的逻辑问题，指出一次考试成绩并不能决定一生的成功，这是一种过度概括的错误。

（2）证据收集：让患者收集支持和反对不合理信念的证据。例如，对于“我是一个不受欢迎的人”这个信念，治疗师让患者列出所有能证明自己受欢迎的证据（如有人邀请自己参加活动、收到朋友的礼物等）和不受欢迎的证据（如某次被人冷落），通过比较证据的多少和质量，来挑战不合理信念。

（3）角色扮演：通过角色扮演来检验信念。例如，患者有“如果我表达不同意见，别人就会讨厌我”的信念。治疗师和患者进行角色扮演，模拟一个需要表达不同意见的场景，然后观察“别人”（治疗师扮演）的反应，从而检验信念的真实性。

4. 替代不合理信念的技术

（1）认知重建：帮助患者用合理的信念替代不合理的信念。例如，将“我必须得到所有人的认可，否则我就是个失败者”替换为“我不可能让所有人都认可我，我只需要关注那些真正重要的人的看法，并且相信自己的价值”。治疗师通过解释、举例等方式让患者理解和接受新的信念。

（2）积极的自我对话：鼓励患者进行积极的自我对话，改变内心的语言。例如，当患者面对困难任务时，从原来的“我肯定做不好”转变为“我可以尝试一下，即使做不好也没关系，我能从中学到东西”。治疗师可以让患者写下来并反复练习这些积极的自我对话语句。

第三节 其他治疗技术

一、支持性心理治疗

（一）概述

支持性心理治疗的狭义定义是一种基于心理动力学理论，利用诸如建议、劝告和鼓励等方式来对心理严重受损的患者进行治疗。治疗师的目标是维护或提升患者的自尊感，尽可能减少症状的反复并提高患者的适应能力。治疗师需要检查患者的人际关系、情绪或者行为的过去和当前模式。通过对患者的直接观察而支持患者的防御（平常应对困难处境的方式），减轻患者的焦虑，增加患者的适应能力。通过对患者进行劝解、疏导、安慰、解释、鼓励等，给予患者情感上的支持，进行适当的保证，引发其对未来的希望。

（二）常见方法

1. 倾听与共情 治疗师专注倾听患者的倾诉，不打断、不评判，全力理解其内心感受与经历，并通过言语、表情和肢体语言表达共情。例如，患者讲述工作中的挫折时，治疗师微微前倾身体，目光专注，适时点头回应，轻声说“听起来你真的很不容易，我能理解你的感受”，让患者感受到被接纳与理解，从而建立信任关系，鼓励其畅所欲言。

2. 解释与指导 依据专业知识与经验，治疗师用通俗易懂的语言向患者阐释其心理问题的本质、成因与可能的发展趋势，并提供应对问题的具体建议和方法。如对因考试焦虑的学生，解释焦虑产生的心理机制，指导其运用深呼吸放松法和积极的自我暗示来缓解焦虑，像在考试前默念“我已经做好准备，一定能发挥出自己的水平”。

3. 鼓励与安慰 当患者面临困难与挫折时，治疗师及时给予鼓励，肯定其努力与进步，增强其自信心与应对能力。同时，在患者情绪低落时提供安慰，让其感受到温暖与支持。比如，对正在康复中的抑郁症患者说“你这段时间积极配合治疗，已经取得了很大的进步，继续坚持下去，一定会越来越好的”。

4. 保证与支持 在适当的时候，治疗师向患者作出合理保证，消除其不必要的担忧与恐惧。例如，向担心疾病预后的患者保证“只要你按照医生的建议积极治疗和康复训练，病情是可以得到有效控制和改善的”，使患者获得心理上的安全感，更积极地投入治疗与康复过程。

二、焦点解决短程疗法

（一）概述

焦点解决短程疗法（solution-focused brief therapy，SFBT）是一种目标导向的、关注未来的治疗方法。它把焦点放在如何解决问题，而不是探究原因或问题本身，强调患者正向积极的改变，用正向的、朝向未来目标解决的积极观点来促成改变的发生。

（二）基本观点

1. 事出不一定有因 传统心理咨询理论认为一切心理问题或疾病都有其内在的原因，对因下药才能达到治标治本的效果。SFBT认为与其在咨询中耗费时间去寻找原因，不如直接指向目标，尽快寻找解决之道。因此SFBT更注重现在和未来，强调找到可行的解决方法而不是寻找问题，治疗的核心任务是帮助患者想象他期望的情形会发生什么样的变化、有什么不同、问题想得到解决的必要条件是什么。

2.“问题症状”也具有正向功能 问题的存在未必只呈现出病症或弱点，也存在正向功能，主要表现在引起注意、预防此类问题再发生、坏事变好事、症状背后的内在动因往往是正向的等。SFBT强调不仅要看到问题的症状，更要看到其背后的正向功能，以求采取更好的解决方法，同时又能保留其正向的期待。

3. 患者是解决自身问题的专家 SFBT认为患者有能力自己解决问题，相信患者本身具备所有改变现状的资源，治疗师需要做的就是利用患者本身的资源达到改变自身的目标，提供机会让患者积极发现可以带来改变的线索。患者是自身问题的专家，治疗师的任务只是“引发”患者运用自己的能力和经验去产生改变。

4. 凡事都有例外 SFBT认为凡事都有例外，只要有例外发生，就能从中找到解决的方法。治疗师帮助患者关注问题的例外情况，或者他们以往成功的案例，通过探索这种例外将希望传达给患者。例外可以是问题严重程度比较轻微的情况，或假设问题已经解决时采用的解决方法或行动。

5. 滚雪球效应 SFBT认为小的目标可以带动患者解决问题的信心与动机，重视治疗师如何引导患者看到小改变的存在和价值，进而帮助患者从一个小改变开始带动另一个小改变，小改变的发生与持续逐渐积累成大改变，最终使问题获得解决。

（三）常用技术

1. 预设性询问 预设性询问是建构解决问题导向的一种提问方式。治疗师常用一些暗示性言语以影响、改变患者的想法，引导其向积极、正向和解决问题的方向思考。典型例句有“面对这样的事情，你想我可以帮你什么?”“你希望自己有什么样的身体状况?”“你今天来这里，想收获些什么?”

2. 刻度化询问 也称评分技术，是利用数值（通常为0～10）协助患者将一些抽象的、难以用语言形容的体验等以具体、形象的方式加以描述。典型例句有“如果0分代表你第一次来治疗时的状态，10代表问题奇迹般消失后的状态，那么你会给现在的状态打几分?”“上次谈话时，你给自己的状况打了5分，如果今天再让你打个分数，会是几分?”

3. 奇迹询问 SFBT经常使用一些奇迹式问句，鼓励患者探索问题解决的方向。奇迹询问是最具有焦点特色的谈话技术，通常适合患者不能确定自己的治疗目标或对自己的问题不抱有希望时使用。典型例句如下。

奇迹式提问:“如果有一天你睡觉醒来后发生了一个奇迹，这个问题解决了，是否会有什么事情变得不一样?那时你又会在做什么?”

水晶球提问:“如果在你面前有一个水晶球，可以看到美好的未来，你猜会看到什么?”

魔法棒提问:“如果给你一只想象中的魔法棒，你挥动它，会发生什么样的改变?”

4. 例外询问 SFBT相信任何问题都有例外，治疗师要协助患者找出例外，让患者看到当问题没有发生或没有那么严重的时候发生了什么事，从而引导患者发现自己的能力和资源。例如，患者整日沉溺于焦虑的情绪无法自拔，治疗师可以提问:“什么时候这种焦虑会少一点?当时发生了（做了）什么?”

5. 应对询问 SFBT相信患者一定曾经为解决自己的问题做过些什么，因此在患者对解决自己的问题感到无能为力或不知所措时，治疗师可以通过应对询问帮助患者意识到他其实已经做了很多努力，在过去的这些努力中有些是有效的。典型例句有“任何人都不会坐以待毙，相信你也一定采取过一些方法，能具体谈谈吗?”“你做了什么没有使情况变得更糟?”“很多人面对你这种情况可能早就放弃了，你做了什么让自己坚持下来的?”“我很惊讶，发生了这么多事，我不知道你是如何面对的?”

6. 赞许 指在心理治疗过程中，当患者出现积极的变化或治疗师发现了积极的因素时，表达一种赞许。赞许一般在谈话总结时使用，注意赞许一定要发自内心，不要为了赞许而赞许，典型例句有“你情绪低落已经很久了，你竟然撑过来了，真的太不容易了，在这么艰难的日子里你是怎么做到的?”

三、表达性心理治疗

表达性心理治疗是一种新兴的心理治疗方法，它通过游戏、活动、绘画、音乐、舞蹈、戏剧等艺术媒介，以一种非口语的沟通技巧来介入，释放被言语所压抑的情感经验，处理患者情绪上的困扰，帮助患者对自己有更深刻的对不同刺激的正确反应，重新接纳和整合外界刺激，达到心理治疗的目的。这种治疗方式有助于患者在治疗过程中开放自己、降低防卫心理，让自己更清楚地认识自己。表达性心理治疗主要包括音乐治疗、绘画治疗、沙盘游戏治疗等。

1. 音乐治疗 音乐治疗是一个系统的干预过程，在这个过程中，治疗师利用音乐体验的各种形式（如听、唱、器乐演奏、音乐创作、歌词创作、即兴演奏等）和在治疗过程中发展起来的治疗关系，帮助患者达到健康的目的。音乐声波的频率和声压会引起人体组织细胞发生和谐共振现象，会直接影响人的脑电波、心率、呼吸节奏等；此外良性的音乐能提高大脑皮质的兴奋性，可以改善情绪、降低焦虑等。音乐治疗一般包括评估患者问题、制订治疗目标、根据治疗目标制订音乐活动计划、实施音乐治疗并评价治疗效果4个步骤。

2. 绘画治疗 绘画治疗是以绘画作为治疗师和患者间的中介物来进行治疗的一种心理治疗方法。绘画者在绘画的创作过程中，通过绘画工具，将潜意识内压抑的感情与冲突呈现出来，并在此过程中得到纾解与整合。绘画治疗运用可视图画呈现患者的内心世界，可将无意识的情感体验释放和表达出来，以此达到治疗的目的。基本技术包括画人测试、树木人格投射测验、房树人测验、自由绘画、家庭图等。对绘画作品的分析可从画面整体（大小和位置）、完成时间与涂擦、完成顺序、远近感、所占比例、用笔力度和线条等多方面进行。绘画治疗的对象无年龄限制，在解决患者情绪障碍等问题方面存在优势，一般特别适用于不能说话、不想说话和难以用语言表达自己内心感受的患者。

3. 沙盘游戏治疗 沙盘游戏治疗是一种以荣格心理学原理为基础，由多拉·卡尔夫发展创立的心理治疗方法。其特点是在医患关系和沙盘的“自由与保护的空间”中，把沙子、水和沙具运用于意象的创建。沙盘中所表现的沙盘意象，营造出患者心灵深处意识和无意识之间的持续性对话，以及由此而激发的治愈过程和人格发展。沙盘游戏治疗室中最基本的配置包括沙箱、沙子、沙具和水。个体沙盘操作通常包括创造沙盘世界、体验和重建、治疗、记录沙盘世界、连接现实体验和沙游世界、拆除6个阶段。

四、家庭治疗

（一）概述

家庭是个体成长与发展的重要环境，家庭系统中的成员相互影响、相互作用，共同塑造着家庭的氛围与功能。当家庭中出现各种问题，如成员关系紧张、个体心理或行为障碍等时，家庭治疗作为一种专门的心理治疗方法应运而生。家庭治疗旨在通过改善家庭成员之间的互动模式、沟通方式及家庭结构等，促进家庭整体功能的恢复与提升，进而解决个体及家庭所面临的困扰。

（二）基本假设

1. 系统观 家庭被视为一个系统，其中各个成员之间相互关联、相互影响。每个成员的行为都会对其他成员产生连锁反应，同时也受到其他成员行为的影响。例如，孩子的学习问题可能不仅是孩子自身的问题，还可能与父母的教育方式、家庭氛围及夫妻关系等因素密切相关。家庭系统具有整体性、层次性和动态性等特点，任何一个部分的改变都可能引发整个系统的变化。

2. 互动模式的重要性 家庭成员之间的互动模式是家庭治疗关注的核心之一。不良的互动模式，如过度批评、指责、忽视、过度保护等，可能导致家庭关系紧张，进而影响个体的心理健康。

例如，在一个父母经常争吵的家庭中，孩子可能会感到焦虑、不安，并且可能通过逃避学习或出现行为问题来表达自己的内心困扰。相反，健康、积极的互动模式能够促进家庭成员之间的情感连接，增强家庭的凝聚力和适应性。

3. 家庭具有改变的能力　尽管家庭可能陷入困境或存在功能失调的情况，但家庭治疗假设家庭本身具有内在的改变能力。通过治疗师的引导和家庭成员的共同努力，家庭可以调整结构、改善互动模式，从而实现功能的恢复和提升。治疗师的角色是帮助家庭成员发现家庭系统中存在的问题，并激发他们改变的动机和潜力，而不是简单地强加改变。

（三）实施过程

1. 初次会谈

（1）目标设定：治疗师与家庭成员初次见面，主要目的是建立治疗关系，了解家庭的基本情况和问题所在。治疗师会营造一个安全、信任的氛围，让家庭成员能够自由地表达自己的感受和想法。通过与家庭成员的交流，治疗师初步确定家庭治疗的目标，这些目标应该是具体的、可操作的，并且得到家庭成员的认同。例如，对于一个存在亲子冲突的家庭，治疗目标可能是改善亲子之间的沟通，减少冲突的频率。

（2）家庭评估：在初次会谈中，治疗师还会对家庭进行初步的评估，包括家庭结构、成员关系、沟通模式、家庭历史等方面。治疗师可以通过询问家庭成员的问题、观察他们之间的互动、绘制家庭图谱等方式收集信息，以便全面了解家庭系统的特点和问题的根源。

2. 中间阶段会谈

（1）问题探索与干预实施：在这个阶段，治疗师与家庭成员进行深入的会谈，进一步探索家庭问题的本质和背后的互动机制。根据不同的治疗流派和技术，治疗师实施相应的干预措施。例如，在结构家庭治疗中，治疗师可能会通过角色扮演等方式揭示家庭结构的问题，并引导家庭成员进行调整；在沟通家庭治疗中，治疗师会针对家庭成员之间的沟通问题进行指导和训练。治疗师会密切观察家庭成员的反应和家庭系统的变化，根据实际情况及时调整治疗策略。

（2）促进家庭成员的自我反思：治疗师鼓励家庭成员进行自我反思，让他们意识到自己在家庭问题中的角色和责任。通过引导家庭成员回顾家庭历史、分析自己的行为和情感反应，帮助他们更好地理解自己和其他家庭成员，从而促进家庭关系的改善。例如，治疗师可能会让父母回忆自己小时候与父母的关系，以及这种关系对自己教育孩子方式的影响，让他们从新的角度看待自己与孩子之间的问题。

3. 结束阶段会谈

（1）治疗效果评估：在治疗接近尾声时，治疗师会对治疗效果进行全面的评估。通过与家庭成员的交流、观察家庭互动的变化及使用一些评估工具，确定家庭是否达到了预期的治疗目标。例如，对于一个旨在改善夫妻关系的家庭治疗，评估指标可能包括夫妻之间的争吵频率是否降低、情感沟通是否增加、对婚姻的满意度是否提高等。

（2）巩固与预防复发：如果治疗取得了较好的效果，治疗师会帮助家庭成员巩固治疗成果，制订预防复发的计划。这包括回顾治疗过程中所学的技巧和方法，如良好的沟通技巧、家庭问题解决策略等，鼓励家庭成员在今后的生活中继续运用这些方法。同时，治疗师也会提醒家庭成员可能面临的挑战和压力，提前做好应对准备，以维持家庭的健康功能。

五、团体治疗

（一）概述

团体治疗作为一种重要的心理治疗形式，在现代心理健康领域中发挥着独特且不可或缺的作用。它基于人际互动的原理，将具有相似心理困扰或成长需求的个体聚集在一起，在专业治疗师的引导下，通过团体成员之间的交流、互动、反馈与支持，促进个体的自我认知、情感表达、人际关系改善及心理问题的解决，从而实现个体心理成长与心理健康水平的提升。

（二）基本原理

1. 人际互动理论 团体治疗高度重视成员之间的人际互动。在团体环境中，成员们通过言语和非言语的交流方式，彼此影响、相互作用。成员们的行为、情感和思想会引发其他成员的反应，而这些反应又会进一步影响最初的成员。例如，一个成员分享了自己的成功经历，可能会激发其他成员的积极情感和动力，促使他们反思自己的生活并尝试作出改变。通过这种人际互动，成员们有机会学习新的社交技能，如倾听、表达、共情、反馈等，改善自己的人际关系模式，进而促进心理成长。

2. 团体凝聚力 团体凝聚力是团体治疗成功的关键因素之一。它是指团体成员之间相互吸引、相互支持及对团体的归属感和认同感。当团体具有较高的凝聚力时，成员们会更愿意在团体中开放自己、分享内心深处的感受和经历，因为他们相信团体能够给予理解、接纳和支持。例如，在一个凝聚力强的团体中，成员们会积极参与团体讨论和活动，即使面对困难的话题或挑战，也会因为感受到团体的温暖和力量而坚持下去。团体治疗师会通过各种方式来培养和增强团体凝聚力，如组织团队建设活动、促进成员之间的积极互动、强调团体目标的一致性等。

3. 情感宣泄与支持 在团体治疗中，成员们有机会宣泄自己长期压抑的情感。由于团体成员具有相似的心理困扰或经历，他们更容易理解和接纳彼此的情感。例如，在一个抑郁症患者团体中，成员们能够深刻体会到彼此的痛苦、绝望和无助感，这种共鸣使得他们可以毫无顾忌地表达自己的情绪，而不必担心被评判或误解。同时，其他成员给予的情感支持和鼓励能够帮助宣泄情感的成员减轻心理负担，增强应对困难的信心和勇气。这种情感宣泄与支持的过程有助于成员们缓解心理压力，促进心理创伤的愈合和心理平衡的恢复。

4. 自我认知与反馈 团体治疗为成员提供了丰富的自我认知机会。在与其他成员的互动过程中，个体可以从不同的角度观察自己的行为、情感和思维模式。其他成员的反馈也能够帮助个体更加全面、客观地认识自己。例如，一个成员在团体中总是表现得过于强势，其他成员可能会指出他这种行为对他人造成的压力和影响，从而促使他反思自己的人际交往风格，意识到自己的问题并尝试作出改变。通过这种自我认知与反馈的循环，成员们能够不断地调整自己的心理和行为，实现自我成长和人格完善。

（三）实施过程

1. 团体形成前的准备阶段

（1）成员筛选与招募：治疗师首先要确定团体治疗的目标和主题，然后根据目标和主题筛选合适的成员。成员筛选通常包括面谈、心理测评等方式，以确保成员具有相似的心理困扰或成长需求，并且能够适应团体治疗的环境和要求。例如，在招募一个社交焦虑症治疗团体时，治疗师会通过面谈了解候选人的社交焦虑症状、严重程度、个人经历及参加团体治疗的动机和期望，同时进行社交焦虑相关的心理测评，如社交回避及苦恼量表（SAD）测评，筛选出症状较为匹配且有治疗意愿的成员。招募信息可以通过医疗机构、心理咨询中心、社区宣传等渠道发布，吸引潜在成员报名参加。

（2）治疗师的准备工作：治疗师需要深入了解团体治疗的理论和技术，熟悉本次团体治疗的目标、主题和流程。治疗师要制订详细的团体治疗计划，包括团体的规模、成员构成、活动安排、时间和地点等。此外，治疗师还需要准备团体治疗的场地，确保场地舒适、安静、安全，并且配备必要的设施，如座椅、书写工具、音响设备等，以满足团体活动的需要。

2. 团体初期阶段

（1）建立团体规范和信任氛围：在团体治疗的初期，治疗师的首要任务是帮助成员相互认识，建立团体规范和信任氛围。治疗师会引导成员进行自我介绍，分享自己参加团体治疗的目的和期望，促进成员之间的初步了解。同时，治疗师会制订团体规则，如保密原则、尊重他人原则、按时参加原则等，确保团体活动能够有序进行。

（2）探索团体目标和成员需求：治疗师会进一步引导成员深入讨论团体治疗的目标和个人需求，帮助成员明确自己在团体中的期望和努力方向。例如，在一个情绪管理团体中，治疗师会让成员们分享自己在情绪管理方面遇到的具体问题和挑战，以及希望通过团体治疗获得哪些帮助，从而使团体治疗的目标更加具体、明确，与成员的个人需求紧密结合。

3. 团体中期阶段

（1）深入开展团体活动和互动：在团体中期，治疗师会根据团体治疗的目标和计划，组织各种形式的团体活动（小组讨论、角色扮演、案例分析、心理剧等），促进成员之间的深入互动和交流。

（2）处理团体冲突和情感问题：随着团体互动的深入，成员之间可能会出现冲突和情感问题。治疗师要敏锐地察觉到这些问题，并及时进行处理。治疗师会引导成员认识到冲突和情感问题是团体成长的契机，鼓励成员积极面对和解决这些问题。

4. 团体后期阶段

（1）巩固团体治疗成果：在团体治疗的后期，治疗师会引导成员回顾和总结团体治疗的过程和成果，帮助成员巩固所学的知识和技能，强化自我认知和心理成长。

（2）团体结束与成员离别：团体治疗总有结束的时候，治疗师要妥善处理团体结束和成员离别带来的情感问题。治疗师会引导成员表达对团体的感受和不舍之情，帮助成员处理离别焦虑和失落感，鼓励成员将在团体中获得的成长和支持延续到未来的生活中。

六、正念

（一）概述

在当今快节奏、高压力的现代社会中，人们的身心常处于疲惫与失衡的状态。正念作为一种古老而又重新受到广泛关注的心理与生活实践方式，为人们提供了一种重新审视自我、调节身心、提升心理健康水平和生活品质的有效途径。卡巴金在1979年于美国马萨诸塞大学医学院创立了正念

微课：正念

减压疗法（mindfulness-based stress reduction，MBSR），该疗法主要针对慢性疼痛患者，通过系统的正念训练，帮助患者学会应对疼痛和压力的身心技巧，取得了显著的临床效果。

正念是一种有意识地、不加评判地对当下的体验保持觉察的心理状态和能力。它强调将注意力集中在当下的时刻，无论是内在的身心感受，如呼吸、情绪、思维等，还是外在的环境刺激，如声音、光线、气味等，都能以一种客观、开放和接纳的态度去感知和体验，而不被过去的记忆、未来的担忧或习惯性的反应模式所干扰。例如，当一个人在正念练习中听到窗外的鸟鸣声时，他不是习惯性地忽略或被鸟鸣声所惊扰，而是能够静下心来，觉察到鸟鸣声的音色、音调、节奏及自己听到鸟鸣声时内心的感受和反应，只是单纯地觉察，而不加以评判或试图改变。

（二）核心要素

1. 意识 意识是正念的基础，是个体对自身内外现象的感知和认知能力。在正念练习中，意识被引导集中在当下的体验上，使个体能够清晰地觉察到自己的身体感觉、情绪变化、思维活动及周围环境的变化。例如，在正念行走练习中，个体能够意识到自己脚步的抬起、落下，身体重心的转移，腿部肌肉的收缩与放松，以及行走过程中周围景色的变化、空气的流动等。这种对当下的高度意识是正念区别于普通思维状态的重要特征之一。

2. 注意力 注意力是正念的核心操作要素，它是指个体将意识聚焦特定对象或体验的能力。在正念练习中，通常会选择一个特定的焦点，如呼吸、身体感觉或某个特定的声音等，然后通过持续地将注意力集中在这个焦点上，训练注意力的稳定性和专注力。例如，在正念呼吸练习中，个体将注意力集中在鼻尖处的呼吸感觉上，感受空气的吸入与呼出，气息的温度、湿度和流速等，当注意力分散时，能够及时觉察到并轻轻地将注意力拉回到呼吸上。通过这样的练习，逐渐提高注意力的品质和控制能力。

3. 非评判 非评判是正念的重要态度要素，它要求个体在觉察到各种身心现象和外部环境时，不进行主观的评价、批判或分析。无论是愉快的体验还是不愉快的体验，无论是被社会文化所认可的还是不被认可的，都以一种平等、客观和接纳的态度去对待。例如，当个体在正念练习中觉察到自己内心产生了焦虑情绪时，不是立即评判这种情绪是“不好的”“不应该有的”，或者试图压抑或消除它，而是仅承认焦虑情绪的存在，观察它在身体上的表现、情绪的强度和变化趋势等，以一种好奇和开放的心态去探索这种情绪，而不被评判性的思维所束缚。

（三）练习方法

1. 正念呼吸

（1）练习步骤：首先，找一个安静、舒适的地方坐下或躺下，可以闭上眼睛以减少外界干扰。然后，将注意力集中在自己的呼吸上，通常是鼻尖或腹部的呼吸感觉。感受空气从鼻腔或口腔进入身体时的清凉感，以及呼出时的温热感；或者关注腹部随着呼吸的起伏，吸气时腹部膨胀，呼气时腹部收缩。当注意力分散时，不要责备自己，只是轻轻地觉察到分心的念头或事物，然后将注意力温柔地拉回到呼吸上。持续练习5～10分钟或更长时间，根据个人情况逐渐增加练习时长。

（2）作用机制：正念呼吸是最基础也是最常用的正念练习方法之一。通过专注呼吸，能够使躁动不安的思绪逐渐平静下来，因为呼吸是一种自然而稳定的生理过程，将注意力锚定在呼吸上可以帮助训练注意力的集中性和稳定性。同时，在觉察呼吸的过程中，个体能够更加敏锐地感知到自己身心的联系。例如，当情绪紧张时，呼吸往往会变得急促，通过对呼吸的觉察和调整，可以间接地调节情绪状态，达到身心放松的效果。

2. 身体扫描

（1）练习步骤：练习者先舒适地躺好，然后从脚部开始，将注意力依次缓慢地移动到小腿、大腿、臀部、腹部、胸部、手臂、肩膀、颈部、头部等身体各个部位。在移动注意力的过程中，仔细地觉察每个部位的身体感觉，如是否有紧张、放松、疼痛、麻木、温暖或凉爽等感觉，只是单纯地感受，不做任何评判或试图改变。如果在某个部位感觉到紧张或不适，可以试着将呼吸带到该部位，想象随着呼吸的进出，紧张感逐渐消散。完成一次身体扫描通常需要20～30分钟。

（2）作用机制：身体扫描有助于提高个体对身体感觉的觉察能力和敏感度。在现代生活中，人们常忽略自己身体发出的信号，长期的压力和不良生活习惯可能导致身体处于亚健康状态而不自知。通过身体扫描练习，能够帮助个体重新建立与身体的连接，及时发现身体的紧张和不适，并通过正念的觉察和呼吸的配合，促进身体的放松和自我修复。此外，身体扫描还可以帮助个体更好地理解身心一体的关系，即身体的感觉会影响情绪和思维，而情绪和思维也会在身体上有所反映。

3. 正念冥想

（1）练习步骤：正念冥想可以采用坐姿或躺姿进行。在冥想过程中，保持脊柱挺直但不要过于僵硬，放松全身肌肉。将注意力轻轻地放在当下的体验上，可以是呼吸、身体感觉、周围环境的声音或内心的思绪等，任由各种体验自然地出现和消逝，不刻意追求或抗拒任何一种体验。当注意力被某个念头或感觉吸引而分散时，像正念呼吸练习一样，觉察到分心后将注意力温柔地拉回。冥想时间可根据个人情况从10分钟到30分钟甚至更长。

（2）作用机制：正念冥想是一种综合性的正念练习方法，它通过培养对当下的全面觉察和非评判态度，深入地探索和理解自己的内心世界。在冥想过程中，个体能够观察到自己思维的流动和变化，发现那些习惯性的思维模式和情绪反应模式，如焦虑、担忧、自我批评等，并通过持续的练习逐渐打破这些模式的束缚，培养出更加平和、稳定和开放的心境。同时，正念冥想也有助于提高个体的认知灵活性和情绪调节能力，使个体在面对生活中的各种挑战时能够更加从容地应对。

4. 正念行走

（1）练习步骤：选择一个相对安静、平坦的空间，如公园的小径或室内的走廊。以正常的步伐行走，将注意力集中在行走的动作和感觉上。觉察脚步与地面接触时的触感、腿部肌肉的运动、身体重心的转移及手臂的摆动等。可以同时关注呼吸与行走的配合，如每走一步呼吸一次或几步呼吸一次。行走过程中，如果注意力分散到周围的环境或其他事物上，及时觉察并将注意力拉回到行走的体验上。练习时间可以根据个人喜好和场地条件而定，一般10～15分钟。

（2）作用机制：正念行走将正念的练习融入日常生活的行动中，使个体在行走的过程中也能够保持对当下的觉察和专注。它打破了传统正念练习中静坐或躺卧的局限，让个体在动态的活动中体验正念的力量。正念行走不仅能够提高个体的注意力和身体觉察能力，还能够帮助个体将正念的态度和技巧应用到日常的各种活动中，增强在生活中随时随地保持正念的能力。同时，行走本身也是一种有益身心的运动，结合正念练习，能够进一步促进身心的放松和健康。

—• 考试知识点总结 •—

—• 本章小结 •—

—• 协和云课堂······ 拓展练习及参考答案 •—

（杨　阳）

第七章　中枢神经系统疾病的心理康复

教学课件

微课：中枢神经系统疾病的心理康复

学习目标

素质目标

（1）具备对脑卒中患者、脊髓损伤患者及阿尔茨海默病患者的同理心，理解其身心痛苦。

（2）具有严谨负责的职业态度，遵守伦理规范，保护患者隐私。

（3）具备反思与自主学习的意识，不断提升康复服务水平。

知识目标

（1）掌握：脑卒中患者、脊髓损伤患者及阿尔茨海默病患者的心理评估与康复方法。

（2）熟悉：患者在疾病不同阶段的常见心理特征。

（3）了解：心理评估的具体方法与工具，心理康复干预的相关理论，社会支持系统对患者康复的重要性。

能力目标

（1）能够运用心理评估方法对患者进行全面评估并撰写报告，依据结果制订个性化干预方案并适时调整。

（2）能够运用干预技术，跟踪评价干预效果并调整策略。

案例导入

【案例】

患者，男，68岁。3个月前因突发偏瘫和言语障碍入院，经过急性期治疗后，身体逐渐恢复，但出现明显的心理变化。患者常表现出情绪低落、焦虑不安和对未来的恐惧。尤其在康复训练期间，经常感到沮丧和无助，认为自己无法恢复正常生活，时常有“自己一辈子都过去了”的想法。患者有时表现出易怒的自主情绪，尤其是对自己无法行走的情况感到愤怒和不满。患者也时常表示对康复没有信心，拒绝参与部分治疗活动。

【问题】

1. 患者存在的主要心理问题是什么？

2. 如何为患者提供心理交流和情感支持，帮助其克服焦虑和情绪低落？

·核心知识拆解·

随着社会快速发展和人口老龄化的加剧，脑卒中、脊髓损伤与阿尔茨海默病等疾病的发病率显著上升，成为严重影响人们生活质量的重要疾病。这些疾病不仅带来生理上的损伤，也伴随显著的心理困扰。脑卒中以突发性神经功能缺失为特征，患者常表现为运动障碍、语言和认知功能下降，且可能伴随焦虑、抑郁和情绪波动，甚至产生社交孤立感；脊髓损伤则严重影响患者的身体功能，患者往往经历从否认、悲伤、焦虑到逐渐接受现实的复杂心理变化，需要专业心理干预以增强其自我效能感，并通过家庭与社会支持提高适应能力；阿尔茨海默病患者表现出渐进性记忆丧失、认知功能障碍及情绪不稳定症状，随着病情进展，患者逐渐丧失独立生活能力，情绪焦虑、抑郁、易怒等症状日益突出，社会交往能力逐渐减弱。因此，在临床康复中，针对上述疾病患者的心理康复十分重要。通过专业心理咨询和干预，如认知行为疗法、正念冥想、放松训练等，可以有效缓解患者的负面情绪，提升自尊心和生活独立性。同时，通过社会支持和参与，减少患者的孤独感，增强其社会归属感和自我价值感，从而全面改善患者的生活质量，促进患者身心的整体康复。

第一节　脑卒中的心理康复

一、概述

脑卒中（stroke）又称中风或脑血管意外（cerebrovascular accident，CVA），是指突然发生由脑血管病变引起的局限性脑功能障碍，且持续时间超过24小时或引起死亡的一组临床综合征。脑卒中是神经系统的常见病、多发病，具有高发病率、高死亡率和高致残率的特点，通常表现为不同程度的肢体运动障碍、言语障碍及认知功能减退等。根据病因，脑卒中主要分为缺血性脑卒中和出血性脑卒中两大类，其中缺血性脑卒中（脑梗死）约占所有脑卒中的80%，而出血性脑卒中约占20%。

根据《中国脑卒中防治报告（2023）》，我国40岁及以上人群脑卒中现患人数达1242万，且发病人群呈年轻化。我国平均每10秒就有1人初发或复发脑卒中，每28秒就有1人因脑卒中离世；幸存者中，约75%留下后遗症、40%重度残疾，病患家庭将因此蒙受巨大的经济损失和身心痛苦，这使得脑卒中成为国家财政支出最高的医保慢性病之一。脑卒中可发生于任何年龄，但以中老年人群为主。高血压、心脏病、糖尿病、高脂血症等慢性病患者，以及吸烟、酗酒等不良生活习惯者更容易发生脑卒中。脑卒中的发病率和死亡率在不同地域间存在差异，可能与当地的经济水平、医疗条件、生活习惯等因素有关。

二、脑卒中不同阶段的心理特征

随着病情的发展，脑卒中患者可能面临运动障碍、记忆和持续性注意力缺陷，甚至出现情绪波动和心理问题。生理方面，脑卒中可能导致某些大脑区域功能受损，神经网络的中断进一步影响认知和运动能力。而在心理方面，脑卒中患者常表现出焦虑、抑郁、易怒、情绪不稳定等症状，许多患者同时面临自尊心恶化、生活依赖性增加等心理困扰。随着疾病的恢复，患者可能出现社交障碍，逐渐产生孤独感。脑卒中的不同阶段伴随多种心理变化，影响患者的情绪、适应能力及社会角色认同。

（一）急性期

发病后24小时至2周，患者常经历急性应激反应，突发的肢体瘫痪、言语障碍或意识改变引发强烈恐慌，60%～70%患者出现焦虑症状，如心悸、失眠和过度警觉等。同时，部分患者表现出否认与回避，尤其是年轻患者难以接受残疾现实，可能拒绝配合检查或治疗。此外，部分患者或目睹过他人的卒中结局的人，可能产生死亡恐惧，这种恐惧在夜间表现得尤为明显。

（二）恢复期

发病后2周至6个月，卒中后抑郁（post-stroke depression，PSD）发生率高达30%～50%，表现为情绪低落、兴趣丧失和自我评价过低，可能与特定脑区损伤导致的神经递质紊乱相关。同时，患者可能因康复期望与恢复速度不匹配而出现焦虑，约35%患者陷入强迫性训练，进一步加重身心负担，陷入恶性循环。此外，长期卧床或家属过度照料可能导致依赖性增强，降低主动康复动机。

（三）后遗症期

发病6个月后，部分患者经历创伤后成长（post-traumatic growth，PTG）阶段，调整价值观、重建生活目标，而40%以上重度残疾患者可能陷入慢性抑郁或创伤后应激障碍，反复经历发病场景或回避医疗场所。同时，社会角色冲突显著，中年患者因丧失劳动能力产生“无用感”，老年患者因拖累家人而出现罪恶感，甚至产生自杀意念（发生率7%～12%）。此外，病耻感和社会退缩也较为常见，因面瘫、尿便失禁等原因，患者回避社交活动。因此，针对不同阶段的心理特征，采取个性化的心理干预措施对促进康复和提升生活质量至关重要。

三、脑卒中的心理障碍表现

脑卒中患者常面临多种心理障碍，这些障碍可能显著影响患者的情绪和康复进程。卒中后抑郁是脑卒中患者的常见并发症，患者常表现为情绪低落、兴趣丧失、失眠等症状。焦虑障碍也是卒中患者常见的心理困扰，尤其是对康复进程和未来生活质量的担忧。部分患者可能出现情绪不稳定、易怒或自尊心下降等情况，而创伤后应激障碍则是一些患者经历突发卒中后可能出现的心理问题，表现为反复回忆发病过程和回避治疗场所。心理状态的改变可能会影响大脑的神经递质系统，例如，血清素、多巴胺等神经递质失衡，进而影响大脑的认知功能。如严重的抑郁症、焦虑障碍等可能导致认知功能障碍。这些心理障碍可能会加重患者的身体负担，延缓康复，需通过个性化的心理干预和支持来帮助患者应对问题并提高生活质量。

（一）卒中后抑郁

1. 概述 卒中后抑郁是指脑卒中患者在卒中发生后出现的以情绪低落、兴趣丧失、快感缺失等为主要表现的一种心境障碍。它是脑卒中后常见的并发症之一，严重影响患者的康复进程和生活质量。处于抑郁状态的患者，情绪会长期低落，对曾经喜爱的活动失去兴趣。他们内心充满自责自罪感，常认为自己是家庭和社会的负担。睡眠质量严重下降，出现入睡困难、多梦易醒等问题，长期睡眠不足进一步加重身体和心理的疲惫。食欲缺乏，导致营养摄入不足。更为严重的是，抑郁情绪会极大削弱患者的康复积极性和主动性，使其对未来失去信心，甚至产生自杀念头，严重威胁患者的生命安全，与无抑郁症的中风相比，其死亡率更高、恢复更差、认知缺陷更明显、生活质量更低。

2. 流行病学 在一项2020年发表的PSD综述研究中，研究人员共纳入了124篇相关文献，分析结果显示PSD的发病率在18%～33%。此外，2021年的另一项系统综述研究表明，大约三分之一的中风幸存者在卒中后患有抑郁症。这些研究表明，PSD是一种常见的并发症，其发生率较高，并且可能对患者的康复进程和生活质量造成显著影响。进一步的研究发现，在卒中后两年内，PSD的发病率范围在11%～41%，表明其发病风险可能持续存在，且受多种因素影响。尽管近年来针对PSD的研究取得了显著进展，尤其是在病因、风险因素和潜在干预措施方面的探索有所深入，但仍有许多问题尚未完全解决。

3. 发病机制 越来越多的研究表明，炎症在PSD的发病中起重要作用。中风后，脑组织损伤会引发炎症反应，释放炎症因子如白细胞介素-1β（IL-1β）、白细胞介素-6（IL-6）和肿瘤坏死因子α（TNF-α），这些炎症因子可以抑制脑源性神经营养因子（brain-derived neurotrophic factor，BDNF）的表达，导致神经元功能受损，从而引发抑郁症状。卒中后，大脑中的神经递质水平会发生变化，特别是5-羟色胺（5-hydroxytryptamine，5-HT）、去甲肾上腺素（norepinephrine，noradrenaline，NE或NA）和多巴胺（dopamine，DA）的水平下降。这些神经递质的减少与抑郁症状密切相关。一些基因多态性与PSD的发生有关，例如*BDNF*基因的*Val66Met*多态性。研究表明，携带*Met*等位基因的患者更容易发生PSD。

（二）卒中后焦虑

1. 概述 卒中后焦虑（post-stroke anxiety，PSAn）是脑卒中常见的症状之一，通常会出现持续紧张、过度焦虑、内心恐惧、易激惹和睡眠障碍等症状。PSAn不仅影响患者的心理健康，还可能对生理功能和康复过程造成不良影响。焦虑情绪可能会影响患者的自信心，降低参与康复训练的积极性，从而影响功能恢复。此外，焦虑状态下，神经功能失调、慢性焦虑持续存在及交感神经系统过度激活，均可能导致机体生理稳态失衡，进而增加心血管事件的发生风险。同时，持续性焦虑不仅会加重患者的心理负荷，干扰其社交互动、睡眠质量及自我护理能力的正常发挥，还会致使患者整体生活质量显著下降。

2. 流行病学 PSAn的发生率因研究方法、评估工具和人群特征差异而有所不同，整体发病率为20%～30%。多数研究表明，PSAn在卒中后早期（尤其是发病3个月内）较为常见，此阶段患者正处于急性康复期，功能受损与对未来的不确定性常引发明显的焦虑情绪。尽管部分患者的焦虑会随时间缓解，但仍有相当比例持续存在，甚至发展为惊恐发作，因此需在心理康复中制订个性化干预措施以改善其生活质量。关于性别与PSAn的关系，研究结论不一，有研究认为女性更易患病，另一些则指出男性风险更高，或未发现显著差异，提示性别可能并非独立影响因素，其作用可能与社会环境、心理适应能力及生物特征等有关。此外，出血性卒中被认为是卒中后第一年焦虑的主要预测因素，其PSAn发生风险高于缺血性卒中，而病变部位和侧别目前未显示与PSAn存在显著关联，提示临床需特别关注出血性卒中患者的情绪变化，及早识别并干预焦虑症状。

3. 发病机制　关于PSAn的危险因素研究表明，年龄并非其独立风险因素，而腹部肥胖则与PSAn显著相关，但与PSD无关。此外，糖尿病、高血压、饮酒和残疾等因素均被认为会增加PSAn的风险，而较高水平的高密度脂蛋白胆固醇（high density lipoprotein cholesterol，HDL-C）可能具有一定的保护作用。部分生物标志物也与PSAn发生密切相关，如入院时维生素D缺乏及血清氧化应激指标（MDA、SOD、CAT）的变化，可预测卒中后1个月内焦虑症状的出现。这些研究为临床早期识别高风险人群、实施针对性干预提供了重要依据，有助于提升卒中患者的心理健康水平和整体康复效果。

（三）卒中后情感淡漠

1. 概述　卒中后淡漠（post-stroke apathy，PSAp）是一种常见的神经精神症状，影响约三分之一的卒中患者，并且在抑郁症患者中较为常见。冷漠主要表现为动机减弱，导致患者在认知、行为、情感或社交领域的目标导向活动减少。由于PSAp的症状与PSD存在一定程度的重叠，临床上常被误诊为抑郁症，这在一定程度上是由于两者均表现为情绪低落和活力下降。然而，尽管PSAp和PSD在症状上存在相似性，它们在患病率、发病机制、共存疾病及临床结局方面均有所不同。

2. PSAp与PSD的区别　情绪特征是区分PSAp与PSD的关键。PSD患者常表现为悲观、绝望等情绪波动，而PSAp患者则更偏向被动、冷漠，缺乏明显情绪起伏。神经影像研究显示，两者的脑损伤部位存在差异：PSAp多与右侧皮质下区域损伤相关，而PSD则与左前额叶病变密切相关。具体而言，基底神经节损伤常引发初始冷漠，前额叶皮层受损可导致执行性冷漠，眶额叶皮层损伤则引发情绪冷漠。此外，PSAp患者常伴有白质完整性下降，可能进一步干扰情绪调节机制，影响行为表现。在风险因素方面，PSAp的发生与高龄、低教育水平及认知障碍有关。其中，额叶皮质萎缩已被证实是PSAp的重要影像学预测指标，提示前额叶功能障碍在其发病机制中可能起核心作用。

（四）卒中后疲劳

1. 概述　卒中后疲劳（post-stroke fatigue，PSF）是卒中患者最常见且最持久的后遗症之一，通常表现为持续的精力不足、早期疲惫感及无法通过休息缓解的倦怠。患者可能在日常活动中感到过度疲劳，并表现出运动耐力下降、情绪低落和认知能力减退，从而严重影响其功能恢复和生活质量。PSF的长期存在会导致患者社交活动减少、重返工作岗位的可能性降低，甚至可能增加卒中患者的死亡风险。此外，PSF常与抑郁、焦虑、失眠共病，且可能促使卒中后肌肉减少症（sarcopenia）病情进展，进而导致患者身体状况恶化。因此，PSF不仅影响患者的心理健康，还可能成为阻碍全面康复的重要因素。

2. 流行病学　PSF的患病率因研究方法、评估标准和患者人群的不同而存在较大差异，研究数据显示，PSF的患病率在19%～79%。尽管PSF可能影响任何卒中患者，但不同人群的易感性有所不同。例如，关于年龄与PSF的关系仍存在争议，部分研究认为年龄较大的卒中患者更易患PSF，而另一些研究则认为年轻患者的PSF发生率更高。此外，在亚洲和欧洲的研究中，女性卒中患者比男性更容易发生PSF，且更可能发展为长期慢性疲劳。尽管卒中严重程度通常被认为与PSF相关，但研究发现，复发性卒中患者的PSF发生率显著高于首次卒中患者，提示累积性神经损伤可能在PSF的发展中发挥重要作用。与此同时，虽然糖尿病、睡眠障碍等因素已被提出可能增加PSF风险，但目前尚无明确证据表明心血管疾病是PSF的独立危险因素。

3. 发病机制 PSF的确切发病机制尚未完全阐明，目前认为其可能由多种生理、心理和社会因素共同作用。从神经生物学角度来看，PSF可能与大脑网络损伤、神经递质失衡和炎症反应有关。关于PSF的病变部位，尽管数据尚不完全一致，但在基底神经节、脑干和丘脑病变的卒中患者中，PSF的发生率较高。神经影像学研究显示，前额叶、大脑皮质-皮质下通路及基底神经节的损伤可能导致能量调控和觉醒系统异常，进而引发疲劳。此外，卒中可能引起神经炎症反应、氧化应激和免疫功能失调，这些因素可能影响神经传导和神经元可塑性，从而导致持久性疲劳感。PSF还可能与心理因素密切相关，如卒中后的情绪困扰、抑郁和焦虑可能加重疲劳感，而长期存在的PSF反过来也可能加重卒中后的抑郁和焦虑。此外，慢性疲劳与白质完整性的下降有关，这可能影响大脑的认知控制和运动调节功能。综上，PSF的发生机制涉及复杂的生理和心理相互作用，深入研究其潜在机制对于开发更有效的干预和治疗方法至关重要。

四、脑卒中的心理评估方法

脑卒中不仅影响患者的身体功能，还会引发一系列心理问题，如抑郁、焦虑、冷漠和疲劳等。心理障碍不仅降低患者的生活质量，还可能影响其康复进程，延缓功能恢复，增加再卒中风险，甚至影响长期生存率。因此，对卒中患者进行系统的心理评估，有助于早期识别心理问题，制订个性化的干预方案，提高康复效果。

（一）汉密尔顿抑郁量表

汉密尔顿抑郁量表（Hamilton depression rating scale，HAMD）是临床上常用的评估抑郁症状严重程度的工具，其中17项版本（HAMD-17）应用较为广泛。该量表涵盖了抑郁情绪、有罪感、自杀观念、睡眠障碍、食欲缺乏等多个维度，通过对患者的详细询问和观察进行评分。每个条目采用四级评分法，得分越高表示抑郁症状越严重。HAMD-17不仅能够量化患者的抑郁程度，还能从躯体化症状维度进行评估，全面反映患者的病情。在评估过程中，医生会询问患者是否存在情绪低落、自责自罪等症状，以及这些症状的严重程度和出现频率，从而得出相应的评分。

（二）汉密尔顿焦虑量表

汉密尔顿焦虑量表（Hamilton anxiety rating scale，HAMA）广泛用于评估焦虑症状的严重程度，共包含14个条目，涵盖心理及躯体焦虑症状，可用于临床筛查、辅助诊断及疗效监测，但需结合其他工具综合分析。

（三）患者健康问卷抑郁自评量表

患者健康问卷抑郁自评量表（patient health questionnaire-9，PHQ-9）是一种简洁有效的自评量表，包含9个项目，涉及患者在过去两周内的情绪、兴趣、睡眠、精力等方面的表现。该量表具有良好的信度和效度，评价项目简短，耗时少，患者可接受度高。它在识别抑郁症状和程度上具有较高的灵敏度和特异度，能够快速有效地筛查出可能存在抑郁问题的患者。患者只需根据自己的实际情况对每个项目进行选择，即可得出总分，根据总分判断是否存在抑郁及抑郁的严重程度。

（四）匹兹堡睡眠质量指数

PSD患者常伴有睡眠障碍，匹兹堡睡眠质量指数（pittsburgh sleep quality index，PSQI）则是评估睡眠质量的重要工具。该指数包含7个维度，分别是主观睡眠质量、入睡时间、睡眠时间、睡眠效率、睡眠障碍、催眠药物使用和日间功能障碍。通过对这7个维度的综合评估，可以全面了解患者的睡眠状况。PSQI采用0～3分的评分方式，每个维度的得分相加得到总分，总分越高表示睡眠质量越差。PSQI能够帮助医生准确判断患者睡眠问题的具体方面，为制订针对性的治疗方案提供依据。

（五）改良Barthel指数

改良Barthel指数（modified barthel index，MBI）主要用于评估患者的日常生活活动能力，包括大小便控制、进食、洗澡、穿衣、床椅转移、如厕、平地行走、上下楼梯等10个项目。每个项目根据患者的完成情况给予不同的评分，总分范围为0～100分，得分越高表示患者的日常生活活动能力越接近正常。在PSD的评估中，MBI可以辅助判断患者的抑郁对日常生活的影响程度。日常生活活动能力严重受限的患者，其抑郁症状可能更为严重，且康复难度更大。

五、脑卒中的心理康复方法

（一）药物治疗

1. 选择性5-羟色胺再摄取抑制剂（selective serotonin reuptake inhibitors，SSRIs） 这是目前治疗PSD的首选药物，常用的有氟西汀、舍曲林、帕罗西汀、西酞普兰等。SSRIs通过选择性抑制5-HT的再摄取，增加神经突触间隙5-HT浓度，从而达到抗抑郁的目的。同时，SSRIs还可以促进5-HT发挥增强运动神经细胞功能的作用，有助于改善神经功能缺损的恢复。一项meta分析研究表明，氟西汀能降低PSD患者的HAMD和NIHSS评分，在改善患者抑郁症状的同时有助于神经功能的恢复，且作用较为温和。不同的SSRIs药物在疗效和不良反应方面存在差异，艾司西酞普兰较氟西汀疗效更佳，但易引起心律失常等不良事件发生。

2. 三环类抗抑郁药（tricyclic antidepressants，TCAs） 如阿米替林、丙咪嗪、多塞平等，主要通过阻断5-HT和NE的再摄取，增加神经突触间隙中这两种神经递质的浓度来发挥抗抑郁作用。有研究显示，多塞平可以减轻PSD患者的抑郁状态，疗效确切。但TCAs会阻滞毒蕈碱和胆碱能受体，引发心律失常、低血压等不良反应，应用人群受限，目前只作为B级推荐药物。

3. 单胺氧化酶抑制剂（monoamine oxidase inhibitors，MAOIs） 其通过抑制MAO活性，上调5-HT的表达来提高神经递质水平，从而达到治疗目的。但是，MAOIs对酶的抑制缺乏选择性，容易导致高血压危象、肝损伤等严重不良反应，限制了其临床应用。新一代MAOIs如吗氯贝胺虽然对PSD疗效显著，但仍存在恶心、头晕等不良反应，目前仅作为C级推荐药物。

（二）物理治疗

1. 重复经颅磁刺激（repeated transcranial magnetic stimulation，rTMS） 这是一种通过对大脑皮质进行磁刺激的神经电生理技术，已被多个国家认可作为抑郁症的物理治疗方法。实验观察表明使用rTMS治疗PSD，可有效改善患者的抑郁状态及认知功能。rTMS的作用机制可能与调节大脑神经递质的释放、改善神经可塑性等有关。

2. 经颅直流电刺激（transcranial direct current stimulation，tDCS） 这是通过调节大脑皮质神经元兴奋性来改变脑功能的一种无创性脑刺激方法，具有便捷、安全性高等优点。邓家丰等人的研究表明，tDCS可以改善PSD患者的抑郁情绪。然而，目前tDCS干预治疗PSD的疗效研究存在一些问题，如纳入文献中选取PSD评价量表及tDCS参数不统一等，导致结果存在偏倚，其疗效还需要更多高质量的研究来证实。

3. 高压氧治疗（hyperbaric oxygen therapy，HBO） 通过提高脑组织的供氧，营养神经，改善脑代谢，发挥神经修复及保护作用。杨驱云等人在联合药物治疗PSD时发现，HBO可以缩短药物起效时间，提高血清哺乳类西罗莫司靶蛋白水平，发挥协同抗抑郁作用。但一项meta分析结果显示，HBO治疗PSD的方法学质量相对较差，结果存在偏倚，其安全性和有效性还需要进一步研究。

（三）心理治疗

1. 心理支持与疏导 脑卒中患者在发病后常会经历一系列的心理变化，如抑郁、焦虑、恐惧等。这些情绪不仅影响患者的心理健康，也会对其康复进程产生不利影响。因此，给予患者及时的心理支持与疏导至关重要。治疗师通过与患者建立良好的治疗关系，倾听患者的感受和困扰，给予情感支持和安慰，帮助患者缓解情绪压力，树立康复信心。例如，当患者因肢体功能障碍而感到沮丧时，治疗师可以耐心倾听其倾诉，给予鼓励和安慰，让患者感受到被理解和支持。这种心理支持不仅能够帮助患者缓解负面情绪，还能够增强患者对康复治疗的依从性，从而促进康复进程。

2. 认知行为疗法 主要包括认知重构、行为训练、应对技巧训练等内容，帮助患者识别和纠正负面思维模式，培养积极的应对方式，从而缓解抑郁症状。脑卒中患者常存在一些不良的认知模式和行为习惯，如对康复效果的过度担忧、对自身能力的低估等，这些都会影响患者的康复效果。通过认知重构、行为实验等技术，治疗师帮助患者认识到自己的负面思维和行为模式，并学会用积极的思维方式和行为方式来应对问题。例如，患者可能因为担心康复效果而拒绝参加康复训练，治疗师可以通过认知重构帮助患者认识到康复训练的重要性，并鼓励其积极参与训练。认知行为疗法不仅能够改善患者的心理状态，还能够提高患者的康复效果和生活质量。

3. 正念疗法（mindfulness-based therapy，MBT） 是以正念为核心的一系列心理疗法的总称，通过引导患者不加评判地觉察当下，提高其对情绪的认知和调节能力。

4. 放松训练 常见的放松技巧包括深呼吸、渐进性肌肉松弛、冥想等。患者可以在每天的固定时间进行深呼吸练习，慢慢地吸气、呼气，每次持续几分钟，以达到放松身心的效果。渐进性肌肉松弛则是通过逐渐紧张和放松身体各部位的肌肉，帮助患者感受肌肉的紧张和放松，从而达到全身放松的目的。冥想是一种通过专注某个特定的对象或想法，帮助患者平静思绪，减轻焦虑和压力的方法。这些放松训练不仅能够帮助患者缓解紧张和焦虑情绪，还能够提高患者的睡眠质量，增强患者的免疫力，促进康复。

5. 家庭治疗　旨在改善家庭成员之间的沟通和互动模式，增强家庭支持系统，帮助患者更好地适应家庭生活。治疗师可以组织家庭会议，让家庭成员共同讨论患者的康复计划，增进彼此的理解和支持。在家庭会议中，治疗师可以帮助家庭成员了解脑卒中的相关知识，提高他们对患者康复的重视程度。同时，治疗师还可以教授家庭成员一些护理技巧和康复训练方法，让他们能够更好地照顾患者。此外，治疗师还可以帮助家庭成员调整心态，减轻他们的心理压力，让他们能够以更加积极的态度面对患者的康复过程。家庭治疗不仅能够提高患者的生活质量，还能够增强家庭成员之间的关系，促进患者的全面康复。

6. 其他心理治疗方法　除上述心理治疗方法外，还有一些其他的心理治疗方法也可以用于脑卒中患者的心理康复，如音乐治疗、艺术疗法、团体心理治疗等。音乐治疗是通过音乐的节奏、旋律、和声等元素来影响患者的情绪和心理状态的一种治疗方法。艺术疗法则是通过绘画、雕塑等艺术形式来帮助患者表达内心的情感和想法，从而达到心理治疗的目的。艺术疗法不仅能够帮助患者缓解心理压力，还能够提高患者的创造力和自信心。团体心理治疗则是将多个患者组成一个团体，通过团体活动和互动来帮助患者改善心理状态。团体心理治疗能够让患者感受到来自他人的支持和理解，增强患者的社交能力和自信心。这些心理治疗方法可以根据患者的具体情况和需求进行选择和应用，以达到最佳的治疗效果。

▶知识拓展

“互联网＋”模式

随着“互联网＋”技术的快速发展，智慧医疗已成为医院管理与疾病治疗的重要方向。在脑卒中患者的康复过程中，心理障碍（如抑郁、焦虑、认知功能障碍）是影响康复效果的重要因素，而“互联网＋”技术的应用为此问题提供了依据。

通过远程会诊系统，多学科团队联合制订个体化康复方案，提高医疗资源的利用效率。此外，移动健康应用和可穿戴设备可持续监测患者的生理和心理状态，实时反馈数据，帮助医生和患者及时调整康复策略。

在心理康复方面，人工智能和大数据分析可用于诱导高风险患者，并提供心理干预方案，如在线心理咨询、虚拟现实治疗和数字治疗。这些方法不仅提高了患者的依从性，还能在个性化干预的基础上优化康复效果。

此外，基于互联网的社区支持系统（如在线患者互助平台、社交媒体支持群）可增强患者的社会互动，消除孤独感，促进心理康复。医院利用互联网平台进行健康教育，提高患者对心理障碍的认知，增强自我管理能力。

“互联网＋”模式通过远程医疗、智能监测、数字化心理干预和社交支持等多种方式，提升了卒中患者的整体康复效果，为医院提供了更加高效的管理工具，同时促进了医疗资源的合理配置和精准化医疗的发展。

六、脑卒中心理康复的重要性

（一）促进身体康复

积极的心理状态能为患者康复提供强大的信心和动力。心理康复良好的患者更愿意主动配合康复训练，认真完成各项训练任务，严格遵循医护人员的指导。良好的心理状态有助于促进神经可塑性，激发大脑的自我修复机制，加速身体功能的康复。相反，消极的心理状态会抑制神经功能恢复，阻碍康复训练效果，延长康复时间。

（二）提高生活质量

心理康复能有效缓解患者的抑郁、焦虑等负面情绪，使内心恢复平静。通过心理康复，患者的睡眠质量和食欲会得到改善，身体得到更好的恢复。在心理上，患者能更好地适应身体功能变化，接受现状，重新找回生活的乐趣和意义，积极面对生活挑战，提高生活满意度和幸福感，实现生活质量的全方位提升。

（三）促进社会回归

心理康复有助于患者克服自卑心理，重新树立自信，增强社交能力，敢于与他人交流互动。当患者心理状态改善后，会更愿意参与社会活动，逐渐恢复社会角色，找到自己在社会中的价值和位置，提高社会适应能力，顺利回归正常社会生活。

脑卒中患者的心理康复是一个长期而复杂的过程，需要医护人员、家属和社会的共同努力。通过关注患者的心理问题，采取有效的心理康复方法，给予患者充分的心理支持和社会支持，能够帮助患者缓解负面情绪，增强康复信心，提高生活质量，促进社会回归。未来，还需进一步探索更有效的心理康复方法，为脑卒中患者的康复提供更有力的保障。

第二节　脊髓损伤的心理康复

一、脊髓损伤后的临床表现和心理特征

（一）脊髓损伤概述

脊髓损伤（spinal cord injury，SCI）是指由于外界直接或间接因素（如创伤、炎症、肿瘤、缺血等）导致脊髓的结构或功能发生损害，引起在损害的相应节段出现运动、感觉和/或括约肌功能障碍，从而出现肌张力异常及病理反射等的相应改变。

世界各国的SCI发病率大致相同，一般为每百万人口每年新发30～40例，我国每年约发生5万例。发生SCI致瘫痪的患者中以青壮年居多。造成损伤的原因多为车祸、高空跌落、外力冲击等突

发事件。

SCI致瘫痪多为突然发生，当事人也多为青壮年，因此患者常出现各种精神心理障碍，包括情绪障碍（抑郁、焦虑等）、创伤后应激障碍。SCI患者行动能力下降，常见并发症及后遗症包括脊髓休克、膀胱功能障碍、感觉障碍、肺功能下降、压疮、泌尿系统感染、性功能障碍等。上述症状会加重或诱发更严重的心理障碍。

（二）脊髓损伤后的心理特征

1. 抑郁

（1）发病特点：抑郁是脊髓损伤后最常见的情绪障碍，即使是恢复期患者抑郁发病率仍为11.4%。半数脊髓损伤患者在损伤1年内均会出现不同程度的抑郁症状；损伤7年内，2/3会伴有抑郁。

SCI并发症或继发症也可能引发抑郁。研究显示SCI发病至病后2年，抑郁严重程度与住院时间具有一致性，且住院期间的抑郁程度超过了临床显著的抑郁症状。出院后2年内抑郁水平下降并低于临床平均水平。

（2）严重性：重度抑郁症会限制患者的功能康复、降低功能独立性、延长住院时间。重度抑郁症不仅与人口学特征或SCI特征有关，还与较低的生活满意度和较严重的日常角色功能缺陷有关。

（3）影响因素：许多个人原因会导致SCI后的抑郁，包括损伤前就患有心理障碍疾病，损伤后药物或酒精滥用，损伤前应对生活事件能力存在问题等。相反，具备良好的问题处理技术，具有强烈生活动机的患者抑郁得分也低。其他积极因素包括工作、较高的社会支持水平及在SCI后积极参与各种体育活动。

（4）自杀倾向：SCI患者因自杀导致的死亡率为5%～10%，而一般人群自杀死亡率为1.4%。SCI患者自杀相关因素包括酒精滥用、药物滥用、犯罪史、精神病史、家庭问题、发病或住院期间存在自杀企图。白种人、年轻患者、不完全性截瘫患者的自杀率最高。自杀率随着SCI病史的增长而逐渐下降，损伤5年后自杀率显著下降。与此同时，研究还发现SCI有时还给患者带来积极的改变，如使家庭关系更加紧密、懂得共情等。因此，临床中不仅需要监督和减少脊髓损伤患者自杀危险因素，同时还要强化一般人群预防自杀的积极因素。

2. 焦虑

（1）发病特点及影响因素：SCI患者的焦虑问题研究较少，其焦虑多源于损伤发生时的创伤情境。但1年以上的患者，其焦虑水平仍高于一般人群。损伤后6个月内的SCI患者约四分之一存在焦虑症状，而一般人群仅为5%。除此之外，焦虑并不随着病程的延长而下降。年龄与SCI患者的焦虑水平无关。焦虑多源于生活压力。

（2）社交焦虑：SCI患者会出现不同程度的社交焦虑甚至社交恐惧。SCI患者的社交焦虑与年龄有关，而与损伤类型或者发病时间无关。特别值得关注的是，无论损伤类型和病程有何差异，年龄越大，焦虑程度及表现形式越严重。

（三）创伤后应激障碍

SCI本质上属于创伤事件，患者常伴有PTSD的风险，美国SCI患者中PTSD的当前诊断率为14.3%～16.7%，终身诊断率高达33.6%～34.9%，与其他创伤事件导致的PTSD患病率相当。此外，应对策略中的“聚焦和宣泄情绪”及“不接受”等负性心理机制与SCI后PTSD的发生密切相关。

（四）认知障碍

SCI并发认知功能障碍的原因包括脑外伤既往史、学习功能障碍和长期酒精或药物滥用等。约有50%SCI患者存在意识障碍或创伤后昏迷，需要确定是否有伴发的脑外伤。如果存在认知障碍，可能脑部存在弥散性病灶。在SCI急性期康复期间，伴发脑外伤的康复效果要比单纯SCI差。

如果患者的认知功能良好，康复计划就可以制订为功能发挥到最大潜能。例如，单纯一个成分的指令、使用视觉标记、避免过度刺激、为伴发脑外伤的患者提供充足时间去处理必要的信息。因为认知能力随着时间推移会有所改变，因此需要持续地监督、不断调整策略。尽管轻度伴发的脑外伤可能不会有长期并发症，但是更多的中至重度患者可能有持续的认知和行为障碍。这会使脊髓损伤患者在人际关系方面的个人和社会功能产生明显的障碍。

（五）疼痛

1. 发病特点 发病率为48%～94%。较大差异可能是不同的功能表现及评价方法不同。目前尚不清楚为什么有的SCI患者会并发疼痛而有的没有。慢性疼痛与低水平的生活质量相关。

2. 相关因素 尽管很难确定SCI后慢性疼痛的原因，但是心理社会因素可能有很大的相关性。在我国，交通事故和高处坠落是导致脊髓损伤后疼痛发生的主要原因，较低的社会经济水平也是与脊髓损伤后疼痛发生密切相关的重要因素之一。另外，物质滥用是常见的原因之一，一般有麻醉剂滥用或者其他具有潜在滥用可能的药物如地西泮。上述这些人群都是疼痛的高危人群。因疼痛自行给药或者酗酒的患者也是疼痛的高发人群。

（六）酒精和物质滥用

酗酒在SCI康复期患者中发生率为21%。SCI并发症常导致酗酒，包括疼痛、压疮、住院康复时的病情进展及继发损伤的危险。SCI患者中损伤前有35%～57%的人酗酒，对于这些患者，急性期和住院康复很可能像一个“戒毒”过程。许多SCI康复项目强调通过心理教育团体解决物质滥用，然而患者的接受程度各异。一方面，患者否认酗酒，或者觉得没必要接受治疗，因为已经戒酒几个星期了；另一方面，患者没有深刻认识到酗酒问题的严重性并做好准备改变。

除了损伤前后的物质滥用，临床医务人员还需要防止开具可能导致物质滥用的处方，包括地西泮（常用于改善痉挛）、成瘾类镇痛药、抗焦虑药及抗精神病药物等。中枢性疼痛缺乏有效治疗，当患者持续需要强镇痛药时，可能需要进行脱瘾治疗。

（七）性功能障碍

由于SCI患者男性多于女性，因此男性性功能障碍被研究得更多。SCI会导致性生理或性行为机制障碍。和其他康复项目一样，评估和治疗这一重要生活功能的目标，是作出最佳的改变来适应性功能方面生理和心理的变化。

1. 男性性功能障碍 最主要的问题是产生心因性勃起功能障碍（勃起由精神或非触觉刺激引起），生育力也可能受损。临床医生试图首选口服药物治疗，若无效再依靠侵入性治疗，如注射和移植。

2. 女性性功能障碍 主要问题是子宫和阴道的收缩障碍、阴道润滑障碍、暂时性激素和月经周期紊乱。由于盆腔感觉障碍和损伤早期月经停止，许多女性SCI患者错误地认为自己不会怀孕，因此她们需要进行计划生育咨询。

3. 性传播疾病 因为感觉障碍，SCI患者缺乏性传播疾病（sexually transmitted diseases，STDs）症状，如瘙痒、疼痛等，建议关注安全性行为、定期筛查和疫苗接种（如HPV疫苗）以预防此类疾病。

（八）适应问题

1. 心理适应的相关因素 研究表明，脊髓损伤（SCI）患者适应水平的高低与负面情绪（如抑郁、焦虑）、隔离倾向、损伤严重程度等因素密切相关。以提高心理调节能力为导向的团体心理干预能够有效改善SCI患者的心理适应问题。其中，患者的年龄、性别、损伤水平和应对方式对干预效果无明显影响，而自知力和发病时间则与干预效果密切相关。从心理动力学的角度来看，SCI后的心理适应并非单一事件，而是一个动态的发展过程，患者的认知、情感反应及应对行为在急性期临床护理、康复过程到社会再适应阶段不断变化并持续发展。

2. 社会再适应过程及应对策略 SCI患者回归社会及家庭后，其生活质量通常随时间推移逐渐改善，大部分患者最终能够接受现实，适应新的生活方式。患者在适应过程中所采取的应对策略决定了其心理困扰的程度。积极的应对方式，如接受现实、积极应对和问题解决，会带来更高的控制感、自我效能感及创伤后的成长；而逃避的应对策略，如否认、情绪宣泄和逃避现实，则与抑郁、焦虑、物质滥用和自我忽视等问题显著相关。已有的SCI心理适应模型强调了损伤前的个人因素，如情绪史、个体脆弱性及对残疾的认知态度等对患者适应过程的重要影响。在损伤早期阶段，患者通过初级和次级评价决定是采用积极解决问题的方式还是采取逃避的策略。

3. SCI患者的心理阶段 ①震惊阶段，患者对损伤的事实感到难以置信，内心极度震惊。②否定阶段，患者否认事实，试图忽视损伤的现实，认为损伤是暂时的或可以恢复的。③抑郁反应阶段，患者逐渐认识到损伤可能是永久的，从而产生悲伤、焦虑、抑郁等负面情绪。④对抗独立阶段，患者开始积极面对损伤带来的问题，寻求独立自主，尝试改善现状。⑤适应阶段，患者最终接受现实，逐步适应损伤后的生活状态，重塑自我与生活目标，达到心理适应与稳定。

二、脊髓损伤的心理评估方法

（一）急性期临床状况评估

此期评估分两阶段。阶段一是患者自评，可采用一般健康问卷（GHQ）（60项），测量一般健康和应对能力。阶段二由医生评估，根据ICD-10对应的SCID临床结构化访谈量表，对临床症状进行评估。

（二）心理障碍的评估

1. 情绪障碍相关量表 流行病学研究中心抑郁量表（the center for epidemiologic studies depression scale，CES-D）是社区研究中最常用的量表之一，通常用于初级保健机构中。其他常用量表还包括如下几种。①贝克抑郁量表（BDI）：是精神科医师用来识别抑郁症患者的筛查工具。②汉密尔顿焦虑量表（HAMA）：是最常用的量表，可评定严重程度并记录症状。③老年抑郁量表（GDS）：筛选老年患者专用，可评定严重程度并记录症状。④精神现状检查（PSE）：是定式会谈表的方案，用于精神状态检查，适于成年人，可识别非抑郁症特异性障碍。⑤最近有研究使用视觉模拟自评量表，其结果和情绪评估密切相关。

2. 应对方式评估

（1）医学应对方式：包含三类策略，即面对（或斗争）、回避、屈服（或接受）。

（2）简易应对方式：包含积极应对、消极应对，与心理健康水平显著相关。

（三）其他心理评估

1. 创伤后应激障碍评估 脊髓损伤、截肢后，患者除需要进行情绪障碍的评估外，还需要进行PTSD的相关评估。

2. 疼痛评估 评估脊髓损伤后疼痛、截肢后疼痛的认知行为疗法和操作技能被广泛应用。建议采用多轴评估方法，具体如下。

（1）结构式临床访谈。

（2）疼痛自陈问卷：①视觉模拟评分法（visual analog scale，VAS）：该法比较灵敏，有可比性。②简化McGill疼痛问卷（short form of McGill pain questionnaire，SFMPQ）：共分3部分，即PRI计算出感觉分、情绪分和总分；VAS标出疼痛程度；PPI为疼痛分级。

（3）应对量表。

（4）人格类型问卷。

（5）理解力评估。

3. 物质滥用评估 评估困难，因为问卷多为自陈问卷或问题调查，若患者否认则丧失可信度，因此SCI患者药物滥用暴露程度很低。许多物质滥用筛查问卷包含各种项目，如密歇根酒精依赖筛查量表（Michigan alcoholism screening test，MAST）包括24个条目，均为饮酒者常见的问题，包括心理依赖、躯体依赖，以及对心理、躯体、职业功能和社交功能的影响等。建立信任和亲密的关系可能消除否认导致的偏倚。

4. 截肢后体象量表（amputation body image scale，ABIS） 由美国学者Gallagher等于2007年编制，用于评估截肢患者在截肢后对自我身体形象的感知与适应情况。该量表包含对患者外观认知、身体完整性感受、自我接受程度及截肢对社会交往影响的评估内容，能够反映患者因截肢导致的心理与社会适应问题，已广泛应用于临床和科研领域，以协助医疗人员了解患者体象变化，从而制订个性化康复方案，提升患者生活质量和社会参与感。

三、神经心理障碍评估

脊髓损伤合并脑外伤、脑卒中需要评估患者的口头学习能力，因为康复期间许多任务都是口头交流，很少以书面形式呈现，因此需要对患者进行结构式的神经心理评估。评估结果直接影响患者后续治疗方案的制订；多形式的干预手段，包括心理治疗、病理治疗和认知疗法；预后评估，涉及长期康复问题，如康复效果预测、回归社会的能力、职业和学业表现，以及护理标准的制订。

1. 格拉斯哥昏迷评定量表（Glasgow coma scale，GCS） 通过独立评估患者的睁眼反应（eye opening，E）、语言反应（verbal response，V）和运动反应（motor response，M）三项核心神经功能，总分范围为3～15分，分值越低表明意识障碍程度越严重。临床分级标准：13～15分提示轻度颅脑损伤，9～12分为中度损伤，≤8分则定义为重度损伤（常伴昏迷）。

传统观点认为，GCS可作为急性期（伤后24～72小时）神经功能预后的预测工具，但其单独应用的预测效能存在争议。例如，部分研究显示，早期GCS评分9～12分且存在局灶性影像学病变（如挫伤、血肿）的患者，其预后评估准确性可能高于GCS 13～15分但伴有弥漫性轴索损伤的病例。此外，初始GCS评分可能受混杂因素干扰（如镇静药物使用、气管插管或脊髓损伤），导致低估实际脑损伤严重程度。

为提升预测效度，改良版量表Glasgow-Liège Scale（GLS）在GCS基础上整合了五项脑干反射评估（如瞳孔对光反射、角膜反射），通过加权评分优化对原发性脑干损伤的识别，其预测长期功能结局的敏感度较原始GCS提高12%～15%。

2. 格拉斯哥预后评分（Glasgow outcome scale，GOS） 是一个提供按顺序评分的全面的预后评价。患者的程度被评价为1～5。1＝死亡，2＝持续植物状态，3＝重度残疾，4＝中度残疾，5＝预后好。格拉斯哥预后评分被广泛应用，在预后方面常和格拉斯哥昏迷评定量表和伤后健忘症相关联。一个扩展的格拉斯哥预后评分在区别最后3种较低或者较高程度上有一些限制条件，把预后的种类增加到了8种。

3. 瑞裘认知功能指数（Rancho los amigos levels of cognitive functioning scale，RALS） 是一个按顺序评分，最后得分反映动作水平和总认知情况的测量方式。RALS的变化范围从1级至8级。得分是行为观察得分的相加，但是不能像其他测量工具那样在临床预测方面很有用。得分相对于量化来说更倾向于质化，对于一个患者来说，可能在一个功能领域是一个RALS得分，在另一个领域是另一个得分。

4. 定向遗忘试验（galveston orientation and amnesia test，GOAT） 被认为是伤后健忘症存在及其程度的一个客观测量方式。定向遗忘试验评价暂时的定向和回忆创伤，包括在发病前后的事件。新近，一个简单的工具已经被应用：定向日志对定向是更确切的连续性评价。

5. 残疾等级量表（disability rating scale，DRS） 被用于从昏迷的统一护理到社区评价残疾的目的。残疾等级量表与格拉斯哥预后评分有关联，比格拉斯哥预后评分有更大的心理测量范围，被证明评价信度为0.97～0.98。此量表被广泛用于康复调研和脑外伤患者的预后调查中。

6. 功能独立评定量表（functional independence measure，FIM） 提供一个功能独立测量标准，FIM可以被分成两部分：动作和认知。12项组成功能能力评定加到功能独立评定来评定读、写、说，社区介入和额外认知的问题。

7. 社区一体化问卷（community integration questionnaire，CIQ） 被用于评价患者回归社会生活经受的障碍程度。它的15项内容组成了三个方面：家庭方面、社会方面和生产方面。社区一体化问卷在测量生活质量和社会职业功能水平方面，被证实是有用的，但是由于它的心理测量内容，对于时间改变的敏感性和个人一些认知问题的可靠性等有待考证。

四、脊髓损伤的心理康复方法

（一）心理干预原则

心理干预遵循分清利弊、及早干预、综合治疗、评估用药的原则。药物治疗针对症状减少，心理干预针对心理、社会及职业康复。在SCI发生初期，许多患者会对积极参与心理治疗干预产生阻抗或不情愿。患者的观点是，住院并不是以精神健康为首要康复目标，而是将肢体功能改善到最好。鉴于许多存在心理问题的SCI患者并不具有足够的内省力，若让其强行接受心理治疗，会让患者感到被侮辱、被“贴标签”。为解决这一问题，可以将心理评定作为入院检查流程的必需环节。

（二）主要心理问题的康复

1. 抑郁 尽管有大量文献报道抑郁与脊髓损伤的相关性，但关于脊髓损伤后抑郁心理干预的临床随机研究很少。

（1）药物治疗：有效的药物治疗研究也很少，多数药物研究对象都是非脊髓损伤患者。药物治疗包括三环类抗抑郁药，临床报道脊髓损伤患者用后副作用较明显；选择性5-羟色胺再摄取抑制剂和其他抗抑郁药，更适合脊髓损伤后抑郁的治疗。

（2）认知行为疗法：积极调整应对策略的关键如下。①接受已经发生损伤的现实；②创造高质量的社会支持水平；③具有积极再评价的行为能力；④有计划地进行问题解决。

2. 疼痛 脊髓损伤后疼痛常导致抑郁、物质滥用问题。

（1）抗癫痫药，如加巴喷丁或普瑞巴林可能对神经源性的脊髓损伤后疼痛有效。

（2）结合教育、认知、行为等干预，包括适应环境改变的操作性学习技术、认知行为技术（目标设定、问题解决、自信心训练）、抗抑郁或抗焦虑药物治疗、家庭治疗、放松训练、生物反馈、催眠、物质滥用治疗、性功能障碍治疗。

（3）其他方法，包括物理治疗、牵张训练、外科手术、针灸等。

3. 酗酒和物质滥用 激励访谈技术是一种用来解决患者在问题各阶段改变动机的心理学干预技术，广泛用于戒烟、戒酒等问题的团体治疗中。此外，这一特殊技术在增强患者短期目标和康复持续性方面优于一般治疗技术。

4. 性功能障碍 脊髓损伤后男性性功能障碍主要表现为生理性或心理性勃起功能障碍，主要康复治疗方法包括心理治疗、口服药物、海绵体注射、透皮用药及经尿道用药、负压吸引勃起装置、骶神经前根电刺激、阴茎假体植入术。对女性患者康复治疗研究较少，可能由于社会认知偏倚造成，主要强调心理治疗，让女性患者了解性功能的生理和心理变化特点，采用“一般化”技术、系统脱敏技术、家庭治疗等，使女性患者增强信心和兴趣，并做好配偶工作。

5. 社交焦虑 对于社交焦虑的患者，可以借助认知行为学技术改善不适和预防。

（三）心理教育

1. 结构性心理教育团体 急性损伤导致的SCI患者可以参加结构性心理教育团体。与非结构团体、领悟取向、反应取向治疗相比，每一次治疗此团体更关注于SCI患者所必须面对的新的现实。

①每次讨论最后都会提供教学方式的信息；②在同伴合作模式的背景下，针对某一SCI患者提供的体验进行讨论；③家庭成员常被邀请参加，治疗常由康复小组成员领导；④心理治疗师的角色是组织小组日程、方便讨论、提供一次或多次小组治疗的信息。为缩短住院时间，治疗次数有所限制，因此治疗程序需要有可重复性、高操作性。可安排话题清单，如SCI治疗、性功能和生育能力、社交技巧、自信心、残疾立法、居住环境改造、旅行、娱乐机会、管理看护、肠道和膀胱功能、饮食、皮肤护理、药物使用、物质滥用等话题。

2. 工作目标　治疗师在康复初始阶段要设立合理的目标，评估依据包括患者既往史、人格类型、行为模式、发展关系、之前参与心理教育的过程。一旦目标设立，患者和家属可以在出院后仍与治疗师保持密切合作，同时也可为其他治疗提供依据。

3. 间接干预　康复小组成员提供间接干预，包括指导行为管理技术、对有问题的情感反应或情境提供保护。

（四）应对和认知行为干预

认知行为疗法是管理情感障碍的常见心理干预方法，包括抑郁、焦虑和适应障碍。

1. SCI干预目标　SCI患者更多的问题是对未来的不确定感和恐惧感，自己认为应对能力差而导致适应障碍。如果患者有信心能够控制，那么他更有可能采用问题焦点解决法来处理应对和适应问题。SCI患者歪曲认知包括对自我和他人过度负面概括、损伤后对自我价值的负面评价、对排斥他人和不足的期望、对持续失败的期望、发展过度的个人权利意识、过度的脆弱性。

2. 团体治疗模式　①效果：CBT团体治疗可以降低患者住院费、提高自我适应力、降低焦虑和抑郁、改变对损伤后果的负性评价、增强社会认可的看法。②内容：指导小组讨论、问题解决技巧训练、评价训练。③训练模式：7次治疗，每次70～75分钟，每周2次，每组6～9个人。

（五）朋辈咨询

朋辈咨询（peer counseling）即让SCI患者与有类似损伤经历的同辈人互动，通过行为模式和情感支持获得帮助。最常见形式是一对一咨询。小组可以就SCI后独立生活等话题展开讨论，从而达到分享问题、减少孤独感、增强动机的效果。时机选择很重要，常需要心理医师介入。

（六）职业和教育问题

对于年轻人来说，学生是重要的社会角色，毕业后参加工作就具有明显的社会角色。这类人群与那些从未上过学或工作过的人相比，脊髓损伤后具有更优越的社会心理条件。对于青少年患者，治疗师可以与教师协商帮助孩子重返校园环境的方法。与就业相关的心理因素包括乐观、自尊、成就取向、使用角色模型。帮助SCI患者再就业的方法包括职业咨询、总结早期工作经验、具有强大道德价值的工作、参加职业教育项目、职业规划、在校期间兼职、职业兴趣测试。同时可以借助就业支持系统和在职辅助技术。在职业康复见习项目中，SCI患者可通过结构化同伴支持干预（structured peer support intervention，SPSI）实现系统性职业重建。具体而言，与功能状态相似的同伴共同参与模块化职业探索流程（每日4小时×5周），结合同伴示范疗法（peer modeling therapy，PMT），通过观察学习（observational learning）与社会认知重建（social cognitive restructuring）的双路径激活，可显著提升职业决策自我效能感。目前该方案已纳入国际脊髓损伤职业康复指南

（ISCoS 2022）的B级推荐，但需注意适应证筛选（ASIA D级损伤优先）及创伤后应激障碍共病的风险控制。

第三节　阿尔茨海默病的心理康复

随着人口老龄化的加剧，阿尔茨海默病已成为全球老年人群体中最常见的认知障碍疾病之一。该病的主要特征是渐进性的记忆丧失、认知功能障碍、语言表达困难及情绪和行为变化。随着疾病的发展，阿尔茨海默病患者在短期记忆、空间定向、判断力及自我照护能力方面逐渐丧失，最终会严重影响其日常生活质量。生理上，阿尔茨海默病患者大脑内的神经细胞逐渐退化，脑容量缩小，神经传导物质的缺乏加重了认知功能障碍。而心理上，患者常表现出情绪不稳定、焦虑、抑郁、易怒等负面情绪，并且出现社会交往障碍，逐渐孤立于社会和家庭。因此，在临床工作中，必须根据阿尔茨海默病患者的认知特点与情感需求，采取个性化的心理康复措施。有效的干预措施不仅能够帮助患者缓解焦虑和抑郁情绪，延缓病程进展，还能改善患者的生活质量，增强其社会参与感和自我价值感。

一、概述

（一）定义

阿尔茨海默病（Alzheimer’s disease，AD）是最常见的认知障碍疾病类型，起病隐匿，早期诊断困难。该病以认知障碍、精神行为异常和社会活动及生活能力下降为主要临床表现，给患者家庭及社会带来沉重的负担。

（二）流行病学

在2020年的流行病学调查显示，中国60岁以上人群中，约有3877万人患有与阿尔茨海默病相关的轻度认知障碍（mild cognitive impairment due to Alzheimer’s disease，MCI）。在这一年龄段中，约有1507万痴呆患者，其中阿尔茨海默病患者的数量达到了983万人，占痴呆患者总数的大多数。这一数据表明，阿尔茨海默病在中国老年人群体中的发病率非常高，已成为公共卫生领域的重要挑战。随着中国人口老龄化的加剧，患病人数预计还将持续增加，这对医疗体系、社会资源分配和家庭照护带来了沉重的负担。更令人担忧的是，MCI患者中有较高的比例可能会在未来几年内进展为阿尔茨海默病或其他形式的痴呆。这一流行病学数据不仅凸显了阿尔茨海默病的高发病率及其对社会的深远影响，还揭示了早期筛查、预防干预及对患者和家属提供支持的重要性。

（三）阿尔茨海默病的发病机制

随着研究的不断深入，美国阿尔茨海默病学会于2023年提出了新的临床诊断标准草案，强调应结合生物学标志物与临床症状综合判断阿尔茨海默病。该草案指出，阿尔茨海默病是一个从无症状阶段开始、逐渐进展的连续性疾病谱系，其定义应基于生物学概念，通过体内核心生物标志物异常确诊。对于符合核心病理改变、处于轻度认知障碍阶段的患者，建议使用“阿尔茨海默病源性轻度认知障碍”的诊断术语。

阿尔茨海默病的发病机制是多种因素共同作用的结果，主要包括以下几方面：淀粉样蛋白的异常沉积，其寡聚体和斑块会损害神经细胞功能；Tau蛋白的过度磷酸化，会引起神经纤维缠结，破坏神经元结构；神经炎症反应通过小胶质细胞的激活加速病理进展；胆碱能神经功能异常，尤其是胆碱能神经元的丧失，与认知障碍密切相关；此外，遗传因素也发挥着重要作用，其中*ApoEε*4基因被认为是最主要的风险因素之一。这些机制相互作用，共同推动疾病的发展进程。

二、阿尔茨海默病的临床表现

阿尔茨海默病的临床表现主要包括渐进性的认知功能障碍、行为和心理症状、运动功能障碍及日常生活能力丧失。总体而言，阿尔茨海默病患者的症状随着病程的推进逐渐加重，严重影响患者的生活质量和独立性，且不可逆转。

（一）认知功能障碍

1. 记忆障碍　记忆障碍是阿尔茨海默病最突出的认知功能障碍表现之一。早期常表现为近事遗忘，患者刚刚发生的事情转头就忘，比如，忘记自己刚刚吃过饭，反复询问相同问题，对近期发生的活动、见过的人记不清楚。随着病情加重，远期记忆也逐渐受损，对过去的经历、重要事件、熟悉的地点等记忆模糊或遗忘。例如，无法回忆起自己的结婚纪念日、孩子的出生日期等重要生活节点。

2. 定向障碍　患者对时间、地点、人物的认知逐渐减退，可能会迷失在熟悉的环境中。

3. 语言障碍　语言表达方面，患者从起初的词汇量减少，找不到合适的词语表达想法，说话变得啰唆、重复，逐渐发展到语言表达困难，甚至无法完整表达自己的意思。比如，描述一件物品时，难以说出其名称，只能用模糊的语言替代，如将“杯子”说成“喝水用的东西”。语言理解能力也同步下降，听不懂他人的话语，无法理解复杂的句子结构和语义，对日常对话的回应常答非所问。

4. 执行功能障碍　患者在完成有目的的复杂任务时会出现困难。例如，计划一次外出活动，无法安排好行程、准备好所需物品；在烹饪时，不能按照正确步骤完成一道菜的制作，忘记添加调料、烹饪时间过长或过短等。在理财方面，难以管理个人财务，无法进行收支计算、支付账单等操作。

5. 注意力与学习困难　患者难以集中注意力，学习新信息变得更加困难。

6. 计算力障碍　简单的数学运算对患者来说变得困难。买菜时，无法准确计算价格和找零，对数字的敏感度降低，不能完成加减法、乘除法等基本运算，甚至连日常生活中的时间、日期计算也会出错，如不知道今天是星期几、现在是几月。

（二）运动功能障碍

随着阿尔茨海默病的进展，患者不仅在认知和情绪方面出现问题，运动功能也逐渐受损。常见表现包括步态不稳、行动迟缓、肌肉僵硬和协调能力下降，患者在行走、转身、站立和日常活动中易出现跌倒等安全隐患。随着病情进一步发展，这些运动障碍会逐渐加重，最终可能导致严重的功能丧失，甚至卧床不起，完全依赖他人照护，严重影响生活质量。

（三）日常生活能力障碍

阿尔茨海默病患者日常功能障碍最初可能表现为在复杂活动中的困难，如管理财务、使用电话、做饭或外出购物等，逐渐发展为在基本生活活动中的障碍，包括穿衣、进食、洗澡、如厕和个人卫生等。患者可能无法正确穿戴衣物、识别餐具用途，甚至忘记如何刷牙或洗脸。在这一阶段，患者对他人的依赖程度显著增加，往往需要家属或照护人员提供全方位的协助。此外，由于认知障碍，患者在生活中容易出现迷失方向、重复性行为、忽视饮食或服药等问题。

三、阿尔茨海默病的心理特征

神经精神症状（neuropsychiatric symptoms，NPS）如抑郁、冷漠、攻击性和精神病，已被认为是阿尔茨海默病的核心临床特征之一。这些症状不仅发病率高，且通常随病程进展而加重。研究显示，NPS的严重程度与认知能力下降、生活独立性丧失及生存期缩短密切相关。然而，当前尚无明确证据表明这些症状是否源于与认知退化相同的病理机制，或是否具有独立于阿尔茨海默病神经退行性过程的独特病因，仍有待进一步研究。

（一）抑郁症

1. 概述 抑郁症是阿尔茨海默病常见的合并症，且与认知能力下降和预后不良密切相关。抑郁症在阿尔茨海默病中的患病率较高，且随着病情的进展，抑郁症状的出现频率也随之增加，因此对阿尔茨海默病患者抑郁的识别和管理对于改善患者的临床结局至关重要。抑郁症状通常包括情绪低落、兴趣丧失、无助感、易疲劳、食欲变化和睡眠障碍等，这些症状不仅影响患者的生活质量，还可能加速认知能力的衰退。

2. 流行病学 近年来研究表明，抑郁症是阿尔茨海默病最常见的合并症之一，患病率在25%～74.9%，差异主要源于不同的评估工具，如《精神障碍诊断与统计手册》（*diagnostic and statistical manual of mental disorders*，DSM）、神经精神病学清单抑郁分量表（neuropsychiatric inventory-depression subscale，NPI-D）及老年抑郁量表（geriatric depression scale，GDS）。综合研究结果估计，约40%的阿尔茨海默病患者将在5年内出现临床意义上的抑郁症状。大量证据显示，合并抑郁的患者通常预后更差，表现为更快的认知退化、功能丧失和生活质量下降。

3. 发病机制 研究表明，抑郁症可能与阿尔茨海默病的发病机制存在关联。一方面，抑郁症与血清Aβ40/Aβ42比值升高密切相关，高浓度Aβ水平可预测两者的发生风险，提示其可能具有共同的病理基础。另一方面，阿尔茨海默病患者的抑郁症还与大脑特定区域，尤其是额叶和颞叶的萎缩及代谢异常有关。尽管早期研究未发现*APOE*基因与抑郁症的直接关联，但后续研究认为*APOE*可能通过调节其他基因影响神经精神症状的表现。此外，遗传因素如*TPH1*、*MAOA*、*BDNF*等基因的变异，尤其在携带*APOEε*4等位基因的女性中，显著增加了抑郁症风险。

（二）冷漠症

1. 概述 冷漠症是指一系列动机缺陷，表现为目标导向的认知、行动和情感的缺失。这一症状在阿尔茨海默病患者中较为常见，并且通常与其他神经精神症状共病。研究表明，持续性的冷漠症状通常预示着患者认知能力的下降速度较快，相比未伴随冷漠症的阿尔茨海默病患者，冷漠症状的出现会加速认知衰退的进程。此外，冷漠症与抑郁症状常常共同出现，这两种症状可能相互作用，进一步加剧患者的功能损害。因此，冷漠症在阿尔茨海默病患者中的出现不仅是一个重要的临床指征，也可能成为评估疾病进展和制订治疗策略的重要参考。

2. 流行病学　在一项针对255名阿尔茨海默病患者的大型队列研究中，47.9%的患者存在抑郁症，41.6%存在冷漠症，其中32.4%同时患有两者。单独患抑郁症和冷漠症的比例分别为15.4%和9.4%。数据表明，抑郁与冷漠在阿尔茨海默病中常常同时出现，可能存在共同的病理基础或相互影响机制。

3. 发病机制　研究表明，冷漠症和抑郁症虽在阿尔茨海默病中常见，且均与额叶功能减退和血清GABA水平变化有关，但在脑区代谢异常方面存在差异，冷漠症主要涉及左侧眶额叶，而抑郁症则与左侧背外侧前额叶相关。两者均可导致执行功能下降，共病患者FAB评分最低，提示额叶功能障碍在神经精神症状中具有关键作用。影像学研究显示，冷漠评分与双侧额叶及右侧前扣带皮质的PIB信号呈正相关，且冷漠患者的（11C）PIB保留量显著升高，反映其与淀粉样蛋白沉积密切相关。虽然MRI未见明显结构变化，但大规模研究发现颞叶皮质变薄与冷漠程度相关，即便在控制多种因素后仍具统计学意义。此外，冷漠评分与胼胝体膝部、左侧前扣带回、右侧上纵束、胼胝体压部及双侧钩束的各向异性分数（FA）均呈负相关，提示白质完整性受损亦可能参与其发病机制。

（三）焦躁

1. 概述　焦躁和攻击行为是阿尔茨海默病常见的行为症状之一，此行为不仅威胁患者自身安全，也给护理人员带来极大压力和风险。这类行为通常与认知能力下降、生活自理能力丧失及功能退化等不良预后因素密切相关，常被视为疾病进展的标志，反映神经退行性变化对情绪和行为控制的影响。研究发现，攻击性和激动行为在男性患者中更为常见，可能与性别差异导致的冲动控制和情绪调节能力不同有关，而女性则更易表现出抑郁和冷漠。此类行为不仅加快疾病进程，还易引发患者与照护者之间的冲突，增加护理难度。

2. 发病机制　研究表明，阿尔茨海默病患者的攻击行为与多种神经化学和遗传因素密切相关，尤其与额叶的血清素功能障碍有关。攻击性症状与5-羟色胺转运蛋白长变体（5-HTTPRL）水平升高密切相关，男性患者中携带色氨酸羟化酶*A*218*C*基因*C*等位基因的比例也更高。此外，额叶和颞叶皮质中5-HT6受体与胆碱乙酰转移酶（ChAT）比率的改变，以及颞叶5-HT1A受体结合能力的下降，也与攻击行为有关。多巴胺受体基因多态性同样参与其中，如*DRD*1 *rs*4532 *SNP*的*G*/*G*同型合子（常被原始研究者称为*B*2/*B*2)与攻击倾向显著相关，而妄想则是攻击行为的重要预测因素。在神经化学方面，攻击行为与N-乙酰天冬氨酸与肌酸比率呈负相关，激动症状则与Aβ42沉积和血清*BDNF*水平变化相关。去甲肾上腺素系统功能减弱，尤其是β_2受体功能下降，也与攻击行为有关。此外，*APOEε*4等位基因携带者更易出现攻击性症状。

（四）精神症状

1. 概述　精神症状，如妄想和幻觉，是与阿尔茨海默病相关的最显著和最严重的神经精神症状，通常出现在阿尔茨海默病的晚期，而在早期阶段较少出现。与抑郁症类似，精神症状的发生往往预示着认知能力的更大或更快的下降。幻觉是阿尔茨海默病的非认知症状之一，通常伴随认知障碍、身体攻击行为和抑郁症状，并且被视为入院的强烈预测因素。这些症状的出现不仅加重患者的病情，还可能显著影响患者的生活质量和治疗预后。

2. 流行病学 在一项纵向研究中观察到，阿尔茨海默病患者中约7.8%出现精神病症状。这些表现精神病的患者与其他患者相比，在研究开始时已经有更严重的认知功能损害，并且随时间推移，他们的认知衰退速度更快，同时死亡率也更高。这些发现指出，在阿尔茨海默病的进程中，精神症状可能是预示着疾病更快进展和更糟糕预后的一个重要标志。

3. 发病机制 研究表明，阿尔茨海默病患者的精神症状与5-羟色胺系统功能异常密切相关，尤其是5-HT2A受体T102C变异在伴有幻觉和妄想的患者中更常见。此外，精神病症状还与脑内tau蛋白的异常磷酸化积聚有关。神经影像学研究显示，额叶和颞叶代谢减少，以及额叶和顶叶皮质的萎缩与幻觉等症状的加重密切相关，提示脑区结构和功能变化在精神症状中发挥重要作用。遗传研究进一步发现，*APOEε*4等位基因及某些多巴胺受体基因多态性可能增加精神病风险，影响患者的行为和情绪反应。上述结果揭示了阿尔茨海默病精神症状的复杂生物学机制，涉及神经递质调节、蛋白异常积聚、脑结构改变及遗传易感性的多重影响。

四、阿尔茨海默病的心理评估方法

在各类认知障碍性疾病中，阿尔茨海默病尤为特殊，因为它不仅体现为认知功能的衰退，同时还伴随着显著的心理和行为紊乱，如妄想性嫉妒、偏执、幻听、尖叫及躁动等。这些症状不仅加重了患者自身的痛苦，也给照护者带来了极大的心理与精力负担。因此，在制订以患者为中心的综合管理策略之前，必须深入探究这些问题的根源，并对患者进行细致全面的心理评估。

（一）简易智力状态检查

简易智力状态检查（mini-mental state examination，MMSE）是一种广泛用于临床和科研的认知功能快速筛查工具，通过评估定向力、记忆力、注意力与计算力、语言及视觉空间能力等多方面对受试者进行打分。量表总分为0～30分，通常以24分或以下作为可能存在认知障碍的初步判断指标（也有研究会根据受试者教育程度进行相应调整）。MMSE的优点在于操作简便、耗时较短，适合对疑似认知障碍人群进行快速筛查；但其对于文化程度、语言障碍等因素较为敏感，结果解读需结合个体背景和临床观察。

（二）蒙特利尔认知评估

蒙特利尔认知评估（montreal cognitive assessment，MoCA）由多个认知域的测试题目组成，包括视觉空间、执行功能、命名、记忆、注意、语言、抽象思维和定向力，满分30分，一般以26分作为筛查轻度认知障碍或早期阿尔茨海默病的分界线。与MMSE相比，MoCA在检测早期和轻度认知损害时灵敏度更高，可更精确地捕捉到轻微的认知变化。然而，MoCA也对语言文化背景依赖性较高，施测过程中需根据患者受教育水平等实际情况进行相应的调整或校准。

（三）阿尔茨海默病评估量表－认知子量表

阿尔茨海默病评估量表－认知子量表（Alzheimer's disease assessment scale-cognitive subscale，ADAS-cog）主要被用于阿尔茨海默病患者的认知功能评估，以及在临床试验与长期随访中监测治疗或干预效果。量表涵盖记忆、语言、执行功能等多个领域，分值范围通常为0～85分，分值越高代表认知障碍越严重。由于涉及更细化的认知项目评估，ADAS-cog可准确反映不同领域的退化程度，但评分过程相对耗时，也需要经过培训的专业人员操作，在大规模研究或需要精确监测病情演变的情况下应用价值更高。

（四）科恩－曼斯菲尔德激动量表

科恩－曼斯菲尔德激动量表（Cohen-Mansfield agitation inventory，CMAI），是一种广泛应用于老年期痴呆（包括阿尔茨海默病）患者的激越与烦躁行为评估工具。其通过照护者或医护人员对患者行为的观察和记录来量化激动症状的类型与频度，包括重复喊叫、捶打、踱步等多种表现。该量表共包含多项具体行为条目，如反复喊叫、敲打、踱步等。评分内容聚焦激动行为的出现频率，每项评分为0～6分（例如，0＝从不发生，1＝每周不足一次，2＝每周1～2次，……，6＝每小时多次），得分越高代表激动行为出现得越频繁。该量表有助于临床或护理团队了解激动行为出现的时间、环境及触发因素，并据此制订更具针对性的干预措施，从而减轻患者与照护者所面临的压力和负担。

（五）康奈尔痴呆症抑郁症量表

康奈尔痴呆症抑郁症量表（the cornell scale for depression in dementia，CSDD）主要用于识别与评估痴呆患者的抑郁症状，尤其适用于中重度认知障碍人群（MMSE＜15分）。其设计充分考虑到认知障碍可能导致的表达局限。量表通过与患者和主要照护者分别访谈，整合来自观察者和患者自身的信息，覆盖情绪、行为和躯体等多个维度。由于能够从多方视角采集症状资料，在辨别阿尔茨海默病患者的真正抑郁与单纯由认知退化引起的情绪变化方面具有较高的敏感性和特异性。该量表涵盖情绪、躯体症状、昼夜节律和行为等方面，每条目按0～2的等级进行评分（0＝无症状，1＝轻度或偶尔出现，2＝明显或经常出现）。总分范围通常为0～38分，分值越高代表抑郁症状越严重。一般认为12分左右是需要关注的阈值，可提示较明显的抑郁症状，需要进一步临床干预。

（六）老年抑郁量表

老年抑郁量表（the geriatric depression scale，GDS），是一种专门面向老年群体的抑郁筛查工具，经常被用于社区、医院和研究场景。量表采用简洁的“是/否”回答方式，题目便于认知能力下降的老年人理解与配合。常用版本包括15题或30题，可根据受检者的实际情况灵活选择。虽然GDS并非特意为阿尔茨海默病患者研发，但在轻中度认知障碍及痴呆个体中，依然能帮助识别抑郁情绪，为制订进一步治疗或护理方案提供参考。

（七）神经精神病学量表

神经精神病学量表（the neuropsychiatric inventory，NPI）广泛应用于评估各类痴呆患者的神经精神症状（BPSD），该量表通过调查妄想、幻觉、抑郁、焦虑、攻击性等12类常见神经精神症状，同时评估这些症状出现的频率（14分）和严重程度（13分），并且记录其对照护者的影响（0～5

分）。每个症状的频率与严重程度相乘为子评分，全部症状子评分之和为总分，总分越高代表患者的神经精神症状越严重。通过综合分析患者的行为与精神症状谱，临床团队可更全面地了解病情发展与危害，从而制订出更有效的个体化干预策略，帮助提升患者的生活质量和照护效率。

（八）阿尔茨海默病

阿尔茨海默病的行为病理量表（behavioral pathology in Alzheimer’s disease，Behave-AD），是专门针对阿尔茨海默病患者行为和心理障碍评估而设计的量表，涵盖了包括妄想、幻觉、攻击性行为、焦虑、睡眠异常等在内的一系列常见问题。该量表评分内容通常关注症状出现的有无及严重程度（0～3分），它着重记录症状出现的频率及严重程度，并能在连续追踪评估中帮助医护人员识别病程演变趋势。由于Behave-AD聚焦于阿尔茨海默病特有的行为表现与病理机制，能够对疾病的诊疗进程提供更加精确的指导，为及时调整护理方法及辅助治疗方案奠定重要基础。

五、阿尔茨海默病的心理康复方法

随着对阿尔茨海默病的深入研究，心理康复干预在治疗阿尔茨海默病中的作用逐渐被重视。这些康复干预不仅能改善痴呆症患者的行为和心理症状，还能够提高患者的生活质量，减少药物的副作用。以下是几种主要的非药物干预方法的详细总结与分析。

（一）经颅磁刺激

经颅磁刺激（transcranial magnetic stimulation，TMS）是一种非侵入性脑部刺激技术，近年来在阿尔茨海默病患者的治疗中受到了广泛关注。TMS通过在头皮表面产生磁场，进而调节大脑皮质神经活动，尤其是与认知功能相关的大脑区域，如背外侧前额叶和海马区域。研究表明，重复经颅磁刺激（rTMS）可改善轻度到中度阿尔茨海默病患者的记忆力、语言表达和执行功能等认知表现。尽管有临床研究显示rTMS在短期内能够显著提高认知评分（如MMSE、MoCA），但其治疗效果的持久性有限，且对病情较重的患者效果较弱。在刺激频率、剂量和模式上不同研究的差异，加上个体对治疗的反应差异，使治疗方案尚未统一。在未来，随着更精准的影像技术和个体化治疗的进展，rTMS的临床应用前景看好，可能为阿尔茨海默病患者带来新的治疗选择。

（二）认知行为疗法

认知行为疗法（cognitive behavioral therapy，CBT）通过调整个体的认知模式和行为反应，改善情绪状态和功能表现，在阿尔茨海默病的治疗与管理中日益受到关注。阿尔茨海默病患者常伴有记忆力下降、执行功能障碍，以及由此引发的焦虑、抑郁和社交退缩，CBT可帮助其识别并修正对病情和生活的负面认知，建立更积极、现实的思维方式，缓解情绪困扰，提升生活质量。例如，当患者因记忆缺失感到挫败时，治疗师可引导其聚焦可控的日常目标或依赖他人协助的解决策略，以减轻无助感。同时，通过设定具体可行的小目标，如参与家务或简单社交活动，患者可在实践中增强掌控感与信心，进一步巩固积极情绪。考虑到阿尔茨海默病患者的认知受限，CBT需适当简化，如使用可视化提示、反复强化关键内容，并结合家属或照护者的配合，以确保干预效果的持续性和可行性。

（三）团体治疗

团体治疗（group therapy，GT）在阿尔茨海默病的非药物干预中扮演了重要角色，通过将具有相似认知障碍与生活处境的患者聚集在一起，为他们提供安全、友善且互动性强的环境。此种治疗形式常结合回忆疗法、认知刺激、艺术疗法等元素，让患者在他人的帮助与鼓励下积极表达自我、分享经验与情感，从而在社交层面获得支持与共鸣。团体治疗既可帮助患者延缓功能退化、保持一定的人际交往能力，也能减轻他们对病情和未来的焦虑。同时，团体中的多重反馈可促进个人自信心的重建和情绪的稳定，带来乐观、积极的心理体验。然而，由于阿尔茨海默病患者认知功能损耗程度各异，需要在团体规模、活动形式和主题选择上进行适度调整，并辅以合适的照护人员与专业治疗师，使每位成员都能在可控且充满支持的氛围中受益。通过定期评估和灵活调整内容，团体治疗可在延缓病程进展和提高患者生活质量方面发挥一定的协同效应。

（四）感官花园和园艺活动

感官花园和园艺活动通过多感官刺激（如视觉、触觉、嗅觉等）改善情绪和行为。研究表明，这些活动能通过增加患者与自然的接触，提升他们的情感联系和认知功能。研究发现，园艺疗法能够有效减少激动行为，并增强社交互动。尽管存在研究异质性和样本量限制，园艺活动仍被认为是改善患者情绪和行为的有效干预方法，尤其在长期护理环境中具有广泛应用潜力。

（五）音乐与舞蹈治疗

音乐治疗通过聆听、演奏和唱歌等方式，利用音乐的旋律、节奏和和声来激发认知、情感和社交反应。舞蹈疗法结合运动，帮助促进身体、情感和认知的融合。多项研究表明，音乐治疗能够有效减少阿尔茨海默病患者的行为症状，如躁动、抑郁和焦虑，尤其在提高自我表达和社交互动方面具有显著效果。舞蹈疗法通过促进身体活动，改善情感调节和认知功能，尤其适用于减轻焦虑、抑郁和行为问题，帮助患者增强情感交流和社交能力。

（六）Snoezelen 多感官刺激疗法

Snoezelen多感官刺激疗法（snoezelen multi-sensory therapy，SMST）通过在专门设计的环境中提供光、声音、香味等多感官刺激，帮助阿尔茨海默病患者改善情绪、行为和认知功能。研究表明，SMST可有效缓解激动、焦虑、抑郁等症状，提升患者的情绪状态与认知反应，在非药物干预中具有重要地位。尽管其短期疗效已获得一定支持，但长期效果仍需更多高质量研究验证。作为阿尔茨海默病康复中的一种干预方式，SMST与指压、芳香疗法、按摩、光疗、园艺、音乐及舞蹈治疗等共同构成多样化的治疗体系，通过多种感官和身体体验，帮助患者缓解症状、提升生活质量，且副作用较小。

—• 考试知识点总结 •—

—• 本章小结 •—

—• 协和云课堂…… 拓展练习及参考答案 •—

（卞　立　严海霞　许金成）

第八章　运动系统疾病的心理康复

教学课件

学习目标

素质目标

具备将心理关爱融入医疗全过程的态度和建立良好的医患关系的能力，树立关注患者的心理变化，给予心理支持的意识，在实际的临床工作中深化医患沟通，了解患者需求提高医疗服务质量、构建和谐医患关系。能尊重、共情患者，与患者建立良好的咨访关系；培养对慢性运动系统疾病患者的理解与共情。

知识目标

（1）掌握：骨关节炎、腰椎间盘突出症、截肢患者心理特征及影响因素。

（2）熟悉：骨关节炎、腰椎间盘突出症、截肢的心理特征评定方法及常见评定量表。

（3）了解：骨关节炎、腰椎间盘突出症、截肢的致病机制。

能力目标

能够根据骨关节炎、腰椎间盘突出症、截肢患者的心理特点选择评定方法，并开展相应的评定。能够根据评定结果开展相应的心理康复治疗。

案例导入

【案例】

患者，男，65岁，退休工人。患者5年前无明显诱因出现双膝关节疼痛、僵硬，活动后加重，休息后缓解。自发病起患者曾遍访市内多家医院，但病情未见显著改善，或仅在治疗初期暂时缓解后又复发。近1个月来，疼痛明显加重，伴有肿胀和僵硬，影响日常生活。患者曾自行服用镇痛药物，但效果不佳。患者自觉自己得了绝症，大小医院都无法治疗，药物也无法控制，从而情绪异常暴躁。老伴在家做家务时声音过大也会引来患者不满，时不时对老伴大吼大叫。老伴炒菜时锅铲不小心掉到地上，患者以为是老伴对他不满，故意扔东西示威，老伴时常觉得委屈。平时患者饮食也不加节制，子女劝说患者时，患者又觉得自己生病久了，反正也治不好，得过且过，能吃是福，多吃一天算一天。

【问题】

1. 患者存在的主要心理问题是什么？
2. 如何进行康复心理评估？
3. 如何对患者及家属进行心理健康教育和心理支持？

· 核心知识拆解 ·

本章着重介绍运动系统疾病里的骨关节炎、腰椎间盘突出症、截肢患者的心理康复。骨关节炎、腰椎间盘突出症均是一种病程长、恢复慢、易复发，导致患者受疾病折磨而情绪低下，严重影响工作及生活的慢性损伤性疾病。在治疗慢性病的过程中融入心理治疗，可以使患者对疾病病因、病程、预后等方面有一个正确的认识，能以积极乐观的态度对待疾病。通过生理、心理的调试，重新达到身心平衡，让患者情绪得到缓解。不紧张、不灰心、不急躁、少悲观，建立全新的、合理的、健康的生活及工作方式，帮助人们树立正确的健康观念，从而减少身心的痛苦，提高患者的生活质量。截肢是一种严重的创伤性手术，指把那些已丧失生存能力、危害身体健康且失去生理功能的肢体予以截除。患者在面对身体完整性的丧失时，通常会经历复杂且不同阶段的心理变化。肢体缺失，严重损害患者的运动与生理功能，影响生活能力，破坏人体的美观及完整性，也会在患者的心理层面造成巨大创伤和负面的情绪。所以，为截肢患者及时提供有效的心理康复支持，对于他们配合后续治疗、重新回归社会而言，具有十分重要的意义。

第一节　骨关节炎的心理康复

一、概述

微课：骨关节炎心理问题的预防

骨关节炎（osteoarthritis, OA）是一种以关节软骨受损和潜在丢失伴发其他病变如骨质增生（骨赘形成）为特征的慢性关节疾病。表现为关节疼痛逐渐产生、活动后加重，晨起或长时间静止出现僵硬感，偶可出现关节肿胀，还可能出现关节无力、活动障碍、关节畸形等症状。这种疾病不仅发生关节软骨损害，还累及整个关节，包括软骨、韧带、关节囊、滑膜和关节周围肌肉，最终发生关节软骨退变、纤维化、断裂及整个关节面的损害。在疾病的早期阶段，患者往往因为症状较轻微而忽视或不予以重视。然而，由于骨关节损伤的不可逆性，随着病情的进展，症状会逐渐加重，疼痛将贯穿整个病程。随着病程的持续，患者不仅承受身体上的疼痛和功能障碍，还可能经历一系列心理影响。患者及其家属的心理状态也会相应地发生改变。

二、骨关节炎的心理特征

（一）焦虑、抑郁

长期的骨关节炎疼痛和关节肿胀可能导致情绪紧张，使身体处于持续的应激状态。这种长期的积累可能引发焦虑和抑郁。此外，漫长的病程往往使家属的耐心逐渐消磨，缺乏家人和朋友的关怀会使患者感到孤独和无助，同时患者可能因身体功能的衰退或外观上的变化（如关节变形）而感到自卑。他们的活动能力受限，并且依赖辅助工具。这也会增加焦虑和抑郁的风险。

（二）急躁

骨关节炎是一种慢性病，由于关节损伤的不可逆性，一旦发病便无法彻底治愈，且治疗过程漫长。患者常因为长期治疗未见明显改善而感到极度焦虑，甚至产生患绝症的恐惧，通常表现为焦虑不安、坐立难安、精神紧张，以及对小事易怒、暴躁等情绪反应。

（三）消极应对

长期治疗骨关节炎的过程常使患者感到精疲力竭。许多患者除经历疼痛外，并未明显感受到生活活动能力的限制，这导致一些人可能会选择中断治疗，对疾病持有一种轻视的态度。他们对家人的劝告和医生的建议视而不见，甚至可能将医生的警告视为“夸大其词”。他们消极地应对疾病，忽视疾病的严重性，认为只要不影响或仅在有限范围内影响生活活动能力，就不构成真正的健康问题。

（四）社交孤立

患者由于行动不便或疼痛，可能会减少社交活动，他们的活动范围受到限制，还可能担心成为他人的负担，从而感到孤独。这种孤独感可能进一步加剧他们的心理负担，导致情绪低落和社交技能的退化。他们可能逐渐失去与朋友和家人的联系，感到被孤立和边缘化。这种社交孤立不仅影响患者的心理健康，还可能对他们的整体康复进程产生负面影响。

（五）睡眠障碍

疼痛可能会导致患者的睡眠质量下降，从而对情绪和认知功能产生不利影响。长期的睡眠障碍还可能加剧疼痛感，形成一个恶性循环。

三、骨关节炎的心理评估方法

对于骨关节炎患者而言，心理评估是整体治疗策略中不可或缺的一环，其目的在于深入了解患者的心理状况，以便制订出针对性的干预措施。评估骨关节炎患者的心理状态可以通过多种方式，如临床面谈、应用标准化问卷、进行疼痛程度评估及生活质量的评估等。通过这些综合性的评估方法，我们能够全面掌握患者的心理状态，并据此制订出个性化的干预方案，从而提高治疗成效和患者的生活质量。

（一）临床访谈法

临床面谈是评估患者心理状态的基础方法。通过与患者的直接对话，医生可以了解患者的个人经历、情绪反应及应对疾病的态度。这种面对面的交流有助于建立医患之间的信任关系，为后续治疗打下良好的基础。

（二）标准化心理问卷

标准化心理问卷是评估患者心理状态的量化工具。这些问卷经过科学设计，能够帮助医生快速、准确地评估患者的焦虑、抑郁等心理问题。例如，汉密尔顿焦虑量表（HAMA）、汉密尔顿抑郁量表（HAMD）贝克抑郁量表（BDI）、贝克焦虑量表（BAI）是常用的评估工具。

疼痛评估对于骨关节炎患者来说尤为重要，因为疼痛是影响患者生活质量的主要因素之一。通过视觉模拟量表（VAS）或数字评分量表（NRS）等工具，医生可以评估患者疼痛的程度和频率，从而为疼痛管理提供依据。

同时，生活质量评估能够全面反映疾病对患者日常活动的影响。通过使用如SF-36健康调查问卷（AIMS）、世界卫生组织生活质量问卷（WHOQOL-BREF）等工具，医生可以评估患者在身体功能、情感状态、社会活动和总体健康感知等方面的情况，从而制订出更全面的治疗计划。

（三）社会支持

对患者的社会支持网络进行评估。通常采用社会支持问卷（SSQ）来衡量社会支持的广度和满意度，同时使用家庭支持量表（FSS）来评估家庭支持的状况。

（四）睡眠评估

评估睡眠质量及其对心理状态的影响。常用工具包括匹兹堡睡眠质量指数（PSQI），用于评估睡眠质量；以及失眠严重指数（ISI），用于评估失眠的严重程度。

四、骨关节炎的心理康复方法

在临床治疗领域，非药物治疗被认为是应对骨关节炎的首选策略，紧随其后的是药物治疗和手术治疗。骨关节炎在早期通常缺乏明显的症状，这使患者难以察觉，从而错失了及时治疗或采取保护措施的良机。只有当疼痛、关节僵硬、肿胀等典型症状出现时，患者才会寻求医疗援助。

在急性期，面对关节的肿胀或疼痛明显的患者，治疗师会采取措施减轻关节负担，并适当调整、限制患者的活动量；同时，会运用包括温热疗法（如蜡疗、药物离子导入、温水浴）、高频电疗法、低中频电疗法、超声波疗法及经皮神经刺激等多种物理因子，以帮助患者消炎镇痛。

进入恢复期，治疗师通常会运用关节松动术、关节活动训练、针灸、按摩及辅助器具等方法，以协助患者提升关节功能，缓解疼痛，并尽可能地恢复关节的正常功能。

对于那些长期受疾病困扰、反复治疗未见显著改善或病情严重的患者，他们可能会体验到极度的疲惫和挫败感。这些患者可能对现代医疗技术、医疗环境等感到不满，并抱怨疾病难以根除。面对患者的这种心理状态，除采取积极有效的临床治疗手段外，还应积极开展心理治疗，以提高治疗的依从性。医务人员需耐心向患者解释疾病的发病机制、临床表现、预后等，同时让患者明白这些疾病是长期形成的，治疗过程也需要较长时间，需要一定的疗程，不可能立即见效。但通过合理和科学的治疗，疾病是有可能治愈的，或者至少可以减轻病情，控制疾病的发展。帮助他们建立正确的疾病认知和治疗期望，减少不必要的焦虑和恐惧。此外，医护人员还应提供持续的支持和鼓励，帮助患者树立战胜疾病的信心。在治疗的同时，也应关注患者的生活质量，提供必要的社会和心理支持，帮助他们更好地融入社会，提高生活的满意度。

（一）认知行为疗法

患者可能会通过否认或忽视来缓解对疾病的恐惧和焦虑，这是一种心理防御机制。在这种机制作用下，患者可能会对医生的治疗建议不予重视，不按时服药、不遵循饮食或运动计划等。他们也可能拒绝接受必要的治疗或检查，或在治疗过程中不配合医护人员的操作。一个典型的表现是，许多患者对自己的疾病持有一种不负责任的态度，无论当前的饮食起居对疾病的影响是积极还是消极，都选择置之不理，得过且过。面对医生或治疗师提出的治疗计划，他们可能不予以关注，甚至表现出一种事不关己的态度。这最终可能导致疾病的加速恶化，病情加重，身体受到伤害后自己承受巨大的痛苦。

1. 认知重构 帮助患者正确理解其疾病状况至关重要。不应仅因骨关节炎尚未显著影响日常生活活动，或影响程度较轻，就忽视或否认自身病情，或对病情的严重性作出低估。应努力使患者既不轻视疾病的存在，也不过度夸大其影响。鼓励患者树立战胜疾病的信心，并通过转变消极的思维和行为模式来提升心理状态。

2. 行为干预 积极鼓励患者参加社交和户外活动，提供适当的锻炼指导，帮助他们了解哪些运动是安全的，哪些可能加剧症状。同时，强调营养的重要性，指导患者如何通过饮食来减轻关节负担，增强关节健康。

3. 巩固疗效与预防复发 建议患者定期进行医疗咨询，及时调整治疗方案，以适应病情的变化。

4. 健康的生活方式 除了遵循医生的建议，患者还应采纳健康的生活方式，这包括均衡的饮食、适量的运动和充足的睡眠。这些习惯有助于强化身体的自然防御能力，从而降低疾病复发的可能性。对于那些生活方式不健康的人，可以采取说服教育的方式。通过具体实例来阐释不良生活习惯和不合理的饮食习惯对身体的伤害，以及拒绝配合治疗对疾病康复的负面影响。重视并积极纠正自己现有的不良认知，正确面对疾病，否则病情将不可避免地加重，这不仅会增加痛苦，还会严重影响生活质量和寿命。例如，肩关节炎患者在急性期若不注意休息和制动，频繁活动可能导致肩袖损伤，轻则加剧局部疼痛，重则导致肩袖撕裂，需要手术治疗。

（二）支持性行为疗法

患有慢性骨关节炎并伴有全身不适的患者，由于长期的病程使得从疾病开始就饱受生活困扰，尽管在医院检查未发现重大器质性问题，却难以彻底治愈。随着时间的推移，患者可能会对医生、治疗师等医疗专业人员失去信任，他们在渴望康复的同时，也可能产生急躁情绪，对小事反应过激。

1. 情感支持 应致力于帮助患者缓解心理压力，减轻精神紧张，改善情绪。对于那些家庭经济条件较为困难，特别是年长且没有稳定收入的慢性病患者，他们常担心医疗费用，害怕影响家庭的正常生活，担心治疗费用可能引发家庭矛盾，往往采取拖延或尽量减少医疗开支的策略。首先，必须让患者认识到，忽视小病可能导致更严重的后果，因为“健康是革命的本钱”，身体的健康比任何事情都重要。另一方面，鼓励家属对患者给予更多的关心、爱护和体贴，努力营造一个和谐美满的家庭环境，让患者心情愉悦，从而促进疾病的康复。

2. 发展应对策略 发展应对策略是帮助骨关节炎患者更好地管理疾病、减轻心理压力的重要手段。这包括教导患者如何积极面对疾病，寻找适合自己的应对策略，以减轻焦虑和抑郁情绪。例如，可以鼓励患者参与康复小组或支持团体，与同病相怜的人交流心得，分享经验。通过这些互动，患者可以学习到不同的应对策略，如时间管理技巧、问题解决策略以及情绪调节方法等。同时，还应指导患者如何识别并避免那些可能加剧心理压力的情境，如过度关注病情、消极思维等。通过发展有效的应对策略，患者可以更好地掌控自己的生活，提高应对疾病的能力，从而加速康复进程。

（三）放松训练

让患者坐在舒适的椅子上，闭上眼睛，通过想象自己身处宁静的场景，如海边、森林或山间，来放松心情。同时，指导患者进行渐进性肌肉松弛训练，从脚趾开始，逐渐放松到头部，让患者感受到身体的放松和内心的平静。这种训练有助于缓解患者的急躁情绪，使他们能够更好地应对疾病带来的压力。

（四）家庭支持

家庭支持在骨关节炎患者的心理康复中起着至关重要的作用。家属的理解、鼓励和陪伴，能够为患者提供强大的精神支柱。倡导家属积极参与到患者的康复过程中，不仅要在生活上给予照顾，更要在心理上给予支持。家属可以与患者共同制订康复计划，鼓励患者坚持锻炼和治疗，同时关注患者的情绪变化，及时给予安慰和鼓励。通过家庭的温暖和支持，帮助患者树立战胜疾病的信心，加速康复进程。

▶知识拓展

骨关节炎的心理问题

尽管骨关节炎的病程可能较长，伴随着疼痛和关节僵硬，但其发生和发展与个人的生活方式和习惯紧密相关。因此，通过骨关节炎的防治教育，可以帮助人们建立新的、正确的健康观念，培养良好的生活习惯，从而预防骨关节炎的发生。但是，极少数患者由于骨关节炎在日常生活中的活动受限，可能会对病情产生轻视的态度。这种态度可能导致疾病的恶化，并由此引发其他心理问题。长期如此，可能会形成一个负面情绪的恶性循环。焦虑和抑郁是现代社会中人们较为敏感的话题，许多患者可能不愿意配合进行测试，或者“害怕”进行测试。在这种情况下，我们需要积累丰富的经验，以便从侧面判断患者可能存在的除疾病本身以外的心理问题。

第二节　腰椎间盘突出症的心理康复

一、概述

腰椎间盘突出症，作为一种在临床上常见的、多发的退行性疾病，主要以腰部疼痛、下肢麻木为临床表现。在严重情况下，患者可能会出现大、小便障碍，甚至下肢不完全性瘫痪，这严重影响了患者的日常生活与工作。除了给患者带来身体上的痛苦，该疾病也给患者的精神状态带来了巨大的压力。除了常规的药物治疗、物理治疗和手术治疗外，心理治疗是医学科学中不可或缺的重要组成部分。心理治疗师通过专业的心理咨询和治疗技术，帮助患者建立积极的应对策略，增强其面对疾病的心理韧性。此外，心理治疗不仅能减轻或消除患者因疾病疼痛或功能障碍所引发的不良心理反应，还能显著提升腰椎间盘突出症的康复治疗效果，帮助患者改善睡眠质量，减少焦虑和抑郁情绪，从而为身体的康复创造一个良好的心理环境。

二、腰椎间盘突出症的心理特征

（一）焦虑、抑郁

微课：腰椎间盘突出症心理特征

患有腰椎间盘突出症的人常会经历腰痛、下肢放射性疼痛、肌肉力量减弱及腰部活动受限等多重身体不适，这些症状给日常生活带来了诸多不便。持续的疼痛和身体不适不仅影响生活质量，还可能增加患者的精神负担，导致一定程度的焦虑情绪。焦虑情绪进一步加剧，患者可能会陷入对未来的不确定性和恐惧之中，担心病情恶化、治疗无效或长期无法恢复正常的工作和生活。忍受长时间疼痛的精神压力，或者治疗效果不佳，症状反复复发等原因影响出现的负面情绪。认知能力和情绪也可能会随之而产生不稳定萌生歪曲、不合理信念或想法，往往导致情绪障碍和自我挫败行为，认为疾病不可治愈。同时腰椎间盘突出症对患者的日常生活较大，患者经过长时间的治疗不见好转，出现消沉悲观、情绪低落、自我评价降低、自信缺乏，觉得自己或将永远地失去自理能力，给家人带来负担，甚至有轻生的念头。大多患者因此出现情绪低落，抑郁情绪也可能随之而来，这种心理状态不仅影响患者的情绪健康，还可能阻碍其积极配合治疗，影响康复进程。因此，对于腰椎间盘突出症患者而言，及时的心理干预和治疗显得尤为重要。

（二）恐惧

腰椎间盘突出症患者内心不仅有源于对疾病本身的担忧，还有来自对未知未来的不确定性和对可能长期受到病痛困扰的害怕。他们可能害怕疾病会进一步恶化，影响到自己的生活质量，甚至担心会失去工作能力，无法再为社会和家庭作出贡献。这种恐惧心理会让患者感到无助和绝望，进一步加剧他们的焦虑和抑郁情绪。因此，在心理康复过程中，帮助患者正确面对和处理这种恐惧心理，是缓解他们焦虑和抑郁症状的关键之一。通过专业的心理疏导和认知行为疗法，可以帮助患者逐步克服恐惧，树立战胜疾病的信心，从而积极配合治疗，加快康复进程。

（三）多疑

腰椎间盘突出症属于退行性病变疾病，随着年龄的增长，身体功能下降，骨质增生、骨质疏松等会加重腰椎间盘突出症的临床表现，如疼痛、麻木、酸胀等。病症的复杂性会延缓患者的治疗，随着疾病病程的延长，患者会怀疑自己可能患上了不治之症。担心有一天自己会失去自理能力，终身卧床，家人会厌弃自己，这种多疑的心态不仅会影响患者的治疗效果，还可能破坏医患之间的信任关系。患者频繁更换治疗师和医院，不仅浪费了宝贵的时间和资源，还可能因为频繁更改治疗方案而延缓康复进程。因此，在治疗过程中，医生和治疗师需要耐心地向患者解释病情和治疗方案，帮助患者树立对治疗的信心，理解治疗的必要性和长期性。同时，家庭成员的支持和理解也至关重要，他们可以通过陪伴和鼓励，帮助患者缓解多疑情绪，积极配合治疗。通过综合的心理干预和治疗，帮助患者克服多疑心态，是加快康复进程、提高生活质量的关键之一。

（四）依赖

1. 对家属的依赖 疼痛或疾病往往会激发人的自我保护欲，此时患者多以自我为中心。由于缺乏对疾病发病机制、诱因等的了解，盲目认为“制动”是解决疼痛的最佳方案。腰椎所受的压力与体位相关，坐位时压力最大，立位次之，而仰卧位时压力最低。在仰卧状态下，人体可以摆脱重力对腰椎间盘的压力。同时，这也能减轻周围肌肉的收缩力和韧带张力对椎间盘的挤压，使椎间盘处于休息状态，患者的症状也会有所缓解。因此，患者往往认为只要自己不产生任何关节活动，则不会感到疼痛，这导致了他们对家属的依赖性增加。在日常生活中，患者需要家属参与以减少自身的活动量，如需要家属帮忙买菜、做饭、拖地等。患者认为自己久治不愈是因为家务劳动过多，如果能长期卧床休息，那么疾病将会恢复得更快、更好。

2. 对医务人员的依赖 当患者在医院接受治疗，病情得到控制并有所缓解时，医生建议出院或治疗师不再陪同，患者可能会认为疾病未得到根治而难以离开医务人员。他们相信，只有在医生的每日治疗和治疗师的指导下锻炼，才能有效控制疾病。一旦离开医院，他们担心疼痛或其他功能障碍会再次出现。随着治疗时间的延长，家属对患者的耐心可能也会逐渐减少，患者因而感到只有与医务人员交流，才能获得情感上的共鸣，只有治疗师才能真正理解他们的疼痛和功能需求。

（五）希望得到重视

1. 期望获得家属的关注 腰椎间盘突出症与其他疾病不同，除了急性期，大多数患者仍能完成日常活动。在住院治疗期间，他们通常不需要家属的照料或陪伴，这可能会让患者感到不被重视。特别是年长的患者，他们认为生病住院理应有家人和朋友的探望。如果没有得到预期的探望，患者往往会感到非常失落。

2. 期望获得医生的关注 腰椎间盘突出症在临床上是一种普遍且通常较为简单的疾病。多数医生倾向于采取常规的保守治疗方法，可能不会对患者给予过多的关注。这使得患者常感到自己未受到足够的重视。

三、腰椎间盘突出症的心理评估方法

腰椎间盘突出症患者的心理评估是全面治疗的关键环节，鉴于慢性疼痛和功能障碍可能对患者的心理健康产生深远影响，心理评估不仅有助于识别患者可能存在的心理问题，还能为制订个性化的治疗方案提供重要依据。通过专业的心理评估工具和方法，如临床访谈、标准化心理问卷等，可以系统地评估患者的心理状态，包括焦虑、抑郁、恐惧等情绪反应，以及应对策略、社会支持等心理资源。这些信息对于理解患者的整体状况、预测治疗反应及调整治疗方案至关重要。因此，在腰椎间盘突出症的治疗过程中，不应忽视心理评估的重要作用。

（一）临床访谈法

临床面谈是评估患者心理状态的基础方法。通过与患者的直接对话，医生可以了解患者的个人经历、情绪反应及应对疾病的态度。这种面对面的交流有助于建立医患之间的信任关系，为后续治疗打下良好的基础。

（二）标准化心理问卷

标准化心理问卷是评估患者心理状态的量化工具。这些问卷经过科学设计，能够帮助医生快速、准确地评估患者的焦虑、抑郁等心理问题。例如，汉密尔顿焦虑量表（HAMA）、汉密尔顿抑郁量表（HAMD）贝克抑郁量表（BDI）、贝克焦虑量表（BAI）是常用的评估工具。

疼痛评估对于骨关节炎患者来说尤为重要，因为疼痛是影响患者生活质量的主要因素之一。通过视觉模拟量表（VAS）或数字评分量表（NRS）等工具，医生可以评估患者疼痛的程度和频率，从而为疼痛管理提供依据。

同时，生活质量评估能够全面反映疾病对患者日常活动的影响。通过使用如SF-36健康调查问卷（AIMS）、世界卫生组织生活质量问卷（WHOQOL-BREF）等工具，医生可以评估患者在身体功能、情感状态、社会活动和总体健康感知等方面的情况，从而制订出更全面的治疗计划。

（三）社会支持

对患者的社会支持网络进行评估。通常采用社会支持问卷（SSQ）来衡量社会支持的广度和满意度，同时使用家庭支持量表（FSS）来评估家庭支持的状况。

（四）睡眠评估

评估睡眠质量及其对心理状态的影响。常用工具包括匹兹堡睡眠质量指数（PSQI），用于评估睡眠质量；以及失眠严重指数（ISI），用于评估失眠的严重程度。

四、腰椎间盘突出症的心理康复方法

腰椎间盘突出症的典型临床表现是慢性疼痛，当椎间盘突出压迫神经根时，患者会感到大腿、小腿的疼痛或麻木，且在腰部负重或劳累后症状会加重。目前，国内外治疗腰椎间盘突出症的方法众多，主要分为手术和非手术两大类。在我国，临床上多采用中西医结合的治疗方法，且对于大多数患者而言，非手术治疗腰椎间盘突出症的效果非常理想。只有少数神经、血管受累的患者会考虑手术治疗。

腰椎间盘突出症的常规治疗方法通常在急性发作期就开始对患者进行健康教育，告知他们腰椎间盘突出症并非“重症”，大多数情况下预后良好。在急性期，建议患者卧床休息，但不宜过长，以免给患者带来心理负担，影响功能恢复。同时，应尽量减少弯腰动作，以减轻腰椎间盘所受的压力。适当使用腰围制动可以减轻腰椎负担，但应避免长时间使用，以免导致肌肉失用。当患者处于非急性期时，治疗手段包括牵引治疗、手法治疗、针灸、火龙罐、关节松动技术、关节活动技术、Maitland疗法、McKenzie疗法、物理因子疗法（直流电药物离子导入、干扰电、蜡疗）及药物治疗、注射疗法（维生素B_{12}注射、利多卡因局部注射）等。尽管临床上治疗手段多样，但疼痛的发展及各种治疗与患者的心理状态密切相关，因此，结合心理治疗与临床治疗手段显得尤为重要。心理治疗并非直接减轻疼痛或改善患者的功能状态，而是通过改变患者对疾病的认知和对自身心理状态的认识，从而帮助患者解决问题。

（一）支持性疗法

1. 医疗支持 大多数患者出现疼痛后会选择到医院治疗，医护人员应根据患者不同情况予以治疗。首先耐心倾听患者描述病情，解答疑问，同时向患者介绍疾病发病原因、机制、一般治疗方案、预防措施、注意事项等。认真了解并发掘患者因疾病引起现有的心理问题，及时采用语言性心理干预改善患者目前心理状态，使患者感受到被关怀、被重视、被理解。医护人员在与患者沟通交流时态度要热情、亲和，让患者感到医护人员都非常重视其病情，会尽一切可能帮助其减轻疼痛，减轻患者的心理压力，树立战胜疾病的信心与勇气，提高治疗依从性，从而取得患者的信任与配合。在此基础上再对患者进行健康宣教，减轻或消除患者消极、抑郁、怀疑的负性情绪，达到终止或减轻疼痛的目的。矫正患者病理心理及异常情绪，打破负性认知和情绪障碍间的恶性循环，增加医护人员与患者之间的互动，减轻或消除患者紧张、焦虑、抑郁的情绪，增强治疗师与患者之间的信任，引导患者树立战胜疾病的积极性与主动性，耐心倾听患者的诉说，让患者感到受到被关注、被理解。告诉患者采取一些什么措施来控制症状，同时作出讲解和示范之后，让患者自行尝试练习。

2. 家庭支持 平时自尊心和独立性较强且病情较重的患者更容易悲观、消极，这种脆弱的心理在患病后表现得更加明显。伴随而来的便是严重的焦虑、抑郁心理，此时建议患者家属营造良好的家庭氛围、尽量提供心理慰藉，针对经济紧张的患者家属提供经济支持等。针对急性期长时间卧床的患者，在恢复期症状减轻或消失时，不能立即适应独立生活，日常生活可能仍需要他人帮助，患者的依赖性增强，被动性增加同时对生活缺乏信心，希望得到家人的支持。此时要积极争取患者家属配合，在生活上更多地给予患者关怀，多体谅患者，使患者保持情绪稳定，鼓励患者重建精神和生活的信心。面对轻症患者家属多陪伴，给予精神上的支持，多鼓励以给予心理上的支持，多理解以让患者更好地融入家庭生活。

（二）认知行为疗法

1. 改变认知 针对不同患者对疾病的不同认知，予以正确的引导及帮助。向其讲解腰椎间盘突出症的发病机制，使其了解该病除引起疼痛和轻度功能障碍外，对人体其他系统影响并不大，目前医学水平可以治愈，从而消除患者紧张感，缓解患者自身造成的焦虑。同时耐心向患者讲解焦虑对身体的危害，告诉患者焦虑是一种常见的精神体验，引导和帮助患者改变易引起焦虑的行为习惯和消极的应对方式，帮助患者学会面对焦虑。

播放疾病相关的宣传片，让患者更直观明了地认识疾病、了解疾病。向患者讲述自己的历史病例，增加其对治疗师的信任。促进治疗师与患者之间的契合度，在信任的支持下能进一步提高患者的依从性，从而提高医疗质量，加速患者的康复。

2. 缓解失落　长期的疼痛或者日常生活活动能力受限，许多患者会感觉自己无用或者成为家庭的累赘，抑或者患者因为疼痛无法参与到自己正常的社交。例如，朋友聚会、广场舞、社区集体活动等。回想起自己年轻时或者健康时的状态会让患者产生强烈的自卑感。康复期患者症状减轻或消失，鼓励患者参与到家庭生活中，根据个人情况量力而行，从事各种较轻的、简单的家务劳动。同时我们应指导患者走近社区，逐步回到自己的社交圈中，耐心告诉患者如感腰腿不适，立即停止活动、卧床休息。同时避免风寒湿冷刺激，特别是初冬季节，加强保暖。让患者体会到被关爱、被重视，既能通过活动缓解患者失落的情绪，又能通过语言让患者心理得到慰藉。

3. 调动积极性　以积极的心态配合医务人员完成治疗方案，克服焦虑、抑郁、失落、恐惧等心理对治疗的影响。坦然面对疾病带来的不良影响，俗话说“笑一笑，十年少”。帮助患者建立乐观、愉快、健康的心理情绪，对患者的康复起到积极作用。陪同患者一起完成一些日常生活活动或运动，如打八段锦、浇花等。在治疗师的陪同下做活动，患者首先会有一定的安全感，能更积极主动地配合。经过反复练习后治疗师尝试放手让患者独立完成，顺应人的熟能生巧技能，患者会完成得更好，此时患者会对自己更有信心，日常生活活动也将更加积极。

4. 行为暗示

（1）开心练习：给患者一面镜子，让患者站在镜子面前首先不露齿微笑、露上牙床微笑、露下牙床微笑、最后张口大笑并发出“哈哈哈”的声音。通过对“笑”的练习，可以让患者压抑的情绪得到释放。

（2）呼吸练习：让患者尝试用腹式呼吸的方法，于仰卧位缓慢吸气鼓肚子，双手放在后腰感觉气体传到后腰，慢慢吐气。通过对患者的呼吸训练，让患者有意识地去感觉主要肌肉群的紧张和放松，达到肢体放松的同时带动心理放松。

5. 转移注意力　当患者将注意力集中在疾病上时，总会担心病情加重，不易治愈，或担忧因病影响工作、生活，而陷入苦闷、烦恼之中，甚至紧张、惶惶不可终日。对于这类患者，我们可以采取转移注意力法，将患者注意力转移到周围或生活中使人感觉轻松的事情中，也可以根据患者的兴趣爱好选择相应的活动。为患者制订感兴趣的文娱健身活动。如轻症患者，一起练气功、模拟家庭活动；患者立位情况下疼痛明显，我们可以为其设置坐位情况下的剪纸、下棋、绘画；坐位情况下的疼痛，我们可以为其设置卧位情况下的手工编织、看报、听音乐等。

▶知识拓展

腰椎间盘突出症的心理支持

腰椎间盘突出症是一种退行性病变，其核心症状是疼痛。临床经验表明，仅靠保守治疗往往无法根本解决问题。长期的病程不仅会加重患者的精神和经济压力，还可能导致心理负担过重，甚至影响到患者的家庭生活。面对这种不可逆的慢性病，我们应当全面关怀患者的身心健康。特别是对于老年患者，单纯的病情说明或解释是远远不足的。他们可能会误解我们的意图，认为我们是在轻视他们，表现出对他们缺乏尊重和关怀。因此，我们需要耐心倾听患者的需求，并给予恰当的回应。

第三节　截肢的心理康复

微课：截肢的心理康复

一、概述

截肢是将已经失去生存能力、危及患者生命安全或已经丧失生理功能的肢体切除，以挽救患者生命。根据第七次全国人口普查结果显示，我国残疾人总数达8500万人，占全国人口总数的6.21%。肢体残疾者人数约2431万人，在总残疾人口8500多万中占比约为28.6%。2022年相关数据显示，截肢者人数有226万，在肢体残疾者中占比约9.28%，在总残疾人口中占比约2.66%。截肢后必然会给患者带来不同程度的躯体残疾和缺陷，令患者产生巨大的心理压力。这就要求治疗师在积极配合医生采取治疗措施的同时，针对患者的心理反应及时采取应对康复措施，使患者尽快恢复心理健康。

二、截肢的心理特征

（一）震惊与恐惧

患者在得知自己截肢的消息后，第一反应往往是震惊，会觉得事情不真实，难以接受现实。可能会反复询问医生诊断是否有误，或者认为这只是一场噩梦，过一会儿就会醒来发现一切都没有发生。同时，对未来的生活充满恐惧，担心自己无法独立生活、无法完成工作和日常活动，害怕被他人歧视和抛弃，也可能对伤口疼痛、感染及康复过程中的各种不确定性感到恐惧。截肢后身体功能的丧失使患者对未来生活感到迷茫和无助，他们不确定自己是否能够适应新的身体状况，也不知道未来会面临哪些困难和挑战。

（二）焦虑

截肢手术对患者来说是一种严重的精神创伤，令患者面对一系列生理和心理的打击。尤其是创伤后截肢的患者，往往在短时间内丧失了肢体。这类患者常出现对未来生活的忧虑不安、对病情的束手无策，以及对其熟悉或依赖的人和物产生的分离性焦虑。

截肢患者的焦虑情绪并不仅仅局限在手术后，很多患者在手术前就有高水平的焦虑体验。据调查显示，从手术前后焦虑的发生率看，手术前焦虑明显高于手术后。说明随手术的顺利完成，患者对手术的恐惧、焦虑及不确定的心理逐渐消减。这种情况主要集中在恶性肿瘤和周围血管疾病所致的肢体缺血性坏死的患者上，这类患者在截肢术前已经经历了反复的身心折磨，而术后的焦虑情绪反而得到降低。

（三）抑郁

截肢手术会导致患者外观遗留有永久性的缺陷，肢体功能也会出现障碍或缺失。因此截肢患者的情绪相对更加脆弱，许多患者都会产生强烈的负面情绪，如自卑自怜、丧失生活的信心、对生活缺乏兴趣，严重者甚至会厌世轻生。主要表现为哭泣、不愿与人沟通、睡眠障碍等抑郁反应。有研究显示，约35%的截肢患者还伴有重度抑郁。

（四）敏感性增高

截肢手术的实施会对患者造成强烈的刺激，加之术后出现的生理缺陷，生活自理能力严重下降，都会导致患者出现巨大的心理压力。因此患者对自己的身体敏感性会有所增高，很容易出现应激表现，常表现为敏感多疑、焦躁易怒及持续的警觉性增高。

（五）残肢痛与幻肢痛

截肢患者所感受到的疼痛主要为残肢疼痛和幻肢痛。这两种不同类别的疼痛可单独出现，也可发生重叠。约50%的截肢患者诉有残肢疼痛，高达80%的截肢患者诉有幻肢痛，

幻肢痛即患者截肢后感觉到缺失肢体依然存在，并能感受到缺失肢体的位置、形状、运动、冷、热、痒等感觉，这种疼痛可能是心源性或神经性的，确切机制尚不清楚。从心理机制角度，关于这些肢体的知觉经验早已形成，并以心理内容的形式沉淀下来，以记忆的形式被储存，一旦受到刺激被激活就会出现幻肢现象。幻肢痛者可能会感觉到脚在睡觉时的刺痛、麻木感，手指充满静电时的毛茸茸或模糊感，脚趾浸泡在热水中的温暖，或者走在雨水坑中的湿润、滑溜和寒冷的感觉。这种幻痛通常是间歇性的，持续时间从几秒到几分钟，也可以持续几个小时，甚至是永久的。

幻肢痛后常继发出现一系列情绪问题，如心情低落、焦虑、心烦、寡言少语、社交减少、丧失信心等，即截肢综合征。这些负面情绪又会在一定程度上加重幻肢痛，形成一个恶性循环。

（六）行为改变

截肢患者是从一个正常人走向残疾人的行列，跟先天残疾者不同的是，它是后天因素造成的。所以与先天性残疾的患者相比，截肢患者要承受更多生活习惯上的改变。如以前喜欢热闹的人，术后可能会变得沉默寡言、以前性格开朗的人变得内向等。

1. 社交隔离　由于担心他人对自己截肢后的异样眼光和歧视，患者可能会主动减少与他人的交往，选择自我封闭，不愿意参加社交活动，避免与外界接触，导致社交圈子逐渐缩小，进一步加重了患者的孤独感和心理负担。

2. 家庭关系变化　截肢可能会给家庭带来巨大的经济和照顾负担，患者可能会因为自己成为家庭的“累赘”而感到内疚，同时，家庭成员之间的关系也可能会因为患者的情绪变化和生活需求的改变而变得紧张，如夫妻之间可能会出现沟通障碍、矛盾增加等情况。

（七）自我概念变化

患者截肢后必然带来不同程度的躯体残疾和缺陷，影响形象，术后恢复期也往往会更加关注自己外表的不同。尤其是女性，患者难以适应失去肢体所带来一系列的外貌变化。同时术后产生的这种自我形象紊乱，也经常表现在青少年身上。这个阶段他们已经开始关注自己的外表，因此很难适应失去肢体所带来的一系列变化。而社会角色的定位使得男性和某些女性群体在表达情绪时感到不自在或羞耻，无形中限制了情感的正常表达。这种因自我形象的创伤引起的强烈病耻感令截肢患者即使接受假肢干预，也容易出现社交困难，甚至严重影响患者的生活质量和心理康复。

三、截肢的心理评估方法

截肢患者的心理评估包括行为观察法、访谈法、心理量表测验等方法，在截肢患者康复中，根据患者的生活表现可以选择一种或多种的方法进行综合评估，全面了解患者的心理状态。

（一）行为观察法

在患者住院期间的日常病房生活中，对其行为表现进行细致观察，是评估心理问题的重要途径之一。若发现患者长时间独自待在病房，主动拒绝与他人进行交流互动，这种社交退缩行为很可能反映出其心理状态欠佳。此外，如果患者对康复训练表现出过度的抵触情绪，频繁以各种借口推脱不参加训练，这或许暗示着患者对康复进程缺乏信心，或者在内心深处承受着较大的心理负担。

观察次数可以根据实际情况来定，如果一日内多次、多环境下对患者进行观察。记录患者单独坐或躺的时间、频次；同时注重观察患者的睡眠情况；与家属、朋友沟通次数的增减等情况。

（二）访谈法

临床访谈是评估截肢患者心理问题最为基础且关键的方式，主要通过医护人员与患者展开面对面的深入交流来实现。访谈过程中，医护人员会采用开放式提问技巧，例如，询问“截肢后，您的日常生活都发生了哪些改变？对于这些变化，您心里有怎样的感受？”以此引导患者敞开心扉，充分表达内心的真实想法、情绪状态及生活中遭遇的困扰。与此同时，医护人员还会密切留意患者的表情神态、肢体动作及语气语调等非语言信息。举例来说，如果患者在讲述过程中眼神游离躲闪、声音不自觉地颤抖，这些细节往往暗示着其内心可能正被焦虑或痛苦的情绪所笼罩。

访谈法能更直接地与患者交谈，了解患者的心理活动，在交谈中注重话语和方式的表达及密切关注患者的微表情和肢体的变化。

（三）心理量表测验心理量表测评

运用专业的心理量表对截肢患者进行测评，是一种能够量化评估其心理状态的有效手段。

1. 焦虑评估量表

（1）汉密尔顿焦虑量表（HAMA）：为他评量表，其中包含14个项目，各自独立评分；涉及面较为全面，能全面了解患者的躯体、生理、心理、精神等方面的症状。

（2）广泛性焦虑障碍量表（GAD-7）：是一种常用于评估广泛性焦虑障碍的工具，量表共设有7个条目，主要围绕焦虑情绪的不同表现展开提问，如是否难以控制担忧、是否容易疲倦等。每个条目按0～3分计分，0分表示完全没有，1分表示有几天，2分表示超过一半的天数，3分表示几乎每天都有。量表结果分析得分0～4分表示没有广泛性焦虑；5～9分表示轻度广泛性焦虑；10～14分表示中度广泛性焦虑；15～21分表示重度广泛性焦虑。

（3）Zung焦虑自评量表（SAS）：该量表适用于具有焦虑症状的成年人，无论是对于焦虑症的初步筛查，还是在治疗过程中对患者焦虑程度变化的监测，SAS都能发挥重要作用。SAS共包含20个项目，涵盖了焦虑状态下常见的各种生理和心理症状。SAS只是一种初步的筛查工具，其结果不能作为诊断焦虑症的唯一依据。如果SAS的评估结果提示可能存在焦虑问题，需要进行进一步的诊断和评估，并根据具体情况制订相应的治疗方案。

2. 抑郁评估量表

（1）Zung抑郁自评量表（SDS）：该量表为自评量表，由20个与抑郁症状相关的条目组成，反映抑郁状态的四组特异性症状：涉及精神性情感症状、躯体性障碍、精神运动性障碍和抑郁的心理障碍。

（2）患者健康问卷（PHQ-9）：是一种简单且有效的抑郁筛查工具，其包含9个条目，简单易用，能快速筛查患者是否存在抑郁状态，用于追踪抑郁症状随时间的变化情况。

3. 疼痛评估量表　通常采用视觉模拟评分法（VAS）、数字评分法（NRS）、面部表情疼痛评分法（FPS-R）等方法。了解患者的疼痛发生的部位、性质、程度、发作的频率和时间等。

四、截肢的心理康复方法

截肢患者的心理康复不仅是心理治疗师的事，也是截肢康复小组全体成员的共同责任。及时的心理干预可帮助佩戴假肢的截肢患者消除心理障碍、促进身心健康恢复，使其积极接受后续的康复治疗，以促进肢体功能的恢复。考虑到每个截肢者的年龄、性别、性格、家庭、职业、文化程度及社会关系等方面的不同，心理康复要因人而异、有针对性地进行。一旦个人恢复了行动能力和功能独立，康复重点就应转移到重新融入家庭及社会。康复小组成员应充分理解和尊重患者，主动帮助他们协调或解决伤残后的一些问题和困难，鼓励医务社工对患者进行面谈、开展同辈支持，在生活重建、社区资源利用、家庭日常生活、医疗协调等方面进行辅导。

（一）支持疗法

截肢后患者往往会产生一系列心理反应，如恐惧、悲伤、愤怒和焦虑等。支持疗法的重要性在于帮助截肢者调整心态，建立自信，并最终实现心理上的重建和适应。支持疗法通常要求医务人员把有关截肢的本质、病因及术后可能会出现的并发症等基本知识对患者解释说明，使其正确认识并正确对待疾病，消除顾虑，树立战胜疾病和残疾的乐观信念，积极主动地进行康复训练。也可以用模范榜样的事迹鼓励截肢患者克服自卑感，树立重新生活的信心。作为家属，应努力调动社会各方面的资源给患者以关怀、支持、鼓励。排除外在困难，鼓励患者进行功能性适应，融入社会。

（二）认知行为疗法

认知行为疗法着重于帮助截肢患者识别和改变他们因截肢经历而形成的负面思维模式和行为反应，采用的是一种整体和多维度的治疗策略，不仅关注患者本身，同样强调家属的参与和教育。要求医务人员在建立良好的医患关系的基础上，通过解释和证明，使患者认识到自己的情绪、行为均与自身的不合理观念有关，并且对自己的问题负责。之后帮助患者找出并分析患者情绪与行为之间的不合理观念，诊断存在的主要认知行为障碍，并与患者一起制订和实施治疗计划。帮助患者进一步摆脱不合理观念、思维方式，使新观念和逻辑思维方式得以强化，并重新建立新的反应模式，减少以后生活中出现的情绪困扰和不良行为。

（三）放松疗法

截肢后的放松训练主要是通过深呼吸、冥想、渐进性肌肉松弛等放松技术来减轻焦虑、压力和紧张情绪，从而减轻幻肢痛或残肢痛。放松疗法的关键是放松，既强调身体、肌肉的放松，更强调精神、心理的放松，治疗师要帮助截肢患者体验身体放松后的感觉。要求患者在练习放松时要集中精力体会放松的感觉，全身心地投入，避免各种干扰。在这个过程中，患者的交感神经兴奋性会降低，包括心率、脉搏、呼吸、血压、耗氧量等生理指标都会呈现显著下降的变化，而这些生理变化也会带来一系列的心理变化，如紧张、焦虑得以缓解等。

（四）幻肢痛的治疗

目前临床上有多种幻肢痛治疗方法，治疗效果各异。除了常见的钙通道调节剂、NMDA受体拮抗剂等药物治疗，以及经皮神经电刺激、重复性经颅磁刺激等物理治疗之外，针对中枢皮质调节的心理治疗逐渐成为幻肢痛的重要治疗方式之一。包括心理动力学疗法、机动性访谈、虚拟现实疗法等心理治疗方法都有很好的疗效。其中镜像疗法因其方法简单、不需特殊场地或复杂设备、临床效果确切被广泛应用。

镜像疗法又称镜像视觉反馈疗法，原理是利用平面镜成像，把健侧运动的过程复制到患侧，通过视觉反馈产生运动错觉，认为患侧同样在运动。治疗方法是让患者坐在一面特殊的镜子前，截肢的部位隐藏于镜外，患者在镜子里只能看到自己健全手臂或腿的镜像。这样可使患者产生截除的肢体仍然存在的视觉错觉，患者移动健全肢体时会主观感觉自己又能移动和控制“幻肢”了。这种方法可以激活那些引发幻肢痛的脑部调节中心，从而减缓疼痛感觉。

虽然目前心理治疗幻肢痛的循证医学证据还不够充分，但随着临床实践的增加，逐步累积临床证据，将进一步改善幻肢痛的心理治疗临床实践。

（五）家庭环境干预

调查显示截肢患者亲属的心理健康状况均较差，亲属的心理健康状况更需要得到社会与医务人员的关注与支持。心理干预可显著改善截肢患者亲属的心理健康状态，提高心理应激水平。另一方面，亲近的家属为截肢患者提供所需要的各种情感支持对患者的康复有很大的帮助。一个拥抱、一个笑容和在大型会诊之后的一次交谈，都能给截肢患者带来莫大的鼓舞和安慰。这就要求治疗师增加与截肢患者家属的交流，并针对存在的问题进行引导，减轻家属的心理负担。

▶**知识拓展**

中国版刀峰战士

因为一场严重的交通事故，潘俊帆失去了右小腿，但他选择了勇敢地面对。潘俊帆忍受着穿戴假肢的疼痛，日复一日地训练，不仅适应了假肢，还将体能越练越好。他徒步走过了大半个中国，在澳大利亚完成铁人三项“大铁”，成为全世界首位腿部截肢完成“大铁”的中国人，被誉为“中国版刀锋战士”。潘俊帆在世界上的很多地方留下了他的身影，他还登上过央视，出过自传《不负此生》。他这种积极向上的精神力量及他那些鼓舞人心的励志故事都深深激励着每一个人。

考试知识点总结

本章小结

协和云课堂……　拓展练习及参考答案

（侯　俊　熊利娟）

教学课件

第九章　心肺系统疾病的心理康复

学习目标

素质目标

（1）能尊重并共情患有心肺系统疾病的患者，与患者建立良好的咨访关系。

（2）培养对心肺疾病患者心理需求的敏感性，并能够提供有效的心理支持。

知识目标

（1）掌握：心肺系统疾病患者的心理评估方法；心肺系统疾病患者的心理调适方法和干预策略。

（2）熟悉：心肺系统疾病患者的心理特征。

能力目标

能够根据心肺疾病患者的心理特点选择适当的评定方法，并开展相应的评估；能够根据评定结果开展个性化的心理治疗和康复干预。

案例导入

【案例】

患者，男，58岁。既往有高血压和糖尿病病史。1年前因胸痛就诊，诊断为急性心肌梗死，经冠脉介入治疗后，心功能有所改善。但术后半年内，患者逐渐出现情绪低落和对健康的过度担忧，常反复担心自己会再次发生心脏问题，尤其是在剧烈活动或面临较大压力时，一旦出现轻度胸痛和胸闷症状，就感到异常紧张不安，认为自己可能再度发病甚至死亡。此外，患者入睡困难，容易在夜间醒来。现在患者几乎不愿意出门，总是感到孤独无助，常会因为小事跟家人发脾气，很难找到事情让自己开心，整天唉声叹气。

【问题】

1. 患者存在的主要心理问题是什么？
2. 如何进行康复心理评估？
3. 如何对患者及家属进行心理健康教育和心理支持？

·核心知识拆解·

随着人口老龄化的加剧和生活方式的改变，心肺系统疾病的发病率持续上升，患者的数量逐年增多。这些疾病通常具有慢性和反复发作的特征，患者不仅面临着长期的疾病管理，还常在精神和心理上承受巨大的压力，进而影响到他们的社会功能和日常生活。本章将从三个角度展开论述：首先，探讨患者在疾病过程中常见的心理问题，如对病情的恐惧、对未来的不确定感及因长期病痛带来的情绪低落等问题。其次，阐述心肺系统疾病的心理评估方法，如“三问法”、心理测试量表等。最后，提出相关的心理干预策略，包含认知行为疗法、放松训练及生物反馈治疗等，帮助患者克服心理障碍，恢复心理健康。通过本章的学习，学生将掌握心肺系统疾病患者心理康复的基本理论与实践技巧，能够有效识别、评估和干预患者的心理问题，为今后的临床工作提供指导与支持。

第一节 冠状动脉粥样硬化性心脏病的心理康复

一、概述

冠状动脉粥样硬化性心脏病（简称冠心病）是由冠状动脉粥样硬化导致血管狭窄或阻塞，从而引发心肌缺血缺氧的一类心血管疾病。随着现代生活方式的改变和人口老龄化，其发病率和致残率呈持续上升趋势，严重威胁着全球范围内的公共健康和医疗体系的可持续发展。

微课：冠心病的心理康复

传统治疗手段（如药物治疗、介入治疗和外科手术）在改善冠状动脉粥样硬化患者的临床症状方面效果显著。然而，仅仅依靠生物医学的治疗模式往往难以解决冠心病患者的心理健康和生活质量问题。研究表明，压力、焦虑和抑郁等心理不仅是冠心病的危险因素，且与疾病进程、治疗效果和患者预后密切相关。因此，将心理康复纳入冠心病的综合管理模式尤为重要。心理康复通过改善患者心理状态、增强社会支持及促进健康行为，为实现全面康复提供基础。

二、冠状动脉粥样硬化性心脏病的心理特征

（一）焦虑与恐惧

1. 焦虑 冠心病患者常因为对病情的担忧而感到焦虑。患者担心病情会恶化，担心治疗效果不佳，甚至担心可能出现的并发症。这种焦虑情绪可能导致患者情绪不稳定，容易感到烦躁。患者可能会反复询问医生自己的病情，对治疗方案产生疑虑，甚至对日常生活中的小事表现出过度的紧张和担忧。焦虑情绪还会影响患者的睡眠质量，导致入睡困难或易醒，形成恶性循环，并引发头痛、胸闷、心悸等症状，进一步增加焦虑感。

2. 恐惧 冠心病患者因疾病的不确定性、治疗过程的痛苦及手术的风险而感到恐惧，主要表

现为对生命安全和治疗结局的担忧。恐惧可能导致患者对家人和医护人员支持的依赖，甚至影响治疗决策。部分患者会因恐惧而逃避或抵触治疗，出现拒绝手术或药物，在治疗过程中不配合医嘱的情况，进而不利于病情的控制和治疗，导致病情恶化。

（二）抑郁与悲观

1. 抑郁 随着病情进展，冠心病患者因身体不适、活动受限或社会功能下降，常伴发沮丧和抑郁，可能会失去对生活的热爱和兴趣，变得沉默寡言、情绪低落。抑郁情绪可能导致患者对疾病治疗失去信心，甚至产生放弃治疗的念头。此外，抑郁还可能影响患者的食欲和睡眠质量，导致体重下降和精神萎靡。长期抑郁可能进一步引发心理问题，如焦虑、烦躁、易怒等。这些症状不仅影响治疗效果，还显著降低患者的生活质量和社会功能。

2. 悲观 由于冠心病的长期性和复杂性，患者常感到悲观和无助，认为疾病不可治愈，只能等待病情逐渐恶化。这种悲观情绪可能削弱患者的治疗积极性，甚至引发绝望感。部分患者可能因悲观情绪选择放弃治疗，或对治疗效果持悲观态度，认为治疗只是徒劳无功的尝试，无法改变病情。

（三）情绪波动与易激惹

1. 情绪波动 冠心病患者由于疾病的长期性和不可逆性，常处于持续性的心理压力之下。他们会时而感到乐观，认为病情会得到好转；时而又陷入绝望，认为疾病无法治愈。这种情绪波动可能使患者难以保持稳定的心态和积极的治疗态度。

2. 易激惹 面对疾病的压力和不适，冠心病患者常表现出易激惹的特征。他们可能更容易因琐事而情绪失控，不仅影响患者的心理健康，可能对其治疗依从性和康复进程产生不利影响。此外，易激惹状态的患者可能对家人、朋友及医护人员的建议产生强烈的抵触甚至排斥，对治疗策略产生强烈的抗拒心理，这不但削弱了治疗的有效性，而且容易导致患者在社交场合中难以相处，进一步加剧人际关系的紧张局面，降低整体生活质量，形成一种负面循环。

（四）依赖与无助感

1. 依赖 随着病情的加重，冠心病患者可能需要依赖家人和医护人员的照顾和支持，如他们日常生活中的穿衣、洗漱、进食等活动需要得到更多的帮助和关注。这种依赖感易使患者感到无助、自卑，认为自己成了家人的负担，从而产生自责甚至自我否定，进一步加重抑郁和焦虑情绪，影响治疗效果和生活质量。

2. 无助感 冠心病患者可能因为感到无法掌控病情和治疗过程，或因病情反复及对治疗效果的怀疑，认为自己无法应对现状，从而产生无助感。这种无力感可能导致患者过度依赖他人的支持，甚至失去对治疗的信心。面对现状，他们可能觉得自己无法采取有效措施，进而表现出对治疗和恢复缺乏动力。

（五）应对方式

1. 逃避 部分冠心病患者会选择逃避现实，通过否认或忽视疾病的存在来减轻心理压力。他们可能不愿面对疾病，甚至对治疗产生抵触情绪。这种逃避行为可能不利于病情的控制和治疗，甚至可能导致病情恶化。逃避行为可能使冠心病患者错过最佳治疗时机，导致病情进一步加重。他们可能因为逃避而错过必要的检查和治疗，或者因为不配合治疗而影响疗效。通常在发病的1～2天，冠心病患者表现为焦虑、疑病和否认。而在发病后的第3～5天，患者由于心绞痛效应和不适应病房环境等情况，出现失眠、抑郁等心理防御反应，试图通过逃避来减轻内心痛苦和焦虑的方式。

2. 积极应对　另一些冠心病患者可能会选择积极面对疾病，通过寻求更多的信息和支持来增强自己的应对能力。他们可能会主动与医护人员沟通，了解自己的病情和治疗方案，并积极参与治疗过程。这种积极应对方式有助于患者保持稳定的心态和积极的治疗态度。积极应对的冠心病患者会更加关注自己的健康状况，采取健康的生活方式和饮食习惯来改善病情。他们可能会通过参加康复锻炼以保持良好的心态和乐观的生活态度。

三、冠状动脉粥样硬化性心脏病的心理评估方法

（一）直接评估方法

1. 交谈与观察　医生或专业心理咨询师通过面对面交流，询问冠心病患者的日常生活、工作情况、兴趣爱好等，了解其心理状况及可能存在的心理问题。同时，观察冠心病患者的言行举止、情绪反应等，以初步评估其心理状态。

临床中可采用“三问法”对可能有心理问题的患者进行初筛。三个问题如下：是否有睡眠不好，已经明显影响白天的心理状态或需要用药？是否有心神不安，对以前感兴趣的事情失去兴趣？是否有明显身体不适，但多次检查都没有发现原因？如果有两个及以上回答“是”，则患者存在心理问题的可能性较大，需要行进一步的心理测试量表评估。

2. 心理测试量表

（1）焦虑自评量表：用于评估患者的焦虑程度。得分越高，焦虑程度可能越严重。患者根据自身情况进行回答，根据得分判断焦虑的严重程度。

（2）抑郁自评量表：与SAS类似，是用于评估患者的抑郁状态的自评工具。得分越高，抑郁程度可能越严重。

（3）患者健康问卷（Patient Health Questionnaire-9，PHQ-9）：是一种简单且有效的抑郁筛查工具，其包含9个条目，简单易用，能快速筛查患者是否存在抑郁状态，用于追踪抑郁症状随时间的变化情况。

（4）广泛性焦虑障碍量表：用于评估广泛性焦虑障碍的严重程度。患者通过评分反映过去两周内焦虑症状的频率，常用于冠心病患者焦虑状况的评估。

（5）心脏焦虑问卷（cardiac anxiety questionnaire，CAQ）：用于评估患者对心脏疾病的焦虑程度。关注冠心病患者对心脏不适的认知、回避行为和身体感知，帮助识别与冠心病相关的心理问题。

（二）间接评估方法

1. 生活能力评估　通过评估患者的日常生活自理能力、社交能力等，了解其心理功能状态。例如，观察患者是否能独立完成日常活动，如穿衣、洗漱、进食等。评估患者的社交互动情况，如是否能与他人正常交流、参与社交活动等。常用的量表包括36条目简明健康调查问卷（36-item short form，SF-36）和WHO生存质量测量简表。

2. 认知功能评估 通过一系列认知功能测试，如记忆力测试、注意力测试、语言能力测试等，评估患者的认知功能状态。这些测试可以揭示患者在认知方面是否存在障碍，如记忆力减退、注意力不集中等。常用的认知功能量表可使用《简易精神状态检查量表》。

3. 睡眠质量评估 冠状动脉粥样硬化患者可能因心脏不适而出现失眠症状，因此睡眠质量评估也是心理评估的一部分。通过询问患者的睡眠情况，如入睡时间、睡眠时长、是否易醒等，了解其睡眠质量。必要时，可采用专业的睡眠监测设备进行评估。常用的睡眠质量评估量表有匹兹堡睡眠质量指数和失眠严重指数。

四、冠状动脉粥样硬化性心脏病的心理康复方法

（一）认知行为疗法

认知行为疗法是一种基于认知心理学原理的心理治疗方法，可以帮助患者识别和改变不良的思维和行为模式。对于冠心病患者，认知行为疗法可以帮助患者理解疾病与心理情绪之间的关系，认识到消极情绪对疾病的不良影响，并教导患者如何识别和应对焦虑、抑郁等负面情绪，通过积极的思维和行为来减轻这些情绪。鼓励患者建立积极的生活态度，提高应对疾病的能力，从而改善病情和预后。

认知行为疗法通常包括评估、认知重构、行为训练和强化巩固四个阶段。以下是详细的实施步骤。

1. 第一步——心理评估 具体如下。

在治疗开始时，需全面了解患者的情绪状态、压力来源及不良认知模式。此过程通常包括以下内容。

首先，评估情绪状态：通过标准化心理量表，如焦虑自评量表、抑郁自评量表、匹兹堡睡眠质量指数、失眠严重指数等，评估患者的心理健康状况。

其次，记录自动思维：鼓励患者记录面对疾病或压力时的自动思维，例如，“我的病永远不会好”或“我感到无助”等。

最后，分析压力源：识别导致焦虑或抑郁的核心问题，如工作压力、人际关系紧张或健康焦虑。

2. 第二步——认知重构 具体如下。

认知重构的核心是帮助患者识别和调整消极、非理性的思维。

首先，识别消极思维模式。例如，患者可能会说：“我一旦感觉胸闷，就说明心肌梗死要发作了。”这是典型的灾难化思维。

其次，分析思维的合理性。通过事实验证和逻辑推理，帮助患者评估其思维的准确性。例如，引导患者思考：“每次体检我的心脏功能都稳定，并没有发现问题。”

最后，用理性思维替代非理性思维：帮助患者用更客观的方式应对焦虑，如将“这次胸痛一定是心肌梗死，我会死掉”替换为“我可以先休息一下，观察症状，并按医生的指导处理”。通过日记或思维记录表，患者可以系统地练习用合理思维替代消极想法。

3. 第三步——行为干预 具体如下。

在调整思维的同时，患者还需要改变不健康的行为模式，增强自我管理能力。方法有放松训练、正念冥想、健康行为养成等。具体内容见下文介绍。

4．第四步——强化与巩固　具体如下。

为了确保治疗效果的长期稳定，需要建立有效的强化机制，巩固积极的思维和行为变化。

（1）积极记录和反馈：让患者记录自己思维和行为的积极变化，增强自信心。

（2）认知行为练习手册：提供个性化的练习手册，定期回顾并调整策略，以确保患者持续进步。

（3）社会支持系统：建立患者支持小组，鼓励患者参与社交活动，减少孤独感，提高心理适应能力。

（4）定期随访与调整：治疗师可与患者保持沟通，定期进行心理评估，并根据患者的变化调整治疗策略。

通过以上四个阶段的系统干预，认知行为疗法能够有效帮助患者调整思维模式、改善情绪状态，并建立更健康的行为习惯，最终提升生活质量。

（二）放松训练

放松训练可以帮助患者缓解紧张和焦虑情绪，改善睡眠质量，进而有助于病情的控制。

1．深呼吸练习　深呼吸是一种简单而有效的放松技巧。通过深而慢的呼吸，患者可以放松紧张的肌肉，减轻身体的紧张感，并有助于平静心灵。在冠心病的心理康复中，深呼吸练习被广泛应用于缓解患者的焦虑和紧张情绪。练习时，患者可以选择一个安静的环境，闭上眼睛，缓慢吸气，使空气充满肺部，然后缓慢呼气，尽量让身体放松。每天练习5～10分钟，有助于调节自主神经系统，改善心理状态。

2．渐进性肌肉松弛　渐进性肌肉松弛是一种通过逐步放松身体各个部位来达到全身放松状态的方法。这种方法可以帮助患者识别和释放身体的紧张感，从而减轻疼痛和不适感。在冠心病的治疗中，渐进性肌肉松弛不仅可以缓解患者的身体症状，还有助于改善他们的睡眠质量。

具体练习方法如下。

（1）找一个舒适的姿势坐下或躺下，闭上眼睛，深呼吸几次。

（2）从脚趾开始，缓慢绷紧肌肉，保持5～10秒，然后放松。

（3）逐步向上移动，依次放松小腿、大腿、腹部、手臂、肩膀和面部肌肉。

（4）在整个过程中，关注肌肉的紧张与放松的对比，感受身体的变化。

每日进行10～15分钟的渐进性肌肉松弛练习，可以帮助患者有效减轻紧张情绪，提高睡眠质量，并促进血压和心率的稳定，有助于冠心病的综合管理。

3．冥想　冥想是一种通过训练注意力和专注力来放松身心的方法，能够有效减轻焦虑和压力，改善情绪状态，促进心理健康。

（1）常见的冥想方式

1）内观冥想：通过关注自身的身体感觉、情绪变化和思维活动，培养对当下的觉察能力，提高情绪调节能力。

2）静坐冥想（如禅修、打坐）：保持身体稳定和安静，专注于呼吸，放下杂念，使心灵归于平静。

3）正念冥想（mindfulness meditation）：通过专注当下的每一个瞬间，觉察自己的感受和思维活动，不做评判，从而提高情绪稳定性和自我接纳能力。

4）运动冥想（如瑜伽、太极、跑步等）：在身体活动的过程中保持专注，感受呼吸与动作的结合，使身心得到放松与调节。

（2）冥想练习步骤

1）选择一个安静的环境，找到一个舒适的姿势坐下或躺下。

2）轻闭双眼，调整呼吸，缓慢而深长地吸气、呼气。

3）关注当下的感觉，可以集中注意力在呼吸、身体的感觉或周围的声音上。

4）如果出现杂念，不要刻意排斥，而是轻轻地将注意力带回当下。

练习5～20分钟，结束后缓慢睁开眼睛，感受身心的变化。

4．音乐治疗 音乐治疗是一种利用音乐的旋律、节奏和情感表达来缓解压力、稳定情绪、改善心理健康的疗法，特别适用于冠心病患者的心理康复。研究表明，适当的音乐可以降低焦虑、舒缓情绪，并有助于调节心率和血压。

（1）音乐治疗的实施方法

1）选择合适的音乐：根据患者的年龄、心理状态、文化程度、家庭背景、个人爱好等因素选择适当的音乐。推荐舒缓、节奏均匀的音乐，如轻音乐、古典音乐（如莫扎特、贝多芬的慢乐章）、自然声音（海浪声、鸟鸣声）等，以帮助患者放松身心。避免节奏过快、刺激性强或情绪过于激昂的音乐，如重金属、快节奏电子音乐，以防加重焦虑。

2）创造舒适的环境：让患者处于安静、温馨的环境中，避免外界干扰。可以结合冥想、深呼吸或渐进性肌肉松弛练习，使放松效果更佳。

3）治疗时长与频率：每次音乐治疗建议持续30～60分钟，患者可选择在睡前、休息时或压力较大时进行。每日1～2次，坚持数周或更长时间，可有效缓解焦虑，提高睡眠质量，并有助于血压和心率的稳定。

（2）音乐治疗的形式

1）被动聆听：患者安静地听音乐，调整呼吸，感受音乐的节奏和旋律，进入放松状态。

2）主动参与：包括轻声哼唱、弹奏乐器、节奏打拍等，这种方式能够更深层次地帮助患者表达情绪，释放压力。

（三）心理支持与社会支持

心理支持和社会支持在冠状动脉粥样硬化的心理康复中起着重要作用。家人的关心、理解和支持可以帮助患者更好地应对疾病带来的压力和挑战。与朋友的交流和互动可以分散患者的注意力，减轻其心理负担。专业心理医生可以为患者提供个性化的心理支持和指导，帮助其更好地应对疾病和心理问题。参与社区活动或加入支持小组等都可以帮助患者减轻心理负担，增强自信心和归属感。这些支持不仅可以缓解患者的孤独感和无助感，还能为他们提供新的视角和解决问题的方法。

（四）生活方式调整

生活方式的调整是冠状动脉粥样硬化的心理康复中不可或缺的一部分。通过改变不良的生活习惯和饮食习惯，患者可以显著降低疾病的风险并改善预后。

1. 均衡饮食　冠状动脉粥样硬化患者应遵循低脂、低盐、高纤维的饮食原则，多摄入新鲜蔬菜、水果和全谷物等富含营养的食物。同时，避免摄入过多的糖分和油脂以降低心血管疾病的风险。

2. 适量运动　根据患者的身体状况和医生的建议，患者可以选择适合自己的有氧运动方式，如快走、慢跑、游泳等。这些运动不仅可以增强心肺功能、促进血液循环，还有助于缓解压力和焦虑情绪。

3. 戒烟限酒　吸烟和过量饮酒是冠心病的重要危险因素。因此，戒烟限酒是预防和治疗该疾病的重要措施之一。患者应坚决戒除吸烟习惯，并限制酒精的摄入量以降低心血管疾病的风险。

4. 保持良好的睡眠习惯　冠心病患者应保持规律的作息时间，避免夜间过度使用电子设备或饮用刺激性饮料等干扰睡眠的行为。同时，通过放松训练或冥想等方法来提高睡眠质量也非常重要。

（五）药物治疗

药物治疗是心理康复治疗方案中一个重要组成部分。对于焦虑、抑郁等情绪问题严重的患者，医生可能会开具抗焦虑、抗抑郁药物来帮助其缓解症状。尽管有些常规的精神类药物能够消除病理性情绪低落，缓解焦虑、抑郁状态，但由于他们可能具有心脏毒性，因此在冠心病患者的心理药物治疗中，这些药物并非首选。5-羟色胺再摄取抑制剂作为新型精神类药物的代表，是重度或复发性抑郁综合征合并冠心病患者的首选抗抑郁药物，其作用机制在于抑制突触前末梢对5-羟色胺的再摄取，间接提升中间神经元中5-羟色胺的活性水平。5-羟色胺作为一种传递愉悦情绪的信使，能够有效改善患者的精神状态。更为重要的是，5-羟色胺还可抑制血小板活性，减少血小板黏附和聚集，降低冠心病发生不良事件风险。需要注意的是，药物治疗必须在专业医生的指导下进行，并严格遵循医嘱服药。

第二节　高血压的心理康复

一、概述

高血压是一种常见的慢性病，其发病机制复杂，长期未得到有效控制可能导致心脑血管疾病等严重并发症，严重影响患者的健康和生活质量。近年来，随着医疗科技的发展和健康教育的普及，人们逐渐认识到高血压不仅是一种生理疾病，也伴随着多种心理问题，如焦虑、抑郁、情绪不稳定等。这些心理问题可能影响患者对疾病的认知和管理能力，从而削弱治疗效果，甚至加速疾病的进展。

微课：高血压的心理康复

高血压患者的心理问题可能涉及多种因素，包括交感神经调节异常、特定人格因素、对疾病长期管理的压力、对治疗效果的担忧，以及对未来健康状况的不确定性等。当高血压患者情绪紧张时，下丘脑-垂体-肾上腺素轴过度激活，引起肾上腺皮质激素分泌增加，交感神经功能亢进，导致血压升高。与此同时，高血压与特定的人格特质相关，如A型人格。研究提出，具有A型行为特征的个体在工作与生活中常处于持续的应激状态，导致神经内分泌系统高度激活，进而增强交感神经活性。此外，高血压患者在面对病情时可能产生否认或过度担忧等心理防御反应，进一步增加心理负担。这种“心身互动”在高血压的发生发展过程中发挥着重要作用，说明心理因素对高血压的管理不可忽视。

心理康复作为高血压综合管理的重要组成部分，旨在通过科学的心理干预方法帮助患者调节情绪、改善心理状态，从而提高治疗依从性和生活质量。在现代医学模式转变的背景下，将心理康复融入高血压患者的综合管理中具有重要意义。通过心理干预提升患者的心理适应能力和疾病管理能力，不仅有助于疾病的控制，也有助于构建高血压患者更健康、更积极的生活方式。这种生物-心理-社会医学模式强调生物、心理和社会因素在人类健康和疾病中的相互作用。

二、高血压的心理特征

（一）焦虑情绪和抑郁倾向

1. 焦虑情绪 高血压患者对自身病情的担忧、对血压升高的恐惧及对并发症的担心，可能导致患者长期处于焦虑状态。尤其是在血压控制不理想时，焦虑情绪往往愈加明显。患者可能会频繁地测量血压，或过度担心血压控制不佳，忧虑高血压引发的心血管并发症，如脑卒中、心肌梗死等。这种持续的健康担忧不仅加重患者的心理负担，也会影响其正常生活状态和情绪的稳定。

2. 抑郁倾向 抑郁在高血压患者中也同样常见。研究表明，高血压患者比普通人群有更高的抑郁症发病率。一些高血压患者在长期面对疾病管理压力、生活质量下降及对未来健康的不确定性时，可能出现抑郁。他们可能表现为情绪低落、对日常活动兴趣减退、睡眠障碍或疲劳感加重等。抑郁情绪不仅影响高血压患者的情绪，还可能降低患者的治疗依从性，进而影响血压的控制效果。长期的抑郁状态通过增加心率、激活自主神经系统和释放应激激素，如肾上腺素和皮质醇，导致血压升高，形成恶性循环。在高血压患者中，抑郁情绪往往与疾病进展紧密相关，因此，及早识别并干预抑郁情绪对有效治疗至关重要。

（二）否认与逃避

1. 否认 部分高血压患者会否认疾病的存在，在其诊断为高血压后，无法接受这一事实。他们可能认为血压只是暂时升高，与工作压力、疲劳相关，长此以往这种否认的态度使得患者可能忽视医生的建议，不定期复查或监测血压，甚至拒绝服用降压药物。其次，部分患者否认疾病的严重。即使部分患者接受了高血压的诊断，也可能低估其潜在风险，认为高血压不会对身体造成严重危害，从而轻视高血压对心血管、肾脏和大脑的长期损伤。这种认知偏差往往会导致患者缺乏主动管理疾病的愿望，拖延治疗，增加并发症的风险。最后，部分患者否认疾病与自身行为的关联。一些患者对高血压的病因缺乏正确认识，将其结果归因于遗传等不可控因素，而否认不良行为（如高盐饮食、缺乏运动、吸烟），这种态度使得患者难以意识到生活方式干预的重要性，进一步影响疾病的控制效果。

2. 逃避 一些高血压患者尽管知道自己可能患有高血压，但却拒绝进行诊断或检查。这种逃避行为的根本原因，往往源自对疾病的恐惧和对治疗过程的担忧。许多患者担心诊断结果会带来长时间服药的负担，或者对治疗产生不安感。除了回避诊断，部分患者还会逃避改变不健康的生活习惯。高血压的有效管理不仅依赖药物治疗，还需要在饮食、运动和情绪管理等方面作出全面调整。但是，由于逃避心理的作用，这些患者可能对这些改变产生抗拒。例如，他们可能继续保持高盐、高脂肪的饮食习惯，不愿意戒烟或减少饮酒，并且很少进行规律的运动。虽然这些改变对健康有益，但他们往往认为这会影响生活质量，或产生过大的心理和生理压力，因此不愿作出改变。

（三）依赖和病耻感

1. 依赖　高血压患者在治疗过程中，往往表现出对医生或家人过度依赖的倾向。许多患者可能缺乏自我管理能力，过分依赖外部支持，忽视了自身在疾病管理中的关键角色。尤其在面对长期的疾病管理和心理压力时，他们可能更渴望家人、朋友和医务人员的关心与帮助，而非主动寻求自我调整和应对方式。这种依赖可能会妨碍患者逐步培养自我管理的能力，影响治疗效果。

2. 病耻感　高血压患者常因为患有慢性病而产生自卑感，甚至可能因此感到羞耻。患者可能担心自己的疾病会影响社交关系、职业发展，或者给身边的人带来负担。这种病耻感可能导致患者对疾病保持回避态度，甚至在某些情况下，选择隐瞒病情，不愿公开讨论自己的健康状况。

（四）情绪波动与压力相关反应

1. 情绪波动　血压波动以及长期疾病管理的压力可能导致患者情绪不稳定，表现为急躁、易怒或与家人、医护人员发生冲突。这种情绪波动不仅影响患者的日常生活，还可能进一步干扰血压的控制，形成一个恶性循环。情绪波动使得患者对治疗的依从性降低，导致血压管理困难，进而加剧病情。

2. 压力相关反应　高血压患者的心理状态与多方面的生活压力密切相关，包括家庭压力、工作压力和经济负担等。这些压力源可能导致患者的情绪和生理状态更加紧张，从而触发应激反应，使血压进一步升高，形成“压力—高血压”的恶性循环。长期的压力可能不仅影响患者的血压，还可能导致他们产生焦虑、抑郁等情绪障碍，加重疾病负担。

三、高血压的心理评估方法

高血压患者的心理状态评估是一个多维度的过程，涉及直接评估、间接评估和全面评估三个主要方面。每种评估方法侧重不同的信息来源和评估视角，从而帮助临床工作者全面了解患者的心理状态及其对疾病管理的影响。

（一）直接评估方法

对患者的日常生活和心理状态有较为全面的了解，评估其是否存在精神心理障碍或情绪问题。直接访谈有助于评估患者的社会支持状况和家庭环境。提高直接的支持和参与有利于患者克服心理障碍。通过评估患者的心理需求，了解患者的情绪反应、疾病认知、生活方式等因素。访谈可以帮助医生深入了解患者的心理需求。

直接评估方法指的是通过与患者的面对面互动，直接收集关于患者心理状态、情绪反应、社会支持、疾病认知等多维度信息。这类评估方法不仅包括访谈，还包括观察、问卷、测试等多种手段。直接评估能够深入了解患者在高血压管理中的心理困扰和应对方式，为制订个性化的治疗和心理干预计划提供基础。

1. 访谈评估 访谈评估通过结构化或半结构化的访谈形式，旨在通过与患者的交流，了解其情绪状态、对高血压的认知、疾病管理的态度及生活方式等方面的内容。访谈可以帮助医生发现患者是否存在焦虑、抑郁等情绪问题，并评估患者的治疗依从性和对疾病的理解。通过访谈，治疗师还可以评估患者对疾病的认知偏差，如对疾病发展的过度担忧或对治疗的误解等，进而为制订更合理的治疗计划提供依据。

2. 观察评估 除了访谈，医生还可以通过观察患者的行为和言语来评估其心理状态。例如，通过观察患者在诊疗过程中的情绪反应、表达方式、肢体语言等，医生可以发现患者是否有情绪低落、焦虑或紧张的表现。观察法对于识别某些患者可能不易言表的心理困扰尤其重要。此外，观察患者在高血压管理中的行为（如是否按时服药、是否积极参与运动等）也能提供重要的信息。

3. 心理测试与问卷评估

（1）患者健康问卷：为临床上常用于筛查抑郁的自评量表，其评分范围：0～4分没有抑郁症状或极轻度抑郁症状；5～9分可能有轻度抑郁；10～14分可能有中度抑郁；15～19分可能有中重度抑郁；20～27分可能有重度抑郁。对于重度抑郁患者，建议转诊精神专科。

（2）抑郁自评量表：用于评估抑郁症状，尤其对于慢性病患者，抑郁症状常伴随疾病发展而加重。得分越高，抑郁程度可能越严重。

（3）焦虑自评量表：评估患者的焦虑水平，得分越高，焦虑程度可能越严重。患者根据自身情况进行回答，根据得分判断焦虑的严重程度。

（4）广泛性焦虑量表：为临床上常用于筛查焦虑的自评量表，其评分范围：0～4分为正常水平；5～9分可能有轻度焦虑；10～13分可能有中度焦虑；14～18分可能有中重度焦虑；19～21分可能有重度焦虑。对于重度焦虑患者，建议转诊精神专科。

（二）间接评估方法

1. 工作压力评估 工作倦怠量表（maslach burnout inventory，MBI）从情感衰竭、去人格化、低个人成就感这三个维度来评估工作倦怠感。量表采用7级评分，用以评估个体在不同程度上的感受和体验，反映高血压个体因不能有效应对工作上的各种压力，而产生的一种长期性反应。情感衰竭和去人格化维度得分越高，个人成就感得分越低，表明倦怠程度越严重。

2. 睡眠评估 匹兹堡睡眠质量指数量表是评估高血压患者睡眠质量的常用工具。PSQI量表包含19个条目，评估内容包括主观睡眠质量、入睡时间、睡眠时间、睡眠效率、睡眠障碍、催眠药物的应用和日间功能7个维度。每个维度按0～3分计分，总分越高表示睡眠质量越差。临床上一般以7分作为睡眠质量好坏的分界点，≤7分代表睡眠质量好，＞7分代表睡眠质量差。

（三）全面评估

全面评估结合了直接评估与间接评估，旨在通过多维度、多角度的信息收集，全面了解患者的心理状态及其与高血压的相互关系。常见的全面评估内容如下。

1. 症状自评量表 评估患者的整体心理症状，特别是对于高血压患者，可能通过该量表识别出一些潜在的心理健康问题，如强迫症状或睡眠障碍等。

2. 社会功能与生活质量评估 在高血压患者的社会功能与生活质量评估中，对患者的社会交往能力和日常功能进行专业评估是至关重要的。这些因素不仅对患者的心理健康产生深远影响，也直接关系到高血压治疗的依从性和有效性。例如，孤独感或社交隔离可能导致患者出现情绪低落或焦虑的心理反应，影响疾病的长期管理。为此，采用如SF-36和WHOQOL量表等工具可以提供全面的评估。

SF-36量表是一个国际标准化的生命质量评估工具，包含36个条目，涵盖8个维度：生理功能、社会功能、生理职能、躯体疼痛、精神健康、情感职能、活力和总体健康。这些维度的评估有助于全面了解高血压患者的整体健康状况和生活质量。其中分数越高表明功能状况越好，生命质量越高。

WHOQOL-100量表包含100条问题，涵盖了与健康相关生命质量有关的6个领域和24个方面，可全面评估人群的生命质量。该量表有助于识别高血压患者在身体功能、心理健康等方面的具体问题。

通过这些量表的评估，可以更准确地把握高血压患者的生活质量，并制订个性化的干预措施以改善他们的社会功能和心理健康，提升其整体生活质量。

四、高血压的心理康复方法

高血压是一种常见的慢性病，若长期未得到有效控制，不仅可能诱发一系列的心血管并发症，还可能引发患者出现心理健康问题，如焦虑、抑郁和压力过大等。这些心理问题不仅会影响患者的情绪状态和生活质量，还可能间接加重高血压的病情。针对高血压患者的心理康复治疗，可以通过多种方法帮助患者缓解心理压力、改善情绪、提高治疗依从性和生活质量。

（一）健康宣教

在高血压的心理干预中，健康宣教是提升患者对疾病及其相关心理问题认知的基础。系统的健康宣教有助于患者全面掌握疾病的性质、机制和治疗策略。

1. 疾病知识普及　通过发放宣传册、口头教育或视频宣教等途径，向患者详细解释高血压的发病机制及其常见的危险因素如遗传、不健康饮食、缺乏运动等。定期组织患者开展健康讲座，加深患者对高血压的认知程度，促使患者形成良好的自我保健意识并指导他们如何通过生活方式的调整来有效控制血压。这种知识的普及有助于减少患者对疾病的恐惧，增强对疾病管理的主动性和信心。

2. 心理因素的作用　强调心理因素对高血压的影响，教育患者认识到长期的焦虑、抑郁、压力过大等心理问题如何引起血压升高，并帮助患者认识到心理健康对高血压控制的重要性。

3. 健康生活方式指导　提供关于饮食（如低盐、低脂、高钾饮食等）、运动（如适量有氧运动：太极拳、五禽戏等）、作息规律等方面的建议，引导患者形成健康的生活习惯，减少病理生理因素对心理状态的不良影响。

4. 情绪管理和压力管理　通过教会患者识别和管理情绪波动、压力和焦虑的方法，帮助他们掌握有效的情绪调节技巧，以避免心理压力对血压的潜在负面影响。

（二）认知行为疗法

认知行为疗法通过帮助患者识别和改变不合理的认知模式和不良情绪反应，提升其心理反应能力和疾病管理能力，从而对血压产生长期的调节作用。对于伴有焦虑和抑郁等情绪反应的高血压患者，认知行为疗法是一种有效的干预手段，对于高血压患者管理心理压力、缓解焦虑和抑郁症状有显著帮助。

1. 治疗环境 通常在安静、舒适的环境中进行，以确保患者能够放松并专注于治疗过程，亦可通过远程视频方式进行。

2. 主要技术

（1）认知重构：与患者沟通交流，以全面评估其认知偏差和心理状态。根据认知不良因素制订个性化的干预策略。如果患者因缺乏对高血压的了解而产生过度的预后担心，应实施针对性的健康教育，这包括详细解释高血压的病理生理机制、治疗方案及其重要性。通过系统的教育和指导，帮助患者纠正其对高血压的认知偏差，识别并转变消极的思维模式，从而降低不必要的焦虑和压力。此外，引导患者建立更为积极和适应性的认知框架。教育患者识别和管理抑郁、焦虑等负面情绪，使其能够在出现这些情绪时，及时意识到并调整自己的消极思维模式。

（2）转变思维：通过尝试转变消极的思维方式，寻找更积极的替代性想法，例如，主动解决问题和接纳自身的不足等。当出现消极想法时，可以问自己“我有证据支持这一观点吗？”或“是否有其他更积极的解释？”这种自我提问有助于打破固定的消极思维模式。当识别到一个消极的想法时，尝试用一个更积极、更有建设性的想法来取代它。比如，将“我总是失败”改为“我从每次尝试中都学到了东西”。通过这种转变思维的方法，逐步克服消极思维，建立更积极的思维模式。

（3）行为训练：引导患者形成健康的生活方式和良好的行为习惯。教会患者多种放松技巧，如呼吸放松训练和音乐放松训练。具体的行为训练方案将在下文的放松训练与压力管理、音乐治疗、生物反馈治疗及健康教育与行为干预部分中详细阐述。

（三）放松训练与压力管理

高血压患者往往容易受到情绪波动和压力的影响，放松训练和压力管理技术有助于缓解压力、放松身心，从而降低血压水平。

1. 深呼吸 深呼吸训练是一种简便有效的放松方法，通过缓慢而深长的呼吸，使交感神经系统放松，减少焦虑和紧张，帮助调节血压。选择一个安静且舒适的环境，可以坐着或躺着，确保身体处于放松状态，背部保持挺直，放松面部、颈部和肩部的肌肉。使用腹式呼吸，吸气时腹部自然扩张；呼气时腹部缓缓收缩，空气通过嘴巴慢慢呼出。建议持续进行这种深呼吸练习5～10分钟，或直到感到放松为止。

2. 冥想 冥想是一种通过集中注意力、减少杂念来平静身心的放松方法。通过冥想，患者能够有效减轻压力、调节情绪，并提高应对压力的能力。指导患者取舒适体位（平卧或半卧位），以确保身体放松，微闭双眼，引导患者将注意力集中在呼吸上，感受每一次呼气和吸气的过程。鼓励患者想象一幅美丽的画面，如蓝天白云、小桥流水等，或回忆曾经发生过的美好事情。让患者均匀呼吸10分钟后引导其将注意力逐步从下向上转移，从脚尖开始，逐渐向上至小腿、大腿、腹部、胸部、颈部、面部转移。建议患者每天进行两次冥想练习，早晚各一次，20～40分钟/次，可在晨起和晚上睡前进行。通过这种冥想练习，患者可以逐步提高自我放松的能力，从而在日常生活中更好地管理压力和情绪。

3. 渐进性肌肉放松 渐进性肌肉放松训练帮助患者通过紧张和放松一系列肌肉群，逐步释放身体紧张，达到全身放松的效果。该方法有助于缓解因压力和焦虑引起的肌肉紧张和不适。训练时嘱患者平卧，双足自然分开与肩同宽，双臂置于身体两侧，与躯干成45°，掌心朝上。以舒缓、温和的语气指导患者进行深呼吸，从两足与小腿、两大腿、臀部、腰部、腹部、胸部、颈部、两肩部、两臂、两手、面部等部位逐一收紧肌群10～15秒，然后放松肌群15～20秒。在整个训练过程中，鼓励患者将注意力集中在每一组肌群收缩与放松的感觉上，以增强放松效果。

（四）音乐治疗

音乐治疗是一种利用音乐的节奏和旋律来调节情绪的治疗手段。研究表明，恰当的音乐能够显著减轻焦虑、提升情绪、放松身体，进而对血压产生积极的影响。系统回顾相关文献可以发现，音乐治疗能够有效降低焦虑和紧张状态。一项针对社区中抑郁情绪的老年人的研究表明，经过一个月的音乐治疗，患者的抑郁评分、血压和心率均显著下降。治疗师在评估患者的心理状态后，会为他们挑选合适的音乐。

在开始音乐治疗之前，建议患者先排空大小便，选择一个舒适的姿势，并进行3～5分钟的放松引导。每天播放一次音乐，每次持续45分钟。播放音乐时，音量要适宜，不宜太大，一般在40分贝左右即可，以耳朵听着不吵、心里不躁为好。治疗结束后，与患者积极讨论音乐治疗的感受和临床效果，以便对音乐方案进行有效的调整。以下是可选音乐类型。

1. 轻音乐放松　播放轻柔的音乐（如古典音乐、自然声音等）可以有效帮助患者放松心情，减少因高血压而产生的焦虑情绪，从而有助于血压的稳定。

2. 节奏性音乐　通过使用节奏感较强的音乐，调节患者的生理节奏，帮助他们放松身体、恢复生理平衡。

3. 个性化音乐治疗　根据患者的个人兴趣和情绪状态，选择适合的音乐类型进行干预，增加治疗的效果和患者的参与感。

▶知识拓展

音乐治疗

音乐治疗作为心理康复一种有效的治疗方法，通过科学的音乐选择和情绪调节机制，帮助患者缓解情绪紧张，改善情绪波动，降低血压。具体来说，研究表明，舒缓的音乐能通过调节大脑皮质和自主神经系统，减轻焦虑、抑郁等负面情绪，从而达到降低血压、提高身心健康的效果。例如，经典音乐、轻音乐等类型的音乐可以促进副交感神经的活跃，帮助血压降低。在治疗中，患者通过音乐的舒缓旋律与节奏，进入一种心灵放松的状态，消除负面情绪，提高心理承受力。这种疗法帮助患者减少对疾病的过度担忧，增强自我调节能力，提升情绪的稳定性和恢复力。这一过程强调科学治疗与人文关怀的结合，鼓励患者在社会和家庭的支持下进行康复。

（五）生物反馈治疗

生物反馈治疗通过仪器将体内的生物学信息（如肌电、皮肤温度、皮肤电阻、心率、血压、脑电等）采集处理，并以视觉或听觉的方式让患者感知。这种方法指导患者有意识地调整自己的心理状态，以达到降低血压的效果。

1. 主要设备

（1）心率监测：实时反馈心率变化，指导患者通过放松技术进行调节。生物反馈治疗仪能够监测心率等生理信号，并将这些信号转化为可视化或听觉化的反馈，帮助患者控制和改善自身的生理功能。

（2）皮肤电反应：监测皮肤电导等生理信号，以了解患者的身体紧张程度，并协助其放松。

（3）呼吸频率监测：通过调整呼吸模式进行自我调节训练，以达到调节血压的目的

（4）肌电监测：监测肌肉张力，帮助缓解身体紧张，是目前应用最广泛和普遍的一种生物反馈技术。

2. 治疗过程 患者佩戴传感器以实时反馈数据，治疗师根据这些反馈引导患者进行放松训练，使其学会如何自我调节。生物反馈治疗仪通常由传感器、信号处理器和反馈显示器组成。传感器用于监测患者的生理信号，信号处理器将这些信号进行处理和分析，然后将结果反馈给患者。生物反馈治疗通过监测和调节人体生理指标，增强患者的自我感知和控制能力，从而改善身体和心理状况。

（六）健康教育与行为干预

通过健康教育和行为干预，帮助高血压患者改变不良的生活习惯和行为方式，减少对心理和生理的负面影响。

1. 饮食干预 提供合理的饮食指导，以减少高盐和高脂肪食物的摄入。建议选择低钠或无钠的食物，例如新鲜水果、蔬菜、瘦肉和鱼类，并尽量避免过多加工食品。建议增加富含钾、镁和纤维的食物摄入，如香蕉、土豆和菠菜等。控制咖啡因和酒精的摄入量。在平衡膳食的基础上，根据患者的具体情况，调整和优化食物种类及摄入量，以满足健康需求，从而促进血压控制和心理健康。

2. 运动干预 帮助患者选择适合自己的运动方式，如散步、游泳、瑜伽等，有助于增强身体健康，减轻压力，改善情绪状态，有效长期控制血压和促进整体健康。

3. 睡眠管理 鼓励患者维持规律的作息时间，确保充足的睡眠，以减少失眠和睡眠障碍对血压的不利影响。①建议成年人每晚应保证7～9小时的睡眠时间，以确保睡眠质量并按时作息；②对于难治性高血压、夜间高血压和/或血压异常下降的患者，应进行睡眠障碍的筛查；③对于有睡眠障碍（打鼾、睡眠呼吸暂停、失眠等）患者应定期测量血压；④经常值夜班或需要轮班工作者应考虑使用动态血压监测进行诊断和后续评估；⑤高血压患者不应在夜间使用利尿剂，以免夜尿过多而影响睡眠。

改善睡眠障碍的具体措施如下。

（1）睡眠认知行为疗法：①做好睡眠卫生教育，每晚在固定的时间就寝；睡前远离咖啡和尼古丁，睡前泡脚、洗澡；舒适的床上用品，保持室温舒适、环境安静或播放轻柔舒缓的音乐。②刺激控制疗法，避免在床上从事与睡眠不相关的刺激性活动（如看电视、玩手机、阅读、做计划/思考等）。③睡眠限制疗法，控制白天睡眠时间不宜过长。催眠疗法、物理治疗、中医治疗对于改善睡眠障碍也有一定的作用。

（2）药物治疗：必要时进行药物治疗，注意降压药和睡眠药物的相互作用。

4. 行为干预 通过行为改变技术（如自我监控、奖励系统等），帮助患者改变不良的生活习惯，

改善饮食、运动和作息习惯，从而促进血压的控制和心理康复。

（七）药物治疗

药物治疗是高血压患者心理康复的重要组成部分，特别是对于那些伴有显著情绪障碍（如焦虑、抑郁）的患者。药物治疗能够有效缓解症状，帮助患者改善心理状态。

1. 抗抑郁药物　临床常用一线抗焦虑抑郁药为5-HT再摄取抑制剂（selective serotonin reuptake inhibitors，SSRIs），其药物疗效确切，较安全，心血管不良反应较少，但使用过程仍应注意小剂量起始，逐渐加量，并在停药时缓慢减量。对焦虑抑郁相关高血压患者予以抗焦虑抑郁治疗，能够帮助缓解抑郁症状，改善情绪。

2. 抗焦虑药物　如苯二氮䓬类药物，能够有效缓解焦虑和紧张情绪。

3. 安神药物　对于因焦虑导致的失眠，适当的镇静安神药物可以帮助患者恢复正常的睡眠模式。

第三节　慢性阻塞性肺疾病的心理康复

一、概述

慢性阻塞性肺疾病（chronic obstructive pulmonary disease，COPD）是一种以持续性气流受限和呼吸症状为特征的常见慢性呼吸系统疾病，其病理改变主要源于气道和/或肺泡异常，通常与长期暴露于有害颗粒或气体有关，并受个体易感因素的影响。COPD的气流受阻不完全可逆，随时间进展，逐渐加重。根据《2017慢阻肺诊断、治疗与预防全球倡议》（global initiative for chronic obstructive lung disease，GOLD）的定义，COPD不仅是一种可预防和可治疗的疾病，而且其早期识别和及时干预对改善患者预后至关重要。

COPD的临床特征主要表现为慢性咳嗽、咳痰、气短（呼吸困难）、喘息和胸闷。其中，慢性咳嗽和咳痰常为早期症状，可能先于气流受限出现；呼吸困难是COPD的标志性症状，初期多发生于体力活动时，随着病情进展，逐渐加重，甚至在静息状态下也可出现，严重影响患者的生活质量和心理健康，常伴发焦虑和恐惧情绪。喘息和胸闷多见于急性加重期，但也可在疾病稳定期出现。值得注意的是，部分患者可能对逐渐加重的呼吸困难产生适应性，从而忽视症状，导致诊断和治疗的延迟。此外，COPD的临床表现具有异质性，不同患者症状的严重程度和表现形式可能存在显著差异。

二、慢性阻塞性肺疾病的心理特征

微课：COPD的心理特征分析

（一）焦虑与恐惧

1. 焦虑　COPD患者常因长期呼吸困难和病情进展产生明显的焦虑情绪。随着病情加重，患者对症状恶化和突发性呼吸急促的恐惧感增强，甚至可能对自己能否控制呼吸产生担忧。患者常反复关注自身的微小症状变化，担心未来健康状况的恶化，这种不确定性加剧了焦虑。长期焦虑还可能导致睡眠质量下降，进一步影响情绪稳定性和生活质量。

2. 恐惧 恐惧感在COPD患者中尤为明显，尤其是在急性加重期或呼吸困难剧烈时。患者对突然加重的症状、呼吸停止、住院治疗及可能的死亡感到恐惧。这种恐惧感常导致患者对治疗产生抵触情绪，部分患者甚至会因害怕病情加重或治疗的副作用而拒绝治疗。恐惧情绪不仅影响患者的心理健康，还可能干扰治疗依从性，进而影响疾病的控制。

（二）抑郁情绪

1. 情绪低落 COPD患者常因疾病进展导致肺功能下降、活动耐力减退及生活质量显著降低，进而引发情绪低落。呼吸困难、体力受限及慢性病痛的持续影响，可能导致患者产生无助感和无望感。部分患者表现为兴趣减退（尤其是对既往喜爱的活动）、精力不足及自我评价降低，这些症状可能与疾病本身的功能限制相互作用，形成恶性循环。

2. 抑郁症的风险 COPD患者是抑郁症的高危人群，其抑郁风险与疾病严重程度呈正相关。研究表明，肺功能下降（如FEV_1降低）、急性加重频率增加及生活质量恶化是抑郁症发生的重要危险因素。长期的身体不适、社会功能受限及对疾病预后的担忧，可能进一步加剧患者的心理负担，导致抑郁情绪持续或加重。此外，抑郁症的诊断在COPD患者中常被低估，因其躯体症状（如疲劳、食欲减退、睡眠障碍）可能与COPD本身重叠，需通过专业心理评估工具进行鉴别。值得注意的是，抑郁情绪不仅影响患者的生活质量，还可能降低治疗依从性，增加急性加重风险，甚至与更高的自杀风险相关。因此，早期识别和干预COPD患者的抑郁情绪至关重要。

（三）社交隔离与孤独感

1. 减少社交活动 呼吸困难和体力下降限制了COPD患者的运动能力和外出活动，导致他们逐渐减少社交互动。社交活动的减少不仅降低了患者与他人沟通的机会，还使他们更加孤立，产生强烈的孤独感。长时间的社交隔离加剧了患者的情绪低落和抑郁症状，使他们更难寻找到情感支持。

2. 孤独感的负面影响 孤独感和情感的疏离使得患者在心理上陷入困境，无法得到家人和朋友的支持与安慰。这种情感上的孤立不仅增加了患者的压力，还可能加剧对疾病的恐惧和无力感。社交隔离的恶性循环可能使患者更加退缩，进一步影响其心理和身体健康。

（四）自我形象的改变

1. 自我认同的变化 长期的疾病折磨和身体功能的逐步丧失让COPD患者的自我形象发生改变。许多患者经历了从健康、独立的个体到需要依赖他人帮助的转变，这种变化常引发自我否定和自尊心受损。患者可能会感到自己不再是原来那个有活力的人，而是一个脆弱且需要照顾的患者。

2. 自我价值感受损 随着病情加重，患者的生活质量和自主性下降，他们常感到自己对生活的掌控力丧失。患者可能在对疾病的消极认知中产生深深的自卑感，认为自己不再值得尊重或关注，这种情绪不仅影响其日常生活的积极性，也让他们在面对治疗时感到无望和沮丧。

（五）治疗中的心理困扰

1. 心理问题的复杂性 COPD患者不仅面临生理上的挑战，许多人还存在情绪困扰、个性问题，甚至有酒精或药物滥用史，这使他们的心理问题更为复杂和顽固。长期的心理困扰可能导致患者缺乏有效的心理支持，进而影响疾病的管理和治疗效果。

2. 治疗难度的增加 心理困扰使得COPD患者在应对疾病时可能缺乏积极性和应对能力。患者可能对治疗方案产生怀疑，甚至出现情绪暴躁、合作性差等问题，增加了医护人员在治疗中的难度。

因此，COPD的管理不仅限于身体层面的治疗，更应包括对患者心理状态的关注与干预。采取综合治疗方法，不仅可以改善患者的情绪和心理负担，还能够提高治疗依从性，帮助患者更有效地应对疾病，最终提升生活质量。

三、慢性阻塞性肺疾病的心理评估方法

（一）直接评估方法

1. 交谈 通过与患者的交流，评估他们的情绪状态、思维方式及对病情的理解。交谈不仅有助于建立信任关系，还能让医生或心理评估人员直接了解患者的心理需求、困惑和压力。交谈时可以涉及以下内容。

（1）情绪评估：询问患者是否感到焦虑、抑郁、无助或孤独等情绪。例如，询问患者是否有情绪波动或情绪低落的情况。

（2）病情认知：通过询问患者对COPD的病因、病程、治疗目标及预后的理解来评估患者对疾病的认知深度。例如，询问患者，“您认为COPD的主要诱因是什么？”“您如何看待目前的治疗方案？”等问题。

推荐量表如下。

1）疾病感知问卷修订版（illness perception questionnaire-revised，IPQ-R）：涵盖患者对疾病原因、病程、后果、控制感及情绪反应的认知，适用于量化COPD患者的疾病认知偏差。

2）COPD评估测试（COPD assessment test，CAT）：通过症状评分（如咳嗽、呼吸困难）间接反映患者对疾病影响的认知，总分≥10分提示中重度影响。对COPD的了解程度，是否意识到病情的严重性及其对生活质量的影响。

（3）社会支持：评估患者的社会支持网络，包括家庭、朋友、社区等支持资源的可获得性及利用情况，以判断其社会支持系统的完善程度及其对疾病管理的影响。

对于家庭支持方面，可以通过询问患者：“在您感到不适或需要帮助时，家人是否能提供支持？”“您的家人是否了解COPD，并参与您的日常照护？”对于朋友/社交支持方面可以询问患者：“您平时是否会与朋友或他人交流您的病情？”或“疾病是否影响了您的社交活动？您是否因此感到孤独？”对于社区/医疗支持方面可以询问患者：“您是否参加过COPD患者支持小组或社区康复活动？”或“您是否知道如何获取医疗或心理咨询服务？”

标准化评估工具如下。

1）社会支持评定量表（SSRS）

评估维度：客观支持（实际得到的帮助）、主观支持（情感体验）、支持利用度（主动寻求帮助的能力）。

适用性：适用于慢性病患者，可量化社会支持水平。

2）医疗社会支持量表（MOS-SSS）

评估维度：情感支持、实质性支持（如陪伴、经济援助）、信息支持（如疾病知识获取）。

特点：侧重医疗相关社会支持，适合COPD等慢性病患者。

3）Lubben社交网络量表（LSNS-6）

评估维度：家庭与非家庭（朋友、邻居）社交网络的规模与紧密程度。

优势：简洁（6个条目），适用于老年或社交孤立风险较高的患者。。

（4）应对方式：评估患者如何应对疾病带来的挑战，如是否采取积极的健康行为、是否有过度焦虑或回避的行为。

通过交谈，可以帮助评估患者的情绪反应、认知状态及其应对方式，从而为后续的心理干预提供依据。

2. 观察 观察患者的行为和外貌也是直接评估的一部分。通过观察患者的非言语行为、身体语言以及交谈时的表现，能够进一步补充交谈中的信息。观察的内容可能包括以下内容。

（1）面部表情：观察患者是否表现出焦虑、沮丧、困惑等情绪的面部表情。

（2）姿势与肢体语言：注意患者是否表现出无力、紧张、回避或过度焦虑的身体语言。

（3）言语表达：观察患者的言语流利度、语速、语调等，是否存在迟缓、过度急促或语无伦次的情况，帮助识别潜在的情绪问题或认知障碍。

（4）身体状况：观察患者是否有明显的呼吸困难、疲劳等生理症状，这些可能会影响患者的情绪状态和心理健康。

3. 心理测试量表的选择 综合医院在诊断COPD患者焦虑抑郁症状时，通常采用“状态”和“障碍”等概念。其中，“焦虑抑郁状态”指严重程度达中等或以上、超出患者承受或调节能力、对生活和社会功能造成影响、需要医学处理的情况；而“焦虑抑郁症”则需符合精神科相关疾病诊断标准，由精神科或临床心理医生基于精神疾病的诊断和统计手册-Ⅳ（DSM-Ⅳ）标准进行结构化访谈作出结论。目前临床上缺乏针对COPD合并焦虑抑郁的特异性诊断方法，常采用多种筛查量表对患者心身情况进行评估。

（1）汉密尔顿焦虑量表：HAMA是一种广泛应用的临床评估工具，用于评定个体的焦虑症状。该量表共包含14个项目，涵盖焦虑的多个方面，包括情绪、身体症状和认知功能等。每个项目的评分范围为0（无症状）到4（症状最严重），总分从0～56分。评分标准如下。0～17分，轻度焦虑；18～24分，中度焦虑；25分及以上，重度焦虑。

根据患者的症状表现，每个项目被打分，得分越高，焦虑程度越严重。如果总分≥25分，表明患者可能处于重度焦虑状态，需要进一步的评估和干预。

（2）医院焦虑与抑郁量表（hospital anxiety and depression scale，HADS）：HADS用于检测患者在医院环境下的焦虑和抑郁症状。该量表分为焦虑和抑郁两个子项，每个子项包含7个项目，总共14个项目。评分范围为0～3分，总分分别表示焦虑和抑郁的程度，其中0～7分为正常，8～10分为轻度，11～14分为中度，15～21分为重度。

（3）呼吸系统疾病焦虑量表（anxiety inventory for respiratory disease，AIR）：AIR是专门针对呼吸系统疾病患者设计的评估工具，用于测量他们的焦虑水平。该量表包含若干项目，根据患者对每个项目的回答情况进行评分，总分代表焦虑程度，评分越高表示焦虑程度越严重。

（4）广泛性焦虑障碍7项量表（generalized Anxiety Disorder 7-item scale，GAD-7）：GAD-7是一

种简洁有效的评估工具，用于检测广泛性焦虑障碍的症状。该量表包含7个项目，每个项目根据患者的回答情况得分，总分表示患者的焦虑程度，评分范围为0～21分，分数越高表示焦虑程度越严重。

（5）汉密尔顿抑郁量表（Hamilton Depression Scale，HAMD）：汉密尔顿抑郁量表由Max Hamilton于1960年编制，是一种临床医生评分量表，用于评估抑郁症的症状。量表共有17项，涵盖抑郁情绪、失眠、食欲变化、心理运动性迟滞等多个方面。评分范围为0～52分，分数越高，抑郁程度越严重。此量表常用于临床研究和治疗中，以帮助医生评估患者的抑郁症状。

（6）老年抑郁量表（Geriatric Depression Scale，GDS）：GDS是专为老年人设计的抑郁筛查工具，旨在识别老年人群体中的抑郁症状。该量表有两种版本：短版（15项）和长版（30项）。通过回答简单是非问题，评估老年人是否存在抑郁症状。分数越高，抑郁症状的可能性越大。常用于老年患者的抑郁筛查和早期干预。

（7）患者健康问卷抑郁自评量表（Patient Health questionnaire-9，PHQ-9）：PHQ-9是一个广泛使用的抑郁筛查工具，包含9个问题，旨在评估过去两周内抑郁症状的频率。每个问题的评分范围是0～3分，总分范围是0～27分。根据分数，患者可以被分类为无抑郁、轻度、中度或重度抑郁。PHQ～9被广泛应用于临床实践，既可以用来筛查抑郁症，也能用来监测症状变化。

（8）抑郁症流行病学研究中心量表（centre for epidemiological studies scale on depression，CES-D）：CES-D量表是由拉里·拉文（Larry Radloff）于1977年开发的一种评估抑郁症状的量表，特别用于流行病学研究。该量表包含20个项目，评估过去一周内的抑郁症状（例如，情绪低落、睡眠问题、食欲改变等）。每个问题的评分范围为0～3分，总分范围为0～60分。分数越高，表示抑郁症状越严重，常用于人群筛查和流行病学研究。

这些量表对COPD患者具有良好的信度和效度，可作为其焦虑抑郁症状简便有效的测量和评估工具。此外，使用有效的生活质量和心理健康状况量表来评估疾病的总体影响和优化治疗也至关重要。

需要注意的是，在使用不同的量表来评估COPD患者的焦虑和抑郁症状时，需要注意各个量表的特点和差异，避免因为量表本身的设计问题而导致对患者心理症状的错误评估。具体来说，老年抑郁量表在评估抑郁时，不包含一些可能与抑郁症相关的躯体症状（如食欲减退、睡眠障碍等），这可能导致它高估患者的抑郁症状，因为躯体症状没有被考虑在内。而许多焦虑量表在评估焦虑时，包括了COPD的躯体症状（如呼吸困难、疲劳等），这些躯体症状可能与焦虑症状重叠，因此容易高估患者的焦虑水平。

四、慢性阻塞性肺疾病的心理康复方法

COPD是一种进展性肺部疾病，患者通常会经历呼吸困难、持续的咳嗽和痰多等症状。这些生理上的困扰不仅对患者的身体健康产生影响，还可能带来显著的心理困扰，如焦虑、抑郁和恐惧等情绪问题。心理康复作为COPD综合治疗的一部分，对于改善患者的心理健康、提高生活质量具有重要意义。

（一）认知行为疗法

认知行为疗法是一种以认知重构和行为改变为核心的心理治疗方法，基于实验心理学和神经科学的理论框架，采用协作式、结构化的方式帮助患者识别并调整其负面的思维模式及行为习惯。对

于COPD患者，认知行为疗法的应用具有显著效果，因为这些患者常面临病情恶化的恐惧、对未来生活质量的担忧及与疾病相关的情绪困扰（如焦虑、抑郁）。认知行为疗法通过针对性的干预策略，帮助患者改善心理适应能力，提升生活质量。

1. 认知重构 COPD患者常存在“一次气喘发作就会窒息而死”“出门就会缺氧晕倒”等过度灾难化认知。因此干预重点包括以下内容。

（1）症状归因训练：帮助患者区分主观不适与客观危险（如血氧90%时虽不适但安全）。

（2）概率评估法：用急性加重住院率等数据矫正错误预期。

（3）控制感具象化：将“我完全失控”转化为具体应对步骤（使用支气管剂→缩唇呼吸→求助）。

2. 行为激活 针对“活动-呼吸困难”的恶性循环。

（1）氧疗结合暴露：设计带氧状态下的现实场景活动（购物/散步）。

（2）症状日记技术：记录活动时血氧数据，破除主观恐惧。

（3）呼吸-动作节律：训练患者“吸—走2步—呼—走3步”的适应性步行模式。

3. 呼吸兼容式放松技术 改良传统方法以适应呼吸限制。

（1）阶梯式缩唇放松：基础呼吸→肢体放松→正念观察逐步整合。

（2）水杯吹泡训练：通过吹泡泡游戏同步训练呼气控制与情绪调节。

（3）体位适应性冥想：采用前倾坐位进行引导想象，减轻膈肌压迫感。

（二）放松训练与冥想

COPD患者常面临呼吸困难的症状，这会导致患者的焦虑和恐惧感增强。因此，放松训练和冥想等技巧对缓解这些情绪障碍具有积极的作用。

1. 深呼吸训练 深呼吸是一种简单且有效的放松技巧，能够帮助COPD患者在遭遇呼吸困难时保持冷静。通过腹式呼吸或慢呼吸练习，患者能够改善气体交换，减少焦虑感，并提高对呼吸困难的耐受性。

2. 冥想与正念 冥想，特别是正念冥想，已被证明对许多慢性病患者的心理健康具有显著益处。正念冥想的核心在于专注当下，通过放松身心和减少消极情绪来改善情绪状态。COPD患者在进行正念冥想时，能够学会接受自己当前的身体状况，而不因对未来的过度担忧而加剧焦虑。

3. 渐进性肌肉放松 该方法通过系统地放松和紧张不同肌肉群，帮助患者减轻身体的紧张感，同时也有助于缓解由呼吸困难引起的心理压力。

（三）社交支持

社交支持是影响COPD患者心理健康的关键因素。研究表明，患者的情感支持和社会联系能够显著改善其心理状态并提高其疾病应对能力。

1. 家庭支持 COPD患者的家属通常在疾病管理过程中扮演着重要角色。家庭成员的情感支持、鼓励和积极互动有助于减轻患者的孤独感、无助感和焦虑。家属可以帮助患者管理日常生活，提醒其遵守治疗计划，并在患者情绪低落时提供支持。

2. 同行支持小组 除了家人，参加COPD患者的支持小组也可以为患者提供重要的社交支持。在这些小组中，患者可以与其他患有相似疾病的人分享经验和应对策略，增强彼此的心理支持。这种支持可以帮助患者感受到不再孤单，并从他人的成功经验中获得信心。

3. 社区支持 患者还可以参与社区活动或与志愿者组织合作，进一步拓宽社交圈子，减轻因疾病而产生的社交隔离感。

（四）心理教育与自我管理

心理教育是心理康复的重要组成部分，旨在帮助患者更好地理解自己的疾病，增强其应对能力。

1. 疾病教育 通过系统的疾病教育，患者能够清楚地了解COPD的病程、治疗方法及生活方式的调整方法。这种了解不仅有助于减轻患者的焦虑，还能够帮助他们对未来的生活作出更合理的预期。

2. 自我效能感 教育患者如何管理自己的疾病，监控病情变化，并在必要时调整生活方式，可以提升患者的自我效能感。研究表明，患者对自己疾病管理的控制感越强，其心理状态越积极。

3. 情绪管理技巧 通过心理教育，患者可以学习如何识别并应对负面情绪，掌握情绪调节技巧，如情绪表达、压力管理等。这些技巧能够有效减轻由疾病引发的情绪困扰。

（五）运动与身体活动

适度的运动不仅能够改善COPD患者的身体健康，还能显著提高其心理状态。

1. 有氧运动 有氧运动（如步行、骑自行车、游泳等）已被证明有助于减轻焦虑和抑郁症状，并改善患者的心肺功能。通过运动，患者能够增强身体的耐力，减少呼吸困难，提升日常生活的自信心。

2. 社交运动 参加集体运动（如康复训练班、瑜伽课程等）也能够增强患者的社交互动，并通过与他人的沟通交流改善其心理健康。

3. 逐步增加运动量 COPD患者在运动时应避免过度剧烈活动，应根据个人体能逐步增加运动强度。在专业指导下，制订适合的运动计划，能够帮助患者既能提高体力，又能避免因运动过度而引发不适。

（六）心理康复的整体实施策略

心理康复不仅仅是单一方法的应用，而应结合COPD患者的整体治疗方案，包括药物治疗、物理治疗、营养干预等。

1. 药物治疗 在COPD合并焦虑和抑郁症的患者中，药物治疗是重要的治疗手段之一。常见的药物包括抗抑郁药和抗焦虑药。

（1）三环类抗抑郁药（TCAs）：TCAs（如阿米替林、多塞平）通过提高5-羟色胺和去甲肾上腺素浓度改善抑郁症状，但因副作用（如口干、便秘、尿潴留、心脏问题等）较多，尤其在老年患者中风险较高，目前已不作为COPD患者的首选药物。

（2）选择性5-羟色胺再摄取抑制剂（SSRIs）：SSRIs（如氟西汀、舍曲林、艾司西酞普兰）通过抑制5-羟色胺再摄取改善情绪，是治疗COPD患者抑郁和焦虑的首选药物。其耐受性较好，常见副作用包括恶心、失眠和性功能障碍，适用于大多数COPD患者。

（3）5-羟色胺和去甲肾上腺素再摄取抑制剂（SNRIs）：SNRIs（如文拉法辛、度洛西汀）通过同时增加5-羟色胺和去甲肾上腺素水平，对伴有躯体化症状（如疼痛）的COPD患者更具优势。常见副作用包括恶心、头痛和失眠，但总体耐受性良好。

（4）其他药物治疗：除了抗抑郁药，抗焦虑药物（如苯二氮䓬类药物）有时也用于短期缓解焦虑症状，但由于其可能导致依赖性，通常不推荐长期使用。对于合并严重焦虑症的COPD患者，短期使用这些药物可提供一定的缓解。

（5）中医药与辅助治疗：中医药（如针灸、草药）可通过调节气血、疏通经络缓解情绪症状，尽管证据有限，但在患者无法耐受西药副作用时，可作为辅助治疗选择。

药物治疗的注意事项如下。

（1）药物相互作用：COPD患者常使用多种药物（如支气管扩张剂、吸入类激素），需注意抗抑郁药与其他药物的相互作用，避免不良反应。

（2）副作用管理：根据患者个体情况调整药物，最小化副作用（如性功能障碍、体重增加等）。

（3）长期治疗效果：药物治疗不仅需要控制症状，还应定期评估疗效，以判断是否需要调整治疗方案或改变药物。

2. 物理治疗 物理治疗主要侧重改善COPD患者的肺功能、增强体力、减少呼吸困难感，同时对心理健康也有积极影响。常见的物理治疗如下。

（1）呼吸训练：通过腹式呼吸、缩唇呼吸等技巧帮助COPD患者改善通气效率，减少呼吸急促感。例如，“缩唇呼吸法”可以通过缓慢呼气来帮助减缓呼吸急促，提高氧气供应。

（2）运动训练：包括肺部功能锻炼等，目的是增强患者的呼吸肌力量和全身耐力，改善日常生活活动的能力。这种治疗可以帮助患者增加运动耐力，减少因活动引发的呼吸困难，从而减少由此带来的焦虑和恐惧。

（3）气道廓清技术：包括体位引流、叩拍、震动等，这些技巧有助于帮助COPD患者清理气道中的分泌物，避免呼吸道堵塞，增强呼吸效果。

物理治疗通过增强患者的生理功能，能够有效减少他们的身体不适感，提升自信心，从而间接帮助心理康复。

3. 营养干预 COPD患者往往会面临体重下降、肌肉消耗等问题，尤其在病情进展时，营养不良更为常见。适当的营养干预可以有效改善患者的体力和免疫力，进而支持他们的心理康复。

（1）增加蛋白质摄入：COPD患者由于长期的慢性炎症反应和肌肉消耗，可能需要更多的蛋白质来维持肌肉质量和免疫功能。高质量蛋白质（如鱼、鸡肉、豆类、蛋等）的摄入有助于增强体力和耐力，减轻疲劳感。

（2）补充抗氧化剂和维生素：如维生素C、维生素E、维生素A及矿物质（如硒）对肺部健康有一定益处，能够帮助减少氧化损伤和炎症反应。适当的维生素D摄入也有助于骨骼健康，防止COPD患者因运动减少而导致的骨密度下降。

（3）保持适当的体重：COPD患者需要保持理想体重，避免过度肥胖或体重过低。过胖会加重呼吸负担，而过瘦则可能导致体力不足。合理控制饮食，确保营养均衡。

（4）控制饮食中的钠盐摄入：减少钠盐摄入有助于减轻水肿及呼吸负担。

（5）少食多餐的饮食方式：由于COPD患者在进食时可能会感到呼吸困难，采用少食多餐的方式可以避免一次性摄入过多食物，减轻胃部压力，避免引发呼吸急促。

（6）保持饮水和电解质平衡：保持适量水分摄入对COPD患者至关重要，避免脱水导致的痰液黏稠，同时要注意钾、钠等电解质的平衡。

通过营养干预，COPD患者的身体状况和整体健康水平得到改善，从而帮助他们减轻病痛和心理负担，提升整体生活质量。

慢性阻塞性肺疾病不仅仅是一种身体上的疾病，它对患者的心理健康也带来了重大挑战。心理康复是COPD治疗中不可忽视的一部分，通过认知行为疗法、放松训练、社交支持等手段，可以有效缓解患者的心理困扰，提高其应对疾病的能力，并提高生活质量。患者、家属和医疗团队应共同努力，提供全方位的治疗支持，帮助患者在生理和心理上实现更好的康复。

▶知识拓展

COPD的医防融合

党的十九大报告中明确提出了实施“健康中国”战略，强调全方位全周期保障人民健康，具体到慢性阻塞性肺疾病（COPD）等慢性病的管理。《健康中国行动（2019—2030年）》中明确指出，要加强慢性病综合防控，通过早期筛查、规范诊疗、康复指导等手段，全面提升患者的健康管理能力，降低疾病负担，这与COPD的心理康复理念高度契合。

在COPD患者的心理康复中，预防和治疗的结合至关重要。疾病管理不仅要关注生理症状，更需兼顾心理支持和社会融入。通过推进基层医疗服务能力建设、普及健康教育，以及创新“医防融合”模式，我国不断强化社区层面的心理康复服务。这不仅体现了“健康中国”战略的实践成效，也展现了医疗服务以人为本、构建和谐社会的时代要求。

作为未来的医疗工作者，我们应以党的健康政策为指引，践行科学理念，关注患者的全生命周期健康需求，将专业技能与人文关怀结合，为建设健康中国贡献力量。

—• 考试知识点总结 •—　　**—• 本章小结 •—**

—• 协和云课堂……　拓展练习及参考答案 •—

（戴文骏　马劭瑄）

教学课件

第十章　疼痛和睡眠障碍的心理康复

学习目标

素质目标

树立对疼痛与睡眠障碍患者心理康复工作的责任感和敬业精神，认识心理康复在治疗中的重要作用；坚持以患者为中心，尊重患者隐私与人格，提供温暖有温度的心理支持。

知识目标

（1）掌握：疼痛与睡眠障碍的基本概念、分类及心理机制；常用评估工具（如VAS、NRS、PSQI、MMPI）及其应用；CBT、放松训练、正念、睡眠卫生等干预方法。

（2）熟悉：心理评估与案例分析流程。

（3）了解：相关常见病症的心理共病机制。

能力目标

能根据患者症状选择合适评估工具，制订个性化干预方案；灵活运用CBT、放松训练等技术改善患者心理和生活质量；能通过案例分析总结干预经验并优化治疗策略。

案例导入

【案例】

患者，女，55岁。近1年来饱受慢性头痛困扰，疼痛部位集中在双侧太阳穴及后枕部，呈持续性钝痛，劳累或情绪紧张时加重，NRS疼痛评分6～7分。曾多次就诊于神经内科，影像学检查未发现器质性病变，诊断为“紧张性头痛”。但患者自觉疼痛严重影响日常生活，常因头痛无法完成家务，拒绝参加社交活动，甚至出现入睡困难、早醒等睡眠问题。近三个月来情绪愈发低落，常向家人抱怨“活着没意义”，对治疗失去信心，拒绝服用医生开具的镇痛药，认为“吃药也治不好，不如疼死算了”。

【问题】

如果你是康复心理治疗师，面对患者的疼痛与消极情绪，该如何开展心理康复干预？

·核心知识拆解·

随着医学模式向“生物-心理-社会”综合模式转变，疼痛与睡眠障碍患者的心理康复成为临床治疗的重要组成部分。两类病症不仅导致生理痛苦，更易引发焦虑、抑郁等情绪障碍，进一步加剧认知功能损伤与社会功能退化（如工作效率下降、社交孤立），形成“生理-心理”恶性循环。

第一节 疼痛的心理康复

一、疼痛的定义与分类

疼痛是一种复杂的生理和心理现象，通常被定义为一种与实际或潜在组织损伤相关的不愉快的感觉和情感体验。根据持续时间和病因，疼痛可以分为急性疼痛和慢性疼痛。急性疼痛通常是短暂的，与明确的损伤或疾病相关，如手术后疼痛或创伤性疼痛。慢性疼痛则持续较长时间，通常超过3个月，且往往没有明确的生物学原因，如慢性腰痛或纤维肌痛。

疼痛还可以根据其病理生理机制分为伤害性疼痛、神经性疼痛和混合性疼痛。伤害性疼痛是由实际的组织损伤引起的，如关节炎或术后疼痛。神经性疼痛则是由神经系统损伤或功能障碍引起的，如糖尿病性神经痛或带状疱疹后神经痛。混合性疼痛则同时具有伤害性和神经性疼痛的特点。

二、疼痛的心理特征

疼痛不仅影响患者的生理健康，还对其心理健康产生深远影响。长期疼痛患者常伴有焦虑、抑郁等情绪障碍。焦虑可能源于对疼痛的不可预测性和对未来的不确定性，而抑郁则可能由于疼痛导致的日常生活功能受限和社会角色丧失。

疼痛还影响患者的认知功能，如注意力、记忆力和决策能力。慢性疼痛患者常报告注意力难以集中，记忆力下降，以及在做决策时感到困难。这些认知功能的损害进一步影响患者的生活质量和工作能力。

此外，疼痛还影响患者的社交和职业生活。慢性疼痛患者可能因为疼痛而减少社交活动，导致社会孤立感增加。职业方面，疼痛可能导致工作效率下降，甚至无法继续工作，从而影响经济状况和自我价值感。

三、心理评估工具与方法

在疼痛患者的心理康复过程中，准确的心理评估是至关重要的。常用的心理评估工具包括疼痛量表、焦虑和抑郁量表，以及生活质量问卷。疼痛量表如视觉模拟量表（VAS）和数字评分量表（NRS）用于量化疼痛强度。焦虑和抑郁量表如汉密尔顿焦虑量表（HAMA）和贝克抑郁量表（BDI）用于评估患者的情绪状态。生活质量问卷如SF-36则用于全面评估患者的生理、心理和社会功能。

评估方法包括临床访谈、自我报告问卷和行为观察。临床访谈通过与患者的面对面交流，了解其疼痛经历、情绪状态和对日常生活的影响。自我报告问卷则通过标准化的问卷收集患者的疼痛和情绪数据。行为观察则通过观察患者的行为反应，如面部表情和身体姿势，评估其疼痛程度和情绪状态。

四、心理干预策略

心理干预在疼痛管理中扮演着重要角色，常用的干预策略包括认知行为疗法、放松训练和正念疗法。

认知行为疗法通过帮助患者识别和改变与疼痛相关的负面思维模式和行为反应，减轻疼痛和改善情绪。认知行为疗法通常包括教育患者关于疼痛的生理和心理机制，教授应对策略，如分散注意力和认知重构，以及设定现实的目标和期望。

放松训练通过教授患者各种放松技巧，如深呼吸、渐进性肌肉放松和冥想，来减轻疼痛和焦虑。放松训练可以帮助患者降低生理紧张和心理压力，从而减轻疼痛感知。

正念疗法通过培养患者对当前时刻的觉察和接受，减轻疼痛和改善情绪。正念疗法通常包括正念冥想、身体扫描和正念行走等练习，帮助患者以非评判的方式观察和接受疼痛体验，从而减少对疼痛的情绪反应。

五、案例分析与应用

以下是一个疼痛患者心理康复的案例分析。

案例：患者，女，45岁。因慢性腰痛就诊。疼痛持续两年，伴有明显的焦虑和抑郁情绪，日常生活和工作受到严重影响。

心理评估：通过临床访谈和自我报告问卷，发现患者的疼痛强度为7/10（NRS），焦虑和抑郁评分分别为18和22（BDI），生活质量评分显著低于正常范围。

心理干预：采用认知行为疗法和放松训练相结合的方法。认知行为疗法帮助患者识别和改变与疼痛相关的负面思维模式，如“我永远无法摆脱疼痛”和“我的生活被毁了”。放松训练教授患者深呼吸和渐进性肌肉放松技巧，以减轻生理紧张和心理压力。

干预效果：经过12周的心理干预，患者的疼痛强度降至4/10，焦虑和抑郁评分分别降至10和12，生活质量显著改善。患者报告能够更好地应对疼痛，日常生活和工作功能也有所恢复。

通过这个案例，我们可以看到心理干预在疼痛管理中的重要作用。综合运用多种心理干预策略，可以有效减轻疼痛，改善情绪，提高生活质量。

第二节　睡眠障碍的心理康复

一、睡眠障碍的定义与分类

睡眠障碍是指影响个体正常睡眠模式和质量的一系列疾病和症状。常见的睡眠障碍包括失眠、睡眠呼吸暂停、不宁腿综合征和昼夜节律睡眠障碍。失眠是最常见的睡眠障碍，表现为入睡困难、睡眠维持困难或早醒，并伴有日间功能损害。睡眠呼吸暂停则是指在睡眠过程中反复出现呼吸暂停，导致睡眠片段化和日间嗜睡。不宁腿综合征表现为在休息时出现不适感，需通过活动腿部来缓解，影响入睡。昼夜节律睡眠障碍则是指个体的睡眠–觉醒周期与环境不同步，如时差反应和轮班工作睡眠障碍。

二、睡眠障碍的心理特征

睡眠障碍对患者的心理健康产生深远影响。长期睡眠不足或睡眠质量差会导致情绪波动、焦虑和抑郁。焦虑可能源于对睡眠的过度关注和对失眠后果的担忧，而抑郁则可能由于长期睡眠不足导致的疲劳和日间功能损害。

睡眠障碍还影响患者的认知功能，如注意力、记忆力和决策能力。睡眠不足会导致注意力难以集中，记忆力下降，以及在做决策时感到困难。这些认知功能的损害进一步影响患者的工作效率和日常生活。

此外，睡眠障碍还影响患者的社交和职业生活。长期睡眠不足可能导致患者减少社交活动，导致社会孤立感增加。职业方面，睡眠障碍可能导致工作效率下降，甚至无法继续工作，从而影响经济状况和自我价值感。

三、心理评估工具与方法

在睡眠障碍患者的心理康复过程中，准确的心理评估是至关重要的。常用的心理评估工具包括睡眠日记、睡眠问卷、焦虑和抑郁量表，以及生活质量问卷。睡眠日记通过记录患者的睡眠–觉醒模式、睡眠质量和日间功能，提供详细的睡眠信息。睡眠问卷如匹兹堡睡眠质量指数用于评估睡眠质量和睡眠障碍的严重程度。焦虑和抑郁量表如汉密尔顿焦虑量表和贝克抑郁量表用于评估患者的情绪状态。生活质量问卷如SF-36则用于全面评估患者的生理、心理和社会功能。

评估方法包括临床访谈、自我报告问卷和行为观察。临床访谈通过与患者的面对面交流，了解其睡眠问题、情绪状态和日常生活影响。自我报告问卷则通过标准化的问卷收集患者的睡眠和情绪数据。行为观察则通过观察患者的行为反应，如日间嗜睡和注意力不集中，评估其睡眠障碍的严重程度和情绪状态。

四、心理干预策略

心理干预在睡眠障碍管理中扮演着重要角色，常用的干预策略包括认知行为疗法、放松训练和

微课：失眠的认知行为疗法

睡眠卫生教育。

认知行为疗法通过帮助患者识别和改变与睡眠相关的负面思维模式和行为反应，改善睡眠质量和情绪。认知行为疗法通常包括教育患者关于睡眠的生理和心理机制，教授应对策略，如睡眠限制和刺激控制，以及设定现实的睡眠期望。

放松训练通过教授患者各种放松技巧，如深呼吸、渐进性肌肉放松和冥想，减轻焦虑和改善睡眠。放松训练可以帮助患者降低生理紧张和心理压力，从而促进睡眠。

睡眠卫生教育通过提供关于良好睡眠习惯的信息和建议，改善睡眠质量。睡眠卫生教育通常包括保持规律的睡眠-觉醒时间、创造舒适的睡眠环境、避免咖啡因和酒精等刺激性物质，以及进行适度的日间活动。

五、案例分析与应用

以下是一个睡眠障碍患者心理康复的案例分析。

患者，男，50岁。因长期失眠就诊。失眠持续一年，伴有明显的焦虑和抑郁情绪，日常生活和工作受到严重影响。1年前开始出现入睡困难，易醒，有时彻夜不眠，心烦，当时到当地某医院就诊，诊断“焦虑”，配服“黛力新、艾司唑仑、米氮平”等，间断治疗，好转不明显，遂来我院求诊，诊断“失眠、抑郁状态”，配服“佐匹克隆、米氮平、氯硝西泮”，可睡2～3小时，尚能坚持上班，此后自行停药大半年未再配药。

（一）案例分析

患者为中年男性，以失眠为主要表现，包括入睡困难、眠浅易醒等，白天感困倦疲乏、精力不足，影响到生活质量，导致对失眠产生过度的担忧。发病以来症状时轻时重，失眠频率达到至少每周三次，持续一个月以上的标准，故来到医院寻求帮助。意识清，定向力全，接触被动，思维连贯，未及幻觉或妄想，存在对失眠过度关注和担心失眠的优势观念，对自身睡眠质量过度关心，反复叙述失眠的苦恼，情绪偏焦虑，导致了患者明显的苦恼与社会功能受损。存在心烦、乏力、头晕、头胀等不适主诉，兴趣爱好及主动性有所降低，自知力存在，主动求治。患者因失眠带来的痛苦继发产生了一定的焦虑情绪，服药依从性一般，家庭支持系统可。X线、头颅CT、颈部B超未见异常。

（二）心理评估

1. 临床评估内容 如表10-1所示。

2. 主观测评工具 包括24小时记录每小时活动和睡眠情况的睡眠日记和匹兹堡睡眠质量指数。EPQ示被试者表现为比较内向的性格特征，精神质量表高分，典型的情绪不稳定。明尼苏达多项人格测验示情绪不稳、神经过敏、多虑、紧张不安、兴趣减退、活动减少，躯体方面的主诉较多。

其他量表评估如下。

失眠严重指数量表：用于评价失眠严重程度。0～7分，没有临床上显著的失眠症；8～14分，阈下失眠症；15～21分，临床失眠症（中重度）；22～28分，临床失眠症（重度）。

Epworth嗜睡量表（ESS）：Epworth嗜睡量表又称Epworth日间多睡量表，由Johns MW编制用来评定白天过度嗜睡状态，用于嗜睡半客观的评定，总分24分，＞6分提示瞌睡，＞1分则表示过

表10-1　临床评估内容

序号	项目	描述
1	主诉	睡觉睡得不好，老是失眠，最主要是入睡很难，乏力1年，加重1月
2	睡前状况	入睡困难，心烦
3	睡醒节律	夜眠仅3～4小时
4	夜间症状	易醒，有时彻夜不眠
5	日间活动和功能	工作压力大，需连续工作12小时，上班7～8小时就上不动了，整天感到乏力，脸色差，下午腿酸，不能坚持工作
6	其他病史	无
7	体格检查、实验室检查和精神检查	体格检查和实验室检查均未见明显异常。意识清，定向全，接触可，思维联想速度可，未及幻觉或妄想，情绪焦虑，存在担心失眠的优势观念，兴趣爱好及主动性降低，智能尚可，自知力存在
8	家族史	无精神异常史

度瞌睡，＞16分提示有危险性的瞌睡。

清晨型与夜晚型量表（morningness-eveningness questionnaire,MEQ）：用于自评近几周睡眠－觉醒昼夜节律自然倾向，包含19个条目，总得分范围为16～86分。

睡眠信念和态度问卷（dysfunctional beliefs and attitudes about sleep scale，DBAS）：主要用于评价睡眠相关的认知情况，测量个体对于睡眠的认知、态度、信念及其对失眠等睡眠问题的担忧程度。

福特应激失眠反应测验（ford insomnia response to stress test，FIRST）：对环境的失眠反应性，总分范围为16～80分，得分越高，表示睡前激发程度越强烈。FRST总分≥18可以预测新发的失眠病例。

3. 睡眠实验室评估

（1）多导睡眠监测（polysomnography，PSG）：是评价睡眠相关病理生理和睡眠结构的标准方法，是判断清醒或睡眠的客观检查。PSG常规报告睡眠潜伏时间、总睡眠时间、入睡后清醒时间、睡眠觉醒指数、睡眠效率、各睡眠期时间及所占总睡眠时间的百分比，还应报告睡眠期间发生的呼吸事件、氧减事件、觉醒事件、心脏事件和运动事件。这些参数能够客观地反映睡眠的完整性，区分失眠与睡眠感知错误。

（2）多次睡眠潜伏时间试验（multiple sleep latency test，MSLT）和清醒维持试验（maintenance wakefulness test，MWT）：MSLT是客观测定入睡倾向和出现睡眠起始快速眼动期（sleep onset REM periods，SOREMP）可能性的检查，是临床和科研中评价嗜睡程度最常用的方法。

（三）心理干预

失眠障碍既可以独立存在，也可以与其他精神障碍共病。所以，在治疗中应注意鉴别失眠是原发性还是继发性，是其他共病的原因、结果还是合并症，以制订个性化的方案。

1. 睡眠卫生教育 配合认知行为疗法同时运用。找出患者不良的生活与睡眠习惯，询问患者的睡眠环境从而帮助患者建立良好的生活与睡眠习惯，营造舒适的睡眠环境。

2. 认知行为疗法 治疗方法包括改变患者思维、言语及行为的技巧，从而带动行为的改变或功能的改善。作业治疗师在此模式下，会采用层次式的活动行为作为引导方法，以提供渐进式挑战及成功经验，最终帮助患者发展认知能力，扩大知识及技巧领域，增加控制生活环境，增加自我认知及解决问题能力以应对人生的各项挑战。认知疗法着力于帮助患者认识到自己对于睡眠的错误认知，以及对失眠问题的非理性信念与态度，使患者重新树立起关于睡眠的积极、合理的观点，从而达到改善失眠的目的。

3. 睡眠限制与刺激控制 通过最小限度地缩短在床上的觉醒时间，达到重建床和睡眠之间联系的目的。缩短夜间睡眠的卧床时间，增加了睡眠的连续性，并且通过禁止白日的小睡，增加夜间的睡眠驱动力。促进患者形成固定的睡眠觉醒时间，调整与巩固睡眠生理周期。

4. 矛盾意向 一种特殊的认知疗法，该疗法的理论假设是患者在有意进行某种活动中改变了自己对该行为的态度，态度的变化使得原来伴随该行为而出现的不适应的情绪状态与该行为脱离开。失眠患者对失眠的恐惧、担心和急于摆脱症状的心理状态使患者焦虑不安的心情加剧，也进一步加重了症状本身。这一疗法的目的是让患者直面觉醒（努力入睡却没有能够成功）和失眠可能带来的后果所引起的恐惧与焦虑。通过指导患者在床上努力保持清醒状态，而不是去努力入睡，可以让患者更放松，而无必须入睡的压力，这反而能促使患者快速入睡。

5. 放松技术 放松技术主要用来处理躯体和情绪的不适，主要适用于焦虑症、强迫症、神经衰弱、恐怖症、失眠等疾病的治疗，也可用作正常人的心理调节方法，用以舒缓心理压力、放松心情、提高心理素质，积极乐观地面对生活。

（1）冥想（meditation）：在安静的环境中，采取舒服的体位，可以坐着或躺下，头脑中有一定的意念，可以想象有一股暖流从脚底慢慢地涌向头顶，通过身体的每一个关节并且使你感到非常放松。也可以想象大海鸟鸣、深山溪流的意境，在冥想时还可以燃一些香氛或播放舒缓的音乐。

（2）渐进性放松训练（progressive relaxation training）：渐进性放松训练是指按一定的顺序，让患者从头到脚逐一对肌群进行“收缩—放松—收缩—放松”训练，并提示其注意相应的身体感觉。目的是帮助患者体会主要肌群的紧张与放松感，进而学会调控。

（3）催眠治疗（hypnotherapy）：催眠是心理治疗的基础技术，可以单独使用，以达到镇静、降低焦虑水平、镇痛的目的，也可以与其他技术联合使用。催眠需要专业人员通过改变患者意识状态，使具有高度受暗示性的潜意识活跃起来，可以唤起一些被压抑的创伤性经历和被遗忘的记忆内容，诱导患者将情绪宣泄出来，产生深度的放松，成功的催眠后暗示甚至能影响治疗后清醒状态下的行为。

（4）森田疗法：森田依据人的意志能否控制，将与人有关的事物分为可控制的和不可控制的两类。对于不可控制的事物，让患者学习顺应的态度，不去强迫自己控制而是“顺其自然”；对于可控制的事物就应当本着生的欲望，带着症状去努力行动“为所当为”。①“顺其自然”原则：森田认为，面对症状的情感的发展变化有其自身的规律，患者试图去除所有的症状、摆脱苦恼，但越想去除，就越可能加重内心的冲突，强化痛苦的体验。听之任之，不予理睬，反而自然消退。②“为所当为”原则：即在接受症状的同时，带着症状去做自己应该做的事情，只有在做事的过程中，随着注意的转移，患者的情绪会发生变化以达到改变心情的目的。③“不问”的态度：患失眠症的人越想睡着却越睡不着，如果采取一种无所谓的态度，听任睡意的自然来临，就会因睡眠的本能很快进入梦乡。

（5）香氛治疗：薰衣草具有镇静催眠、抗焦虑等功效，且香入于脾，可补脾益气。临床证据也表明，薰衣草可以增加人类的慢波睡眠，且效果温和、安全无刺激。可以利用佩戴香包或者香薰配合舒缓的音乐进行催眠。

（6）音乐治疗：轻柔舒缓的音乐可以使患者交感神经兴奋降低，焦虑情绪和应激反应得到缓解。另外音乐治疗也有着将患者的注意力从难以入眠的压力中分散出来的作用，这可以使患者处于放松状态从而改善睡眠。用于治疗的具体音乐的选择需要考虑到不同人群的特点，包括患者的年龄、音乐偏好、音乐素养、文化背景等因素。该疗法适用于因过度紧张，焦虑而难以入眠者。

（7）催眠疗法：可以增加患者放松的深度，并通过放松和想象的方法减少与焦虑的先占观念有关的过度担忧及交感神经兴奋。催眠过程包括通过专注于躯体的想象以减少生理觉醒、想象愉悦的场景引起精神放松、想象中性物体来分散注意力等各种类型。经过专业人士训练的患者可以独立实施该疗法。

（8）多模式疗法：使用了多种行为学疗法（刺激控制、放松疗法、睡眠控制）和进行睡眠卫生教育。在失眠障碍的诊疗中，很多临床医师会使用不同组成形式的多模式疗法。

6. 重复经颅磁刺激和经颅直流电治疗　失眠治疗的刺激主要集中于背外侧前额叶皮质（DLPFC）、后顶叶皮质（PPC）和前额叶皮质（PFC）等。重复经颅磁刺激多采用低频刺激右侧DLPFC。经颅直流电多采用阴极刺激右侧DLPFC，阳极放在对侧眶额叶或肩部。

7. 中医治疗　包括中医药治疗、针灸疗法、电针疗法、按摩等。

（四）案例总结

患者因工作压力大起病，病程迁延，服药依从性一般，家庭支持系统可，经过二十多天的积极治疗，现失眠症状缓解。患者夜眠基本维持在8小时左右，情绪亦较前平稳，未再有烦躁不安等表现，能够坚持参加各项活动，并主动与周围病友一起聊天、打牌等，经过心理治疗后，对坚持规律服药的认识提高，患者对治愈疾病的信心增强。生活自理，言谈间表情放松，言行适切，无躯体不适症状，兴趣爱好及主动性逐步恢复。

▶知识拓展

失眠障碍与睡眠障碍

1. 失眠障碍　失眠障碍是以频繁而持续地入睡困难或睡眠维持困难并导致睡眠满意度不足为特征的睡眠障碍。失眠障碍还包括社会功能损害，与大多数精神障碍相似。失眠障碍既可以独立存在，也可以与其他精神障碍共病。短期失眠障碍主要与患者素质因素和应激事件有关，应及时处理应激事件，防止出现不良应对模式而导致失眠慢性化；慢性失眠障碍患者通常已无法回忆最初的应激事件，已进展出不良应对模式，如卧床时间过长、过度担忧入睡困难等，是治疗重点。失眠可以分成急性失眠、心理生理性失眠、矛盾性失眠、特发性失眠、睡眠卫生不良、儿童行为性失眠及精神障碍、躯体疾病或药物导致的失眠。

2. 睡眠障碍　除失眠障碍外的其他睡眠障碍，如睡眠呼吸障碍、不宁腿综合征、周期性肢体运动障碍、昼夜节律失调性睡眠、觉醒障碍等均可出现失眠症状，同时也应注意是否存在主观性失眠、短睡眠、睡眠不足的可能，此对非睡眠医学专业的医师尤为重要，不应忽视。

—• 考试知识点总结 •—

—• 本章小结 •—

—• 协和云课堂……　拓展练习及参考答案 •—

（李令岭）

第十一章　特殊人群的心理康复

教学课件

学习目标

素质目标

能尊重、共情患者，与患者建立良好的咨访关系；具备对儿童、老年人心理需求的敏感性，并能够提供支持。

知识目标

（1）掌握：儿童、老年患者的心理特征及影响因素。

（2）熟悉：儿童、老年患者心理康复的方法。

（3）了解：儿童、老年患者问题产生的心理因素。

能力目标

能够根据儿童、老年群体的心理特点开展相应的心理康复治疗。

案例导入

【案例】

患儿，男，7岁。就读于本地小学一年级。在学校里，患儿总是独来独往，很少参与集体活动。课堂上，他时常走神，老师叫好几遍名字都没反应。一旦周围环境嘈杂或是日常流程稍有改变，患儿就会情绪失控，大哭大闹。

【问题】

针对这个患儿出现的问题应该如何处理？

·核心知识拆解·

特殊人群的心理康复是心理健康领域的重要组成部分，特别是在现代社会中，随着生活压力的增加和老龄化进程的加快，儿童和老年人这两个群体的心理健康问题尤为突出。儿童正处于心理发展的关键期，容易受到家庭、学校和社会环境的影响，产生情绪和行为上的问题。而老年人由于生理功能退化、社会角色改变及孤独感等因素，面临心理上的挑战，抑郁、焦虑等问题普遍存在。本章将从两个角度展开论述：首先，儿童心理康复部分将探讨儿童常见的心理障碍，如焦虑、抑郁、多动症等，并提出针对性干预措施，旨在帮助儿童重建心理健康。其次，老年人心理康复部分将着重分析老年人常见的心理问题，如孤独、认知功能下降等，提供心理支持、认知行为疗法等康复手段，帮助老年人保持积极的心理状态。通过本章的学习，学生将掌握儿童和老年人心理康复的核心理论与实践方法，具备识别、评估和干预这两个特殊群体心理问题的能力，从而为日后工作中的实际应用奠定坚实基础。

第一节　儿童心理康复

微课：儿童心理康复

一、儿童的心理发展

儿童时期是人生发展的一个重要阶段，通常指一个人从出生（新生儿）到成熟（青年初期）这个时期。从心理发展水平来看，儿童心理与成人存在很大的差别。儿童心理发展有着独特的规律。

（一）遗传和环境在儿童心理发展上的作用

儿童心理的发展既不是简单地由遗传决定，也不是由环境和教育决定，是由三者相互渗透又相互转化的结果。遗传因素为心理发展提供物质前提，环境和教育在心理发展过程中起决定性作用。

遗传为儿童心理发展提供了物质前提。例如，大脑和神经系统的结构和功能很大程度上是由遗传决定的。儿童的大脑神经细胞的数量、类型及它们之间的连接方式等都受到遗传基因的影响。这些生理结构是心理活动产生的基础，像大脑的额叶区域与认知控制、情绪调节等高级心理功能密切相关，而其发育程度部分取决于遗传因素。

遗传提供儿童心理发展的可能性，而环境和教育是具有决定性作用的。社会环境因素很多，包括家庭、幼儿园、学校、社区、公共场所等。其中家庭对儿童心理特征的形成起着不可估量的作用。家庭是儿童出生的摇篮，是儿童心理素质形成的最重要的场所。家庭结构、生活方式、资源分配、家庭氛围、教养方式等都对儿童心理成长起影响。有研究指出，父母严厉的教育方式与儿童的攻击性、学习问题有着显著的正相关，与儿童的害羞等有显著的负相关；父亲严厉的教育方式与儿童的社交能力有显著的负相关，母亲民主的教育方式与儿童的社交能力有显著的正相关。

（二）教育和儿童心理发展的关系问题

教育决定儿童心理的发展，尤其是早期教育对儿童的影响更为深远。我国儿童心理学家陈鹤琴曾在《家庭教育》一书中提到，出生到七岁是人生最重要的一个时期，习惯、言语、技能、思想、态度、情绪在此打了一个基础。若基础打得不稳固，那健全的人格就不容易建造了。

教育作为一种心理发展的决定性条件，制约着儿童心理发展的去向和速度。但是教育对心理发展的影响作用并不是唯一的，也不是单向的。教育与心理发展之间存在着比较复杂的相互依存的关系。教育本身必须从儿童的实际出发，从儿童心理的水平或状态出发，才能实现它的决定性作用。家长和教师的任务就是创造条件，使教育的内容更加契合儿童心理的内部矛盾，在儿童已有的心理水平上引起新的学习需要，只有将教育和心理发展辩证统一起来，才能健康地引领儿童的心理发展。

（三）儿童心理发展的年龄阶段性

儿童心理发展是指从不成熟到成熟这一阶段所发生的积极的心理变化。研究者们根据不同的本质特征，将儿童心理发展分为不同的阶段。如以柏曼为代表的生理发展为划分标准，以内分泌腺作为分期标准，如胸腺时期（幼年时期）、松果腺时期（童年时期）、性腺时期（青年时期）；皮亚杰从儿童认知发展为划分标准，以智力或思维水平作为分期标准，把儿童心理发展分为四个阶段，感知运动阶段（0～2岁），儿童主要在探索感知觉与运动之间的关系获得动作经验；前运算阶段（2～7岁），儿童具备了符号言语功能，词汇得到发展，自我中心主义明显；具体运算阶段（7～11岁），儿童已经发展出思维的完整性、逻辑性体系；形式运算阶段（11岁～成年），儿童能根据逻辑推理、归纳或者演绎方式来解决问题，思维发展水平已接近成人。埃里克森从自我矛盾划分标准，把18岁以下儿童的心理发展分为五个阶段，第一阶段（0～2岁）获得基本信任感克服基本不信任感；第二阶段（2～4岁）获得自主感而避免怀疑感和羞耻感；第三阶段（4～7岁）获得主动感而克服内疚感；第四阶段（7～12岁）获得勤奋感而避免自卑感；第五阶段（12～18岁）获得同一感而克服同一性混乱。

一般来说，儿童心理年龄特征具有一定的普遍性和稳定性。其主要原因在于儿童心理发展是在掌握人类经验和行为规范的活动中，心理功能不断经过量变质变而实现改造和提高。儿童在关键年龄阶段时某些能力的发展会比较突出，错过了该时期发展效果就会差。有研究显示，2～3岁是儿童学习口头语言的关键期，在此期间儿童的词汇、语音、语用等能力都大幅度提高。如果到了7～8岁学习口头语言儿童是很难学会的。因此抓住心理发展的“敏感期”，将有助于帮助儿童提高心理水平。儿童心理年龄特征的稳定性都是相对的，而不是绝对的。这是因为受社会和教育条件的限制。因此家长和教师必须根据儿童心理发展的可能性，对儿童提出适当的要求，从而促进儿童心理的积极发展；相反忽视儿童心理发展水平，向儿童提出不适当的要求或是不积极引导儿童向前发展，便会阻碍儿童心理成长，严重者可能产生心理问题。

二、儿童常见精神障碍

儿童心理行为问题是一个比较宽泛的概念，它是指儿童在心理和行为方面出现的偏离正常发展轨道、影响自身发展和社会适应的一系列现象。这些问题可以表现在情绪、行为、认知、社交等多个领域。

（一）情绪障碍

儿童的情绪问题是比较多见的，主要有以下几个。

1. 焦虑情绪　他们对不能掌控的时间和人表示出担心和害怕，常沉浸在焦虑的愁云里难以自拔。表现为不想吃饭、睡不好、烦躁、什么都不想做等普遍性的非特异性反应。比如，担心父母出门后会遇到危险，担心自己在学校的表现不好会被老师惩罚等。这种担心是持续的，而且往往超出了正常范围。同时，孩子会表现出明显的不安情绪，如坐立不安，不停地摆弄手指或者衣角。在幼儿园里，焦虑的孩子可能会因为玩具被其他小朋友拿走这样的小事而放声大哭，并且很难被安抚。

2. 恐惧情绪 对陌生的环境或者某些事物容易产生惊恐反应，常常以躯体化反应表现出来。比如许多儿童对医院环境感到陌生和恐惧。当进入医院时，他们可能会被医院里的消毒水气味、白色的墙壁和各种医疗器械所惊吓。这种惊恐可能会通过躯体化反应表现出来，孩子可能会出现心跳加快、呼吸急促，甚至可能会呕吐。这是因为孩子对医院这个陌生环境及即将要面对的医疗检查产生了强烈的焦虑和惊恐情绪，身体的自主神经系统被激活，从而引发了这些生理反应。

3. 抑郁情绪 主要表现在兴趣丧失、情绪低落、社交退缩、自我否定等方面。

（二）注意力缺陷多动障碍

注意力缺陷多动障碍是一种常见的神经发育障碍，起病于儿童期，主要表现为与年龄和发育水平不相称的注意力不集中、多动和冲动行为。这些症状会持续影响孩子的学习、社交和日常生活功能。这类患儿的智力正常或接近正常，主要表现为与年龄和发育水平不相称的注意力不集中和注意时间短暂、活动过度和冲动。一般以男孩为多，女孩较少。

1. 多动现象 儿童表现为活动过多，安坐的时间较短。在需要保持安静的场合，如教室、图书馆等，很难安静地坐着。他们会在座位上不停地扭动身体，如左右摇晃、交叉双腿又放开等。或者频繁地调整坐姿，一会儿弯腰，一会儿挺直身体，好像椅子上有钉子一样，身体始终处于一种不安定的状态，且过度活动。

2. 注意力不集中 表现为容易分心、难以维持注意力、粗心大意等。

3. 情绪不稳，行为冲动 经常会在不合适的场合打断别人说话，很难控制自己的冲动。

4. 学习困难 患儿虽智力属于正常范围，但会出现阅读困难、数学学习困难、写作困难等情况。

（三）学习障碍

学习障碍是学龄儿童较常见的问题之一。这类患儿不存在智力低下和视觉、听觉障碍，也没有环境和教育剥夺及原发性情绪障碍，而出现阅读、书写、计算、拼写等特殊学习技能获得障碍的一组综合征。学习障碍患儿最明显的特征就是一般性学习落后，学习成绩明显低于同龄儿童。这类患儿往往学习用功，但成绩不佳，完成作业困难，对老师的指导不易理解。

1. 感知障碍 这类患儿在听觉、视觉等方面存在明显的障碍。如对相似的视觉刺激难以区分。例如，在学习汉字时，容易混淆形状相似的字，像“未”和“末”“己”和“已”等；在学习字母时，会把“b”和“d”“p”“q”等看错。在识别颜色时，也可能出现分辨不清相近颜色的情况，如不能很好地区分深蓝和浅蓝；在课堂上，窗外的鸟叫声或者教室里其他同学的小动作发出的声音，都会使他们分心，从而错过老师讲解的重点内容。

2. 语言障碍 这是学习障碍患者最容易出现的问题。患儿理解口头语言或书面语言的意义时存在接收和加工方面的障碍，同时患儿个体在口头或书面表达自己的想法、感受和需求时存在困难。

3. 思维障碍 思维与语言发展息息相关，语言障碍也影响思维的发展。患儿逻辑推理能力弱，对概念、对象、空间关系的理解有困难，缺乏良好的判断和选择能力，算术学习能力差。

4. 缺乏学习动机　由于学习内容对他们来说可能过于困难，他们很难像其他同学一样发现学习内容的有趣之处，缺乏学习的行动力。

5. 自我评价低　与学业成就落差、社会比较与他人评价、自我效能感缺失等有关。

（四）品行障碍

品行障碍是指儿童的异常行为偏离了正常儿童的行为范围，具有一定的持久性和严重性。这些行为反复出现，持续六个月以上。品行障碍多见于男童，患病高峰年龄为13岁。

1. 攻击性行为　包括身体攻击和言语攻击。身体攻击方面，如经常打架、欺负弱小同学、虐待动物等。例如，有些品行障碍儿童会在学校操场上无故推搡、踢打其他小朋友，或者用工具伤害小动物来获得满足感。言语攻击则表现为经常使用侮辱性语言、恶意嘲笑他人等。

2. 违抗　主要是针对权威人物，如父母、老师等的反抗。表现为经常违抗成年人的命令，故意不遵守学校或家庭的规章制度。例如，老师要求学生在课堂上保持安静，品行障碍儿童却故意大声喧哗；父母让孩子按时睡觉，他们却故意熬夜看电视，并且对父母的劝告表现出不屑、愤怒等情绪。

3. 违纪行为　儿童常做一些违反道德规范和社会准则的行为。常见的行为有攻击性行为、偷窃和欺骗行为、破坏性行为、违反社会规则和秩序。大约40%的品行障碍儿童可发展成为成人期反社会人格障碍，在其成长过程中还伴有不同程度的焦虑和抑郁症。

（五）精神发育迟滞

精神发育迟滞是一种常见的儿童神经发育障碍。个体在发育阶段，由于生物、心理和社会等多种因素导致的精神发育受阻或不完全，其智力水平（如认知、语言、思维、社会适应能力等）明显低于同龄儿童的平均水平，并伴有社会适应行为的缺陷。智力一般通过标准化的智力测验来衡量，社会适应能力的衡量标准较为复杂，包括个人生活自理能力（如吃饭、穿衣、洗漱等）和社会交往能力（如与同伴、家人相处）等领域。智力低下程度与社会适应能力程度并不经常一致。有些智商较低的孩子社会适应能力还可以，所以不宜单纯根据智力水平来诊断精神发育迟滞。

1. 轻度精神发育迟滞　智商在55～69，临床表现为在婴儿期可能语言发展比同龄人稍慢，例如，开始说话的时间可能推迟1～2年。上学后理解抽象概念和复杂的学习内容比较吃力。能进行简单的社会交往，在他人的指导和帮助下可以适应社会生活。生活能够自理，如自己穿衣、洗漱、吃饭等基本生活技能都能学会。不过，在面对一些复杂的生活任务，如自己安排一天的活动或者管理自己的零花钱时，可能会出现一些问题。

2. 中度精神发育迟滞　智商40～54，临床表现为学习能力较差、语言发展迟缓，自我照顾能力有限，在穿衣、洗漱等日常生活活动方面可能需要一定的协助，对环境变化的适应能力较弱。

3. 重度精神发育迟滞　智商25～39，临床表现为学习能力极度受限，几乎无法进行系统的学校学习、语言发展严重滞后，自我照顾能力很差，在穿衣、进食、洗漱等基本生活自理方面都需要大量的协助。对环境变化的适应能力极弱，新环境会让他们感到极度的恐惧和不安。

4. 极重度精神发育迟滞　智商25以下，临床表现为认知功能极度低下，几乎没有学习能力。

思维能力几乎不存在，不能形成有意义的想法或计划。语言发育严重受损，往往只有一些原始的发音，甚至可能终生都不会说话。自我照顾能力几乎为零，完全依靠他人进行喂食、穿衣、洗漱等基本生活活动。社会交往能力严重缺失，没有主动与他人互动的行为。对环境变化极度敏感，哪怕是微小的环境改变都可能引发强烈的情绪反应，如哭闹、尖叫或退缩。

（六）广泛性发育障碍

广泛性发育障碍是一组起病于婴幼儿期的神经发育障碍性疾病，主要表现为社会交往障碍、沟通障碍、兴趣狭窄和重复刻板行为等症状。这些症状会对儿童的多个功能领域产生广泛影响，包括认知、社交、情感、语言及运动技能等方面。包括孤独症、雷特综合征、儿童瓦解性精神障碍、阿斯伯格综合征等。该类患儿以男孩多见，起病于婴幼儿时期。

（七）其他行为问题

1. 抽动症 是一种起病于儿童和青少年时期，以不自主、反复、突发、快速、无节律、刻板的运动性抽动和/或发声性抽动，或伴有不自主污言秽语为主要表现的神经精神性疾病。

2. 顽固性不良习惯 是长期存在、难以凭借个人自觉轻易改正的习惯行为，它们往往会对个人生活、健康、社交及自我发展产生诸多负面效应，这些习惯包括啃咬指甲、吮指、功能性遗尿、口吃、偏食等。这些问题行为都是与日常的生活习惯有关，行为出现周期长，纠正起来易复发。儿童把这些习惯作为一种自慰和仪式动作，当儿童紧张、孤独或是缺少关注的时候容易频发这些动作。

3. 儿童神经性厌食 这是由心理因素引起的一种饮食障碍，一种复杂且严重的精神障碍，多在儿童及青少年阶段发病，对孩子身心健康危害极大。表现为儿童长期对食物不感兴趣，缺乏食欲，吃得很少，而且只吃几样喜欢的食物。如果强迫进食，即刻会引起呕吐。

三、儿童的心理影响因素

儿童心理的发展是动态的、复杂的过程，因而造成儿童心理偏差或障碍的因素也是复杂多样的。包括本体、家庭、学校和社会因素。

1. 本体因素

（1）基因与遗传：气质是一种先天素质，婴儿自出生就存在气质的个体差异，这种差异由遗传所决定。气质是儿童对环境应对过程中的行为方式，是衡量个体行为差异的心理指标。有大量的研究显示，儿童气质与心理问题有一定的关系。婴儿气质类型可以分为温顺型、难育型、启动缓慢型、中间近易养型和中间近难养型。难养型和启动缓慢型气质特点容易使儿童产生多种行为问题。气质具有一定稳定性，但气质并不是永久地受生物学因素所决定，而是由基因与环境综合作用的结果。如难养型儿童的父母就有情绪消极、社会退缩、适应不良等特点。

（2）孕期和围产期因素：母亲孕期情绪及营养不良、新生儿缺氧等均可导致儿童神经系统特别是脑的发育迟缓或异常，是儿童行为问题的危险因素。其中母孕期暴露于有害因素及新生儿疾病是儿童行为问题最重要的危险因素。如在怀孕期间，夫妻关系不和，经常吵闹，孕妇经常处于情绪的应激状态，这对后代的情感或认知发展产生消极影响，在婴儿期极容易出现激惹、儿童期会出现注意力不集中和情绪不稳定等行为。有研究还发现母亲文化程度、孕妇用药、妊娠合并高血压、妊娠合并心脏病等因素显著影响学龄前儿童行为的健康发展。

与普通人群相比，早期患有高热惊厥、头颅外伤的儿童和患有慢性病如哮喘、癫痫、糖尿病的儿童更容易具有行为、情绪问题和精神障碍。

2. 家庭因素

（1）教养方式：家庭教养因素对儿童行为的不良影响包括父母养育技能缺失、父母角色能力不足及父母不良的人格特征和行为模式等。有研究表明，采用心理控制与高情感的教养方式使儿童出现更多的内向性及外向性行为问题；行为控制加上低水平的心理控制的教养方式可以减少儿童的外向性行为。

（2）家庭结构：不同家庭结构对儿童心理发展有不同影响。由父母与子女组成的核心家庭中的子女在认知方面具有优势，但任性、怯弱等不良习性较严重；与包括祖辈同住的主干家庭中的子女受爱抚和成人教育时间多，但易产生隔代溺爱，使儿童无所适从，出现恐惧、焦虑等情绪；离异、不良婚姻家庭、单亲家庭中的子女性格敏感，容易产生情绪和行为的障碍。

（3）家庭氛围：家庭氛围是指家庭成员之间所构建的家庭环境。父母关系、婆媳关系、兄妹关系不和谐都会导致家庭气氛紧张，容易造成儿童心理异常。有文献研究显示，双亲关系差、家庭关系失调的家庭，儿童青少年心理卫生问题的发生率明显增加。而融合的家庭环境如空闲时间聚在一起进行娱乐活动，一起进餐，定期交流在学校的活动或朋友间的故事，能促进青少年的身心发展。

（4）经济状况：经济贫困的父母可能面对更多的精神压力，因此与子女的相处方式更常用权威、严厉的管教方式，这使儿童的行为问题凸显。不良的经济状况家庭的儿童更容易受到虐待或家庭暴力。贫困儿童比非贫困儿童更容易出现早期的学校适应问题。一直处于贫困的家庭面临更多的物资匮乏和经济压力，父母抑郁和家庭不和睦的可能性高，儿童容易形成自卑、孤独和倔强等不良性格特点。

3. 学校因素　儿童到了六七岁，他们进入学校开始新的环境适应。儿童社会角色转变，承受环境压力的变化，都会对儿童的心理产生质的影响。

（1）教师素质：教师是儿童心理发展中的“重要他人”。学龄期的儿童在心理上还不成熟，他们的自我控制和调适能力都比较差，易受外界环境的影响。尤其对权威教师盲目地听从和模仿，因此教师的个人心理健康状态、教学方式及师生关系等对儿童具有深远影响。美国全国教育联合会在《各级学校的健康问题报告》中指出，一个不能克制脾气，严重抑郁，极度偏见、凶恶、不能容人，讽刺刻薄或习惯性谩骂的教师，对于儿童心理健康的威胁，犹如肺结核或其他危险传染病对儿童身体健康的威胁一样严重。教师的教育方式太过严厉，要求过高，对学生采用不正确的评判、训斥或体罚，也会使学生产生恐惧、焦虑甚至厌学的心理。另外当师生关系不和谐或是发生冲突时，儿童就会心存压力，心情抑郁，长此以往必然导致儿童的身心受损。

（2）同伴关系：学龄期儿童已经把关注点由家长转向了外部。儿童对社会行为和如何与其他人相处的许多认识，并不是由父母传递的，而是由同伴传递的。因此同伴关系是儿童社会化的动因。儿童在与同学交往过程中，能够通过相互模仿学习获得一定的社会技能，也是“社会化”的过程。但不良的同伴关系对儿童心理行为所造成的影响也很大。研究显示，同伴欺辱特别是严重的、长期的同伴欺辱与青年早期的心理障碍密切相关，童年时期的被欺负者在成年后更容易出现情绪焦虑症、抑郁症，甚至会导致自杀和反社会行为，而经常欺负他人的儿童在成年后较正常人的反社会行为和暴力犯罪率则更高。没有伙伴，就缺少对他人的主动表达进行反应的方式，缺乏交友和保持相互交往的知识，缺少学习和实施社会技巧的机会。没有这些技巧，他们就会变得孤独和无助。

（3）学校氛围：学校的文化氛围、学校校风等都会影响儿童的心理发展。在应试教育大背景下，在学校以成绩为基调建立的氛围下高强度的学习要求、高频率的考试、公开的考试排名等都强烈地刺激着学龄期儿童的敏感、脆弱的幼小心灵。高负荷的紧张状态容易使儿童记忆力减退、注意力涣散等。学校校风不正，纪律不严明，校园暴力、校园无序等都会使儿童终日沉浸在恐惧、焦虑之中。加之学龄期儿童自我评价系统还不够完善，很容易受周遭环境的影响，缺乏好的校风和纪律管理，将导致儿童习得很多问题行为。

4. 社会因素

（1）社区环境：社区物质环境容易使儿童产生软弱和压抑的感觉，出现焦虑和紧张。繁忙的交通、嘈杂的声响、密集高耸的住宅、公共空间的狭小等都可能使儿童出现情感闭塞、紧张担忧的心理倾向。研究发现好的社区环境与儿童青少年的学校准备和学业成就正相关，差的社区环境与情绪和社会适应负相关。除外部环境外，恶劣的社区精神也给儿童心理发展产生负性影响。近年来，社会上的走后门、赌博、人际情感淡漠、金钱至上、嫌贫爱富等不正之风对思想单纯的儿童心理产生严重的影响。有研究表明，儿童对邻里的信任感和安全感与儿童精神问题尤其是情绪问题有着显著相关性。目睹社区暴力与儿童内化性问题和外化性问题有密切关系。

（2）文化影响：不同文化传统对儿童心理发展有影响。例如，我国传统文化熏陶下保护和管制儿童容易养成儿童的依赖性和顺从性，这样当与父母分离时儿童就会有更多的焦虑反应。过分依赖父母则不利于与同龄人相处，从而影响儿童的社会适应功能。多媒体文化泛滥也冲击着正在快速成长的儿童。儿童面对形式多样的电子媒介，人机之间的互动容易造成儿童社会性和想象力的缺少。加之多媒体文化平台的不规范化，暴力、色情等元素夹杂其中，易对儿童的价值观和行为产生不良的影响。

四、儿童的心理康复特征、原则及方法

由于儿童患者的心理发展水平处于未成熟状态，因此对儿童患者进行心理康复时要根据他们的心理发展特点来选择适合的心理康复方法。

（一）儿童患者心理康复的特征

1. 儿童深受父母的影响，应重视家庭的作用 在儿童的心理康复进程中，家庭所发挥的作用堪称中流砥柱，儿童心理发展中家庭是重要的影响因素之一。儿童的部分行为问题与家庭结构、父母教养方式、父母行为习惯及情绪表达方式直接相关。因此在干预儿童问题时，要让家庭介入治疗。如果家庭环境缺乏改变，儿童的心理问题极易复发或是转化成其他障碍。

2. 儿童沟通能力不成熟，采用非言语治疗 儿童由于认知与语言能力尚未发育完全，沟通能力相对不成熟，在心理康复中，非言语治疗确实是极为有效的方式。例如，可以采用游戏治疗、艺术治疗、音乐治疗、肢体动作治疗非言语方式，用儿童理解的方式与之沟通方能起到治疗效果。

3. 儿童个性的非固定性，治疗方式需适合 儿童正处于快速成长与发展的阶段，个性尚未定型，具有极大的可塑性，这就要求心理康复治疗方式必须量体裁衣、灵活适配。例如，学龄前儿童比较适合用游戏治疗方式去激发孩子的天性，如角色扮演游戏，让害怕去医院的幼儿扮演“小医生”，给

玩具娃娃看病，在玩乐中消解对医疗场景的恐惧；或是开展简单的故事接龙，治疗师起个头，引导孩子接着编故事，锻炼其表达与创造能力，舒缓潜在焦虑情绪。但对初高中学生来说游戏治疗显得不合适，可以采用绘画等表达性治疗来干预。另外个性的非固定性也使儿童在治疗过程中容易受外在环境变化的影响，因此治疗师要在与儿童关系的建立上下功夫。

4. 儿童心理问题躯体化，注意身心相互影响　儿童心理问题躯体化是指儿童内心的情绪困扰、心理冲突，无法以恰当的心理形式表达，转而通过身体症状呈现出来，在儿童心理康复过程中，身心相互影响的关系十分关键，需要重点关注。尤其是年幼的儿童，躯体反应往往是心理问题的提示信号。比如有的孩子会有遗尿现象，这可能是一些生理上的原因，也可能反映了儿童的某种潜在需求。除了关注儿童的躯体问题，也要留意父母是否患有某种慢性病，比如神经衰弱等，这可能也预示父母与儿童行为障碍的关系。因此对儿童进行心理干预时，注意询问和检查躯体情况，关注身心的相互影响。

（二）儿童患者心理康复的原则

1. 以发展为目标　在给儿童制订康复目标时，要充分顺应成长规律、培养积极品质。康复不仅是解决当下心理困扰，更是着眼长远，助力孩子塑造乐观、坚韧、自信等正向人格特质，让他们在未来面对生活挑战时，有能力自我调适，维持心理健康。

2. 以关系为前提　良好的治疗关系是进行儿童心理康复的最基本的前提条件。在治疗的开始阶段，治疗师就要与儿童之间创设并维持一种合作和相互尊重的关系。在宽松、温暖的氛围下，儿童感受到安全，他们会主动地表露自己的内心世界。治疗师要倾听和专注于儿童言语和非言语的表达，理解并真诚对待儿童的价值观和态度，让儿童觉得自己是被接纳、有价值的，充分调动儿童的创造性和积极性，从而收到好的康复效果。

3. 以个体为关注　每个孩子都是独一无二的个体，成长经历、性格、家庭环境各不相同。有的儿童因遭受校园欺凌出现心理创伤，有的源于父母离异而长期焦虑，康复方案不能一概而论。内向胆小的孩子，或许更适合一对一、循序渐进的心理辅导；外向活泼的，融入团体治疗，在同伴互动中汲取能量，解决心理问题，会更贴合其特性。儿童处于快速发展阶段，心理状态瞬息万变。原本适应良好的康复计划，遇上转学、家庭重大变故等新情况，效果可能大打折扣。所以，要依据孩子实时的情绪、行为反馈，灵活优化治疗手段与内容，保障康复进程顺畅。

4. 以多元为核心　单一治疗方式往往难以攻克儿童复杂的心理问题。将认知行为疗法、游戏治疗、艺术治疗等有机结合，能发挥协同效应。例如，先用游戏治疗打开孩子心扉、建立信任，随后借助认知行为疗法，引导孩子识别错误思维，改善焦虑抑郁情绪，多管齐下，提升康复效率。儿童心理康复绝非仅靠心理治疗师单打独斗，家庭、学校、社区都要参与。家庭给予情感滋养与日常关怀，监督康复计划在家执行；学校营造包容氛围，老师留意孩子心理动态，辅助社交融入；社区组织有益活动，扩展孩子社交圈，各方形成合力，稳固康复成效。

（三）儿童患者心理康复的方法

1. 游戏治疗　儿童与成人不同，他们不能完全通过言语沟通来表达自己的心声，倾诉自己的问题。因此必须使用儿童擅长的沟通方式与之交流，游戏就是其中的一种。因为玩是儿童的天性，在游戏的世界里儿童可以更自如地表现自己。只要你能和儿童一同游戏，治疗师就能了解儿童的问题，并且帮助儿童缓解心理问题。

（1）基本理论：游戏治疗（play therapy）是指一种通过理论模式的系统使用而建立起来的人际交往过程。在这个过程中，游戏治疗师使用游戏这种治疗方式来帮助来访者，使他们获得成长和发展。儿童平时玩的游戏与游戏治疗是两个概念。游戏治疗的重点并不是“游戏”本身而是“治疗”，治疗师不是教儿童如何玩游戏，而是以游戏为媒介以达到治疗目标的一种心理服务。游戏治疗法是儿童心理康复领域极为有效的干预手段，借助游戏这一儿童最自然的沟通与表达方式，深入他们的内心世界，激发自愈潜能。

奥康纳提出游戏治疗有四个功能：一是生物性功能。游戏提供了一个让儿童练习控制身体，掌握各种基本技能的机会。通过如精力宣泄、感官刺激、身体协调锻炼等反复的练习和尝试儿童能够在游戏中促进感知觉的发展。二是个体内功能。聚焦游戏对儿童个体自身内在心理状态、能力的影响与塑造。三是人际间功能。儿童通过游戏可以与同龄人或者其他成人沟通和交流，并且从这个过程中掌握人际交往的基本技能，学会理解自己之外的他人的行为和想法，建立关系、发展社交技巧、修复人际关系创伤、促进情感共鸣。四是社会文化功能。揭示了游戏在更宏观层面，如何助力儿童融入他们所处的社会文化环境，实现心理的适应性发展。

（2）游戏治疗的准备

1）物理环境的准备：要挑选安静、舒适且不受干扰的独立空间，如独立的游戏室，既能让孩子放松投入，也保护隐私。室内面积不用太大，但布局需合理，划分出不同游戏区域，例如，放置沙盘的沙游区、摆放积木的建构区、有各类玩偶的角色扮演区，方便孩子自由转换游戏类型。装修风格要契合儿童喜好，采用明亮温暖的色彩，如淡黄色墙面、彩色卡通壁画；软装方面，铺上柔软的地毯，摆放可爱的抱枕，配备舒适桌椅，让孩子有“家”一般的惬意感。还可播放轻柔舒缓的背景音乐，进一步舒缓紧张氛围。

2）玩具的准备：玩具是游戏治疗的重要组成，每一种放在游戏室中的玩具，本身是没有意义的，是玩“玩具”的儿童赋予了其生命和价值。而选择玩具的治疗师，也将自己的情感投射到了玩具上，玩具无形中架起了治疗师与儿童之间沟通的桥梁。Ginott提出所选玩具应该具有以下特点：有助于治疗关系的建立；有助于引发和鼓励宣泄；促进领悟；提供现实检验的机会；是情感升华的媒介。收集各式各样的游戏材料，以满足不同治疗需求。基础类有积木、拼图、彩笔、画纸，用于激发创造力与精细动作；玩偶、娃娃家套装等角色扮演素材不可或缺，便于孩子模拟生活场景；沙盘、沙具则是挖掘深层心理的利器；另外，准备些小型打击乐器，能开展音乐游戏。孩子很容易对一成不变的玩具失去兴趣，所以需定期增添新奇好玩的材料，如当下热门动漫周边玩具、新颖益智桌游，维持他们参与游戏的热情与新鲜感，促使其更主动探索内心世界。

（3）游戏治疗的过程：游戏治疗不是让儿童在游戏治疗室纯粹地玩游戏，而是要达成治疗目的的。因此游戏治疗遵循连续的心理治疗过程，一般包括开始阶段、治疗阶段和结束阶段。

1）开始阶段：①关系建立，治疗师要营造热情、友好且轻松的氛围，初次见面用温和语气、亲切微笑迎接孩子，通过聊孩子感兴趣的话题，像是当下热门动画片、喜欢的零食，迅速拉近心理距离。可以一起做简单破冰游戏，如你抛我接的小毛球游戏，让孩子放松下来，对治疗师产生信任与好感，愿意留在这个陌生又新奇的游戏空间。②设定规则，用简单易懂、童趣化的方式说明游戏室规则，如“玩具玩完要放回原位哦，这样下次找起来更方便”“如果想要换别的玩具，要先和我说一声”。规则不宜繁杂，重点是保障游戏有序开展，同时让孩子感受到被尊重，明白在这个空间既能自由玩耍，又有清晰边界。③了解背景，与孩子闲聊，旁敲侧击询问一些基本信息，像家里几口人、有没有养宠物，顺带观察孩子的表达能力、情绪状态；也会与家长前期沟通，获取孩子成长历程、重大事件，综合判断孩子心理状况，为后续精准干预打基础。

2）治疗阶段：这一段是治疗师与儿童面对面进行治疗的阶段。①自由游戏：给予孩子充足时间与空间，让他们自主选择游戏材料、决定游戏内容与玩法。治疗师默默在旁观察，记录孩子的行为细节，如挑选玩具的偏好、游戏专注时长、与玩具互动方式。若孩子选了娃娃家玩具，把代表爸爸的人偶扔到角落，这背后或许藏着家庭关系困扰，留待后续分析解读。②适时引导：当孩子游戏出现停滞、情绪明显波动，或是行为有特殊指向时，治疗师轻柔介入。不是直接给出建议，而是用提问启发思考，如孩子搭积木屡屡失败很沮丧，问“好像这块积木不太听话，要不要换个方式试试呀”，引导孩子自主探索解决路径，维持游戏流畅度，助力情绪调节。③深度互动：偶尔参与到孩子游戏当中，以配角身份融入。孩子玩“餐厅”角色扮演，治疗师化身顾客点餐，借此自然开启话题，聊聊“餐厅”菜品、服务，不着痕迹地深挖孩子想法、感受，挖掘潜在心理问题。

3）结束阶段：这个阶段需要治疗师有技巧地完成。在治疗师觉得治疗目标已经达成，或是治疗即将结束时，需要提前告诉儿童结束的日期及剩余的治疗次数。①总结回顾：临近结束，和孩子一起回顾这次游戏历程，用轻松口吻问问“今天玩得开心吗，哪个游戏印象最深刻”，强化积极感受；同时简单提及游戏里出现的关键情绪、行为，例如“刚刚搭积木时，后面成功了，你看起来超自豪”，巩固正向情绪体验。②情绪过渡：结束游戏对有些沉浸其中的孩子较难接受，提前几分钟温柔提醒，如“还有三分钟，我们要收拾玩具啦”，给足缓冲时间；结束后若孩子情绪低落，陪孩子聊几句感兴趣的事，平稳过渡，避免突然抽离带来的失落感。③反馈跟进：向家长反馈本次游戏治疗关键信息，包括孩子情绪变化、新发现问题，共同商讨后续家庭配合事项；整理本次观察记录，为下一次治疗优化方案，持续追踪孩子心理康复进度。

（4）游戏治疗的技巧

1）玩偶游戏治疗：玩偶游戏治疗是游戏治疗中极具特色与成效的一种方式，借助玩偶这一充满童趣的载体，帮助儿童打开心扉、宣泄情绪、解决心理问题。

用于玩偶游戏治疗的玩偶：①布偶，需要提供足够数量且不同类型的布偶，包括人物、动物等。这主要搜集儿童主要关注的事情和冲突；②指偶，操作比较简单，可以让儿童自己制作，制作过程本身就是一种心灵联结；③家庭玩偶，儿童会用这类玩偶重演家庭中的互动，让治疗师有机会了解儿童和家庭成员之间的互动状况；④玩偶房，象征性地再现儿童在家庭中的经历，尤其对经历分离性创伤的儿童尤其适合。

2）玩具与物件治疗：玩具与物件治疗是游戏治疗的重要分支，借助丰富多样的玩具、物件，挖掘儿童深层的心理状况，辅助他们宣泄情绪、解决困扰。

用于玩具与物件治疗的材料：①表达类的物件，这类玩具主要是用于初期评估儿童的问题。如心情盒子。准备几个盒子，在每个盒子里放上不同颜色的弹珠。让儿童根据彩珠来表达与色彩相近的事情或人物。②释放类的物件，这类玩具主要是让儿童发泄自己的负性情绪，让儿童知道情绪不是压抑，而是要合理地释放出来。如吹气球，把气球吹大然后把气放掉，体验释放的感觉。③放松类的物件，让儿童体验平静和轻松的感觉，用以抵抗焦虑和紧张，如吹泡泡。

3）规则游戏治疗：规则游戏治疗是借助含有特定规则的游戏来帮助儿童改善心理状态的方法。规则游戏治疗的主要作用是提高孩子控制能力，增强竞争意识，学会分享与等待，以及在玩规则游戏的过程中学会如何与人合作和遵守规则。规则游戏治疗可以一人、两人或多人玩。这一类游戏治疗技术比较适用于控制力差、具有攻击性的儿童。

用于规则游戏治疗的材料：①棋牌类，游戏中要求儿童完全按照规则进行，而且游戏结果有胜负之分，让孩子形成竞争意识。需要注意不要用电脑来玩此类的棋盘游戏，要儿童用真实的棋子、牌与治疗师或家长玩面对面的游戏。②活动类，利用生活中的用品或玩具与多人玩规则性游戏。如拍洋画、跳格子、丢手帕等。儿童在游戏中不仅可以提高规则感，同时对社交技巧的学习有很大帮助。

2. 艺术治疗 艺术治疗是一种心理治疗的专业方法，它融合了艺术创作与心理学理论，借助艺术表达的形式，来帮助人们改善心理健康状况。儿童是天生的艺术家，艺术这种自然而然、符合天性的表达方式更加适合儿童。

（1）基本理论：美国艺术治疗协会提出，艺术治疗是“在专业关系中，面对疾病、创伤和生活挑战而寻求自我成长的人对艺术所进行的治疗性运用。通过艺术品的创造及对艺术品和整个创作过程的反思，人们可以提高对自我的觉察力，克服症状、压力与创伤体验；提高认知能力；享受制造艺术品对生活带来的快乐体验”。

艺术治疗对儿童心理治疗的价值体现在：一是突破语言局限；二是激发自我认知；三是助力情绪调节；四是培养社交能力。当艺术治疗团体中的团员在陈述、表演、弹奏其作品，和团体分享时，能促进团队成员之间的交流与互动，增强归属感。

（2）艺术治疗的准备

1）物理环境的准备：挑选安静、舒适、光线柔和且通风良好的独立空间，避免外界噪声干扰，如医院闲置的小会议室、心理咨询室的独立隔间都较为合适。充足的自然光或温暖的暖色调灯光，能营造放松氛围，新鲜空气流通则让人心旷神怡。室内装饰应力求温馨、宁静，可摆放绿植增添生机，悬挂柔和色调的艺术画作，在角落放置柔软抱枕与毛毯，让来访者踏入就生出安全感与惬意感，从视觉、触觉等多感官维度卸下心理防备。音乐治疗室空间面积要大一些，要能摆放各式各样的音乐器材和音响，放置一些可以移动的桌椅和垫子。舞动治疗室除了需要大面积空间外，还需要在墙面上安装大镜子和舞蹈扶手，以及摆放舞蹈用品的架子。

2）选择创作材料：各式材料是开始艺术治疗必要条件。一般情况下要有充足的材料才能使儿童自由地选择。①绘画材料包括：准备各式画笔，从水彩笔的鲜亮色彩、油画棒的浓郁质感，到毛笔的细腻笔触都不可或缺；不同质地、尺寸的画纸，如光滑卡纸、纹理水彩纸；颜料，水彩颜料清透灵动、丙烯颜料色彩持久，方便来访者随心创作。②音乐材料包括：可以演奏音乐和歌曲的旋律乐器（如钢琴、小提琴、口琴等）、操作简单的打击乐器（如手鼓、木鱼、木琴等）、模仿大自然声音的音效类乐器（如海洋鼓等）及由治疗师自制或与儿童合制的乐器（如用矿泉水瓶做的沙锤、用锅碗瓢盆做打击乐等），便携式音箱连接手机音乐库，涵盖舒缓古典、动感流行各类风格曲目。③舞动材料包括：适合各种舞蹈或律动需要的音乐素材、律动或舞蹈的彩带、铃鼓等、用于运动的各式垫子等。

（3）艺术治疗的过程：Kahn提出艺术治疗包括初始阶段、探索阶段和行动阶段，这三个阶段即可能在一次治疗中全部经历，也可能需要多次治疗，需因人而异。

1）初始阶段：这个阶段的主要任务有两个：一是要与儿童建立关系与说明规则，治疗师与来访者初次碰面，关键任务是营造安全、信任的氛围。治疗师要热情友善，用温和且通俗易懂的语言介绍艺术治疗是什么，会用到哪些材料、遵循什么流程，打消来访者顾虑。例如，向对艺术治疗全然陌生的儿童耐心解释，绘画创作没有美术技巧门槛，重点是呈现内心想法，就像写心情日记一样。二是要引导儿童开始艺术活动，启发和调动儿童积极性和创造性。用一些开放式的语言来鼓励儿童通过艺术形式表达自己，让儿童在自由、轻松的状态下与治疗师通过艺术创作分享体验和收获。

2）探索阶段：当儿童经过初始阶段后，他就会逐步与治疗师建立一种信任、安全的关系，在治疗师的带领下，儿童开始做情感上深层次的探索，将问题的呈现与解决思考夹杂在艺术表达中。治疗师在此阶段要有耐心，要给儿童足够的时间以表达他们自己的看法。常用技术就是询问和分享。比如："你画的这个人在想什么？做什么？她有什么感受？"儿童在此阶段则经历了"冒险""交流""面对"几个过程。他们勇敢地揭露自己压抑的东西，与治疗师分享讨论，并在治疗师的包容、理解和尊重下逐步脱掉防御系统，面对自己的冲突。

3）行动阶段：这是儿童发生改变的阶段。治疗师在该阶段除了继续共情以外，还要帮助儿童树立改变的目标并建立达到目标的行为模式。治疗师结合心理学理论知识，剖析作品隐藏的心理密码。一幅线条杂乱、画面拥挤的画，可能暗示内心的慌乱与焦虑；反复画破碎图形，或指向过往未愈合的心理创伤。发现心理症结后，治疗师协同来访者制订改变计划，要是洞察到社交恐惧源于自卑，便设计逐步增加社交接触的小任务，配合定期艺术创作复盘情绪，用艺术与行动双驱动，助力来访者心理状态升级。

（4）艺术治疗的技巧

1）绘画治疗：绘画治疗是艺术治疗的重要分支，借助绘画创作过程及作品分析，挖掘个体深层心理，辅助心理调适与疗愈，绘画者在绘画的创作过程中，通过绘画工具，将潜意识内压抑的感情和冲动呈现出来，并且在绘画的过程中获得疏解与满足，从而达到诊断与治疗的良好效果。绘画治疗具有评估和诊断的价值。儿童通过绘画的方式告诉治疗师一个关于自己的故事，这个故事通过线条、图形、色彩、主题等方式呈现给治疗师，这些独特的、个人的内心经验表达能够为治疗和评估提供有用的线索。

2）音乐治疗：音乐治疗是一个系统的干预过程，在这个过程中，治疗师运用听、唱、器乐表演、音乐创作等一切与音乐有关的形式和体验，以及在治疗过程中发展起来的治疗关系来帮助治疗对象达到健康的目的，音乐治疗是心理治疗领域中独具特色的专业方法，巧妙融合音乐与心理学知识，为人们的心理健康保驾护航。音乐治疗就是通过音乐的人际/社会作用、生理/物理作用、心情/情绪作用及审美的作用来达到治疗的目的。少了任何一个因素，都不能称为音乐治疗。音乐治疗的方法大致可以分为三类：接受式、再创造式和即兴演奏式。接受式音乐治疗的方法是通过聆听音乐的过程来达到治疗的目的。再创造式音乐治疗的方法要求求助者不仅仅是被动的聆听者，而是要成为主动的参与者。求助者通过对歌曲演唱、乐曲改编等方式，得到行为的改善。即兴演奏性音乐治疗。选择简单的打击乐器，包括能演奏旋律的音乐乐器，治疗师引导求助者随心所欲地演奏，以对一些心理疾病进行治疗的一种方法。包括个体即兴和团体即兴。这种方法的运用是很普遍的。在每次演奏之后，治疗师都要与求助者进行讨论，让求助者说出自己演奏的感受（在团体中同时说出对他人演奏的感受），帮助求助者澄清所表现出的情感，以及改善求助者的不良行为。

3）舞动治疗：是一种利用身体动作来促进个体心理、情感及社交层面健康发展的创造性艺术治疗方式，是以舞蹈–运动为主要交流媒介和表达手段。舞蹈–运动治疗的基本理念是身体反映心理状态，身体动作是内心状态的外在映射。如一个人心情低落沮丧时，往往会不自觉低头、缩肩，步伐拖沓；而兴奋愉悦时，身姿挺拔，脚步轻快。舞动治疗就基于这种关联，反向通过身体动作调节心理。舞动治疗与舞蹈艺术、体育运动是不一样的。一般所谓的舞蹈，不论何种形式，都有一般的规则或形态，必须先经过技巧学习的过程，然后才能通过身体去表达情感、表现艺术美；而体育运动也要先掌握运动的技巧，力求在身体力量、速度或耐力上有所提高。舞动治疗则希望参与者让身体回到自然的原貌，用最自然、原发性的动作来表现，不用在意任何所谓动作的技巧。

舞动治疗活动实施主要包括四个阶段，一是暖身阶段，治疗开始，先引导来访者做简单的身体拉伸、关节活动，唤醒身体功能，提升身体灵活性与感知力，就像运动员赛前热身，为后续深度舞动铺垫，达到心理感觉舒适安全的目的。可以包括，欢迎仪式（团员之间眼光接触、牵手或摇手、唱名字歌等）、交换椅子、配对、膝跳、自选放松动作等。二是融入阶段，沉浸在运动-舞蹈或者音乐的结构中，身心流动，融入团体活动的节奏和气氛。儿童选择音乐、主题、道具等表演用具，设计舞蹈或者动作，所有的行为都不会被以好坏来评价，而是被接纳。三是发现阶段，重点在于帮助参与者洞察自身隐藏的情绪、心理模式及人际互动特点，为后续的疗愈与成长奠定基础。四是评价阶段，是对整个治疗过程及效果的综合考量，对于明晰治疗成效、规划后续干预方向意义重大。在这个阶段治疗师要鼓励儿童勇敢地面对自己的情感，用身体能量的流动来舒缓自己的压力及改变应对的方式。

3. 行为治疗 行为主义心理学家秉持实验等客观研究方法，将干预焦点锁定在具体的靶行为上，由此构建起了行为主义的治疗体系。

（1）基本理论：行为治疗是心理治疗的重要流派之一，基于行为主义理论，聚焦通过改变个体的外显行为与不良习惯，处理心理问题、提升心理健康水平。其理论依据来自行为是通过学习获得的，适应性行为和不良适应行为都是学习后的结果。因此可以通过矫正技术，让儿童消退和改正不良行为，习得适应性行为。无论是正常还是异常行为，之所以存在，很大程度上是被它们所带来的结果所维持的。

（2）行为治疗的技术

1）放松训练：放松训练是一种通过有意识地调节身体和心理状态，帮助个体缓解紧张、焦虑，进入身心放松模式的心理调适方法，在心理治疗、日常减压中应用广泛。如渐进性肌肉松弛法、深呼吸训练、冥想放松、自主训练、意象放松。

2）系统脱敏法：是根据沃尔普提出的交互抑制原理提出的，是一种经典的行为治疗技术，主要用于帮助个体克服焦虑、恐惧等情绪障碍，核心原理是交互抑制，也就是让放松状态与引发焦虑的刺激逐步匹配，进而削弱焦虑反应。这种方法主要是用松弛对抗紧张，治疗师诱导患儿循序渐进地接触导致恐惧的情境，并通过呼吸等放松状态来对抗这种情绪，从而消除敏感状态。系统脱敏法包括三个程序：放松训练、建立焦虑（或恐怖）等级表、系统脱敏。

3）厌恶疗法：将厌恶刺激与不良强化物多次重复配对，以减少不良行为。是用引起痛苦反应的非条件刺激与形成不良行为的条件刺激结合，使患儿在发生反应的同时感到痛苦，从而对不良行为感到厌恶而减少并最终放弃行为。

4）行为塑造法，这一疗法是以“操作条件作用”原理为依据的。行为塑造法是行为治疗领域一项实用的技术，它聚焦复杂行为的逐步养成，特别适合那些难以一次性学会的技能或习惯，核心在于将目标行为拆解为多个循序渐进的小步骤，并对每个小步骤给予恰当强化。一个行为发生后，由紧随其出现的直接结果来决定加强或减弱该行为再发生的可能性。如果结果得到的是奖励等正性强化，该行为就可能在将来再次出现；若结果得到的是惩罚等负性强化，则会减弱该行为再次出现的可能。常用的有代币法、差别强化法等。

5）满灌法：又称冲击疗法，它与系统脱敏法的循序渐进不同，秉持“长痛不如短痛”的理念，让患者直接、长时间且高强度地暴露在引发恐惧的刺激情境下，直到恐惧反应自然消退。

▶**知识拓展**

虚拟现实与儿童心理康复

在儿童心理康复领域，虚拟现实（VR）技术正逐渐崭露头角，为传统康复模式注入了全新活力，开辟出更具潜力与成效的干预路径。与常规心理康复手段相较，VR以极具沉浸感的虚拟场景迅速抓住儿童注意力。对于注意力缺陷多动障碍的孩子，静态的咨询室说教很难让他们专注，而VR营造的奇幻冒险世界，像是穿梭在星际航道躲避陨石、潜入神秘海底探索宝藏，充满趣味性与新奇感。孤独症谱系障碍儿童往往对新环境、陌生人抵触，VR构建的熟悉且可控的虚拟空间，例如，模拟家中卧室场景，孩子身处其中，心理防线更易放下，主动投入康复训练。这种沉浸式体验把枯燥训练变成刺激好玩的游戏，极大地提升儿童配合度。

第二节　老年人心理康复

案例导入

微课：老年人心理康复

【案例】

患者，男，62岁，退休前是一位备受尊敬的中学教师，讲台就是他的舞台。退休后，生活节奏陡然变慢，加上子女都在外地工作，让他一下子失去了方向感。他觉得自己不再被需要，价值感归零，陷入了长时间的抑郁情绪中，整日唉声叹气，对以往的爱好也提不起兴致。

【问题】

1．患者存在的主要心理问题是什么？

2．如何对患者及家属进行心理康复治疗？

随着年龄的增长，老年人的身体功能逐渐退化，这也导致老年群体的整体身体健康状况逐渐下降，出现腿脚不便、视力减退、听力下降、失眠等严重影响生活质量的情况，同时机体免疫功能也会出现一定程度的降低，从而使老年人更容易患各种疾病。受到身体状况变化的影响，老年人在心理上也会变得较为敏感，出现各种不良心理问题，并进一步对自身的健康状况及生活质量造成负面影响。因此，为了使老年人可以度过快乐的晚年生活，在注重加强老年人的疾病治疗及身体护理的同时，还需要关注老年人的心理健康问题。而通过加强对老年人的心理护理，有助于缓解老年人的不良情绪，促进老年人的身心健康。

一、老年人的生理心理变化

（一）智力变化

智力是一种综合能力，由众多因素相互交织构成。研究表明，作为人脑主要功能的智力，衰退并非像有些人想象的那样迅速，人的智力发展在不同时期，液态智力与晶态智力发展趋势不同，呈现智力水平不同。老年时期，液态智力逐渐衰退；晶态智力并不随增龄而减退，有的甚至还有所提高，但在老年晚期出现减退且减退速度较缓慢。简言之，老年智力整体下降，表现为反应速度的减慢、解决问题的能力下降、易健忘。

（二）睡眠障碍

老年人睡眠障碍是一个较为常见的健康问题，它受生理、心理及生活环境等多方面因素影响，给老年人的生活质量带来显著困扰，表现为入睡困难、睡眠浅且易醒、早醒等。同时，睡眠障碍还常与心脑血管系统、呼吸系统、神经系统等其他躯体疾病相互交织、相互影响，共同存在，从而增加了老年人的死亡率。

（三）性生活的改变

随着年龄的增长，生理功能的退化，机体功能逐渐衰落，可老年人的性欲并没消失，而是存在个人差别，有些老年人更需要性生活，性活动需求剧增。虽然老年人性生活有所改变，但健康适度的性活动对他们维持情感亲密度、提升生活幸福感、促进身心健康依旧有着重要意义，应当破除偏见，给予正确引导与支持。

（四）感知能力的变化

随着人类在衰老过程中，在视觉、听觉、触觉、嗅觉、味觉及本体感觉等感官系统上，出现的一系列渐进性、生理性衰退现象。随着年龄增长，身体功能自然老化，神经系统、感觉器官的细胞、组织与功能逐步发生改变，致使老年人察觉与分辨外界刺激的敏锐度、精准度降低，反应速度放缓，从而不同程度地影响其日常生活、社交互动、行动安全，以及对环境的认知与适应能力，在个体心理层面，也可能引发诸如孤独感、焦虑感提升等连锁反应。

（五）情绪改变

老年人随着年龄增长，在生理功能衰退、社会角色转变、生活环境变迁等多重因素综合作用下，情绪体验、情绪表达及情绪调节能力发生一系列波动与改变。老年人还具有“怀旧的情绪”特点，热衷回忆往事、追寻旧地重游、偏好传统文娱等。

（六）行为变化

个体步入老年期后，因生理功能衰退、心理状态改变、社会环境变迁等诸多因素交互影响，在日常活动、社交互动、生活习惯、决策模式等方面所呈现一系列有别于中年时期的动态改变。随着年龄增长，身体各器官与系统功能逐步下降。肌肉力量减弱、关节灵活性降低，致使老年人行走变得缓慢、步伐变小，上下楼梯越发吃力，日常起居中的弯腰、抬手等动作也不再敏捷，原本轻松能完成的家务劳动，如今做一会儿便要停歇休息。视力与听力变差，会让他们在看电视时调高音量、凑近屏幕，外出时更易忽略交通信号灯提示或旁人呼喊。老年人心理常发生转变，认知能力下降时，学习新事物的速度减慢，对智能手机、智能家电这类新鲜电子产品，往往产生畏难情绪，不愿尝试操作。情感上，因退休离岗、亲友离世，孤独失落之感滋生，从而更倾向于长时间待在家中，减少社交活动，或是频繁翻找旧照片、回忆往昔，以获取心理慰藉。社会角色的重大转变，如退休使他们告别忙碌职场，生活节奏瞬间慢下来，原本规律的朝九晚五作息被打乱，睡眠模式变得零散。社交圈子随着老友离世、搬迁而缩小，参与群体活动的机会锐减，从热衷社交聚会变成偶尔才和少数老友联系，更多时候只能依赖电话、视频通话来维系情感交流。居住环境变化，如搬入养老院，还需适应新的生活规则与人际氛围，行为上会表现出初期的拘谨与不适应。

（七）人格改变

人格指个体在先天生物遗传素质的基础上，通过与后天社会环境的相互作用而形成的、相对稳定的和独特的心理行为模式。进入老年期后，各种组织器官和机体的退化或降低，导致老年人心理发生一系列变化，人格的变化大体趋势表现为不安全感、孤独感、适应性差、过于刻板保守、喜欢回忆往事等特点。

（八）生死观的变化

随着年龄增长，老年人的生死观会逐渐发生变化，呈现出如下不同表现，会有对死亡的接纳度提升、回顾过往成就、看淡名利追求、眷恋家人陪伴、老友纽带加固、宗教信仰倾向、投身公益志愿等表现。

二、老年人的心理特征

（一）精神抑郁心理

大脑衰老引发神经递质失衡，5-羟色胺、多巴胺等递质分泌减少，大脑奖赏机制难以正常运作，致使情绪低迷。慢性病困扰也是主因，如高血压、糖尿病、心脏病，老年患者长期忍受病痛折磨，限制日常活动，进而催生无助、抑郁情绪。而所指的精神抑郁主要是老年患者的一种心态，其主要特征表现如下。

（1）悲伤、冷漠的心态。

（2）消极的自我概念、自我责备、自我谴责等。

（3）回避他人的看望、寄托、期望等。

（4）对疾病恢复、康复失去信心，绝望所带来的消极情绪。

（5）饮食、睡眠、性欲等丧失。

（6）对有兴趣的事或活动行为上减少，虽有激动形式，但总认为不行了、力不从心，因此经常呈现出嗜睡症、睡行症。

（二）焦虑急躁心理

老年人身体功能衰退，大脑神经递质失衡，如去甲肾上腺素分泌异常，会干扰神经系统的稳定调节，让情绪更易波动。身体慢性病频发，如关节炎疼痛难忍、高血压随时担心病情恶化，身体的不适不断刺激神经，催生焦虑情绪。

（三）好强恐惧心理

老年人的好强恐惧心理是指在衰老进程中，因生理功能衰退、社会角色转变、生活环境变迁等因素综合作用，引发的一系列特殊心理状态。其中，“好强”体现为即便面对体能、认知能力下滑等困境，老年人依然执着于维持过往的能力标准、社会地位与自我尊严，力求在各项事务上展现出不逊色于从前，甚至优于他人的表现；“恐惧”则聚焦他们内心对衰老负面后果的深度担忧，害怕失去自理能力、社交主导权、他人尊重，进而陷入被边缘化、被照顾的被动处境。

生理上，身体功能的逐渐弱化，如体力不支、感官迟钝，与老人记忆里强壮敏锐的自己形成鲜明反差，促使他们不甘示弱，试图用行动证明“宝刀未老”。从社会层面看，退休离岗后，原本的职场成就、社交威望不再有施展平台，过往的风光不再，他们为重拾那份被簇拥的感觉，会在老年群体社交、家庭事务里争强好胜。

恐惧心理生根于衰老带来的不确定性，健康隐患随时可能演变为重病，让生活失控；熟悉社交圈的萎缩、新社交融入困难，让他们忧虑孤独终老；对子女依赖程度上升，又生怕被嫌弃，种种未知和可能的落差，催生了隐匿在心底的恐惧，驱动着好强行为，形成一个相互交织的心理循环。

（四）猜疑孤独心理

老年人的猜疑心理表现为毫无根据地对周围人、事、物持有怀疑态度。由于身体各项功能走下坡路，如视力、听力变差，信息接收不再完整、精准，老人可能会对他人的言语、举动过度解读。有时家人正常音量交流，听力衰退的老人听不清内容，就容易臆想成家人在悄悄议论自己；记忆力减退，找不到常用物品时，就怀疑被他人拿走，而非意识到是自身遗忘所致。同时，社交圈子收窄、社会参与度降低，让他们获取外界真实信息的渠道变少，更依赖主观推测，越发笃定自己无端的怀疑。

孤独心理指老年人主观感受到的与外界隔绝、缺乏情感交流的心理体验。退休是触发孤独感的重要节点，告别忙碌且规律的职场生涯，生活节奏被打乱，每日空闲时间大幅增加，却没有足够丰富的活动填补。子女长大成人后多忙于工作、组建家庭，与老人相处时间锐减，原本热闹的家庭氛围逐渐冷清。老友离世、搬迁等变故，使得社交网络出现漏洞，难以像从前一样随时倾诉、分享日常，情感支持系统越发薄弱，老人内心世界逐渐被孤独侵蚀。

（五）脆弱激动心理

老年人在生理功能衰退、社会角色转变、生活情境变迁等多种因素交织影响下，所呈现出的情绪稳定性降低、心理耐受度减弱，进而容易产生强烈情绪波动与敏感反应的心理状态。

（六）伤感自怜心理

老年患者衰老进程里，因生理功能衰退、社会角色转变、生活挫折积累等多重因素综合作用，致使老年人频繁陷入悲伤情绪，过度聚焦自身困境，且习惯性自我怜惜的一种心理状态。这种心理状态不仅贻误疾病的诊治，长期下去还会加速病情的恶化，甚至使自身人格发生改变。

（七）固执否认心理

固执与否认这两种心理在患者身上常相伴而生。老年人在认知与行为层面呈现出的过度坚持己见、拒绝接受新信息与新观念，以及对客观事实或现状采取否定态度的心理现象。这种心态的患者常会延误疾病的治疗时机，是患者心理中较难对待的一种。

（八）侥幸暗示心理

侥幸和暗示心理的现象人人皆有之，普遍存在，老年患者多有发生。主要是根据老年人的生理、心理、社会等诸多因素相互交叉、复杂地融为一体而形成身体出现小毛病，例如，偶尔的咳嗽、胸口隐痛，明明症状持续了一段时间，却自我暗示“就是上火了，多喝点水就没事”，不愿去医院检查，笃定病症会自行消退。即便身边人反复劝说，依旧心存侥幸，觉得只要不面对诊断结果，疾病就不存在，生怕查出大病要经历漫长又痛苦的治疗过程。

（九）敏感自尊心理

伴随年龄增长，老年人在生理功能衰退、社会角色转变、生活环境变迁等多重情境下，对自身价值、地位、形象及他人评价所产生的一种高度警觉、极易触动且脆弱的自我尊重感。身体功能弱化，诸如听力变差、行动迟缓，让他们在日常生活里不自觉产生劣势感，所以越发在意旁人是否投来异样目光，对涉及身体状况的言语十分敏感。例如，老人上下楼梯慢，旁人一句无心的“怎么这么磨蹭”，都能刺痛他们，觉得尊严受损，被人小瞧。社会角色的更迭是关键诱因，退休切断工作纽带，曾经的职场成就、社会地位归零，社交圈从同事为主转向邻里亲友，自我价值感急需新支撑。此时，家人、朋友的细微态度变化，像晚辈对自己的意见不再重视，或是老友聚会被冷落，都会被解读为尊严扫地，引发强烈情绪波动。

（十）自卑恐慌心理

随着年龄增长，老年人视力下降、听力减退、肢体灵活性变差，连日常起居都可能遭遇困难，像系扣子、走路爬坡这类简单事都变得棘手，生活自主性降低，由此滋生自己“没用了”的想法，进而陷入自卑。高血压、糖尿病、关节炎等慢性病在老年群体中高发，病痛长期折磨，不仅限制行动，频繁就医、服药还加重心理负担，看着身体每况愈下，恐慌感也会悄然袭来。

（十一）抱怨排斥心理

老年人常受各类慢性病侵扰，像关节炎带来的关节疼痛，让日常活动如上下楼梯都钻心地痛；心脏病时不时发作，更是悬在心头的一把剑。身体持续不适，情绪自然低落烦躁，只能通过抱怨来宣泄痛苦，对康复训练、新的治疗方案也容易产生排斥，觉得折腾没效果。这种心理状态直接影响到疾病的治疗，对老年患者的身心健康不利。

（十二）被动依赖心理

随着年龄增长，老年人的肌肉力量减弱，骨骼钙质流失，简单如起身、行走这类动作，都可能力不从心。拿起床边的水杯，稍不留神就手抖得厉害，于是事事指望家人帮忙，逐渐养成被动等待照料的习惯。视力、听力变差后，看说明书、听广播学新事物极为困难，只能依赖子女解读信息、处理事务。

（十三）适应能力低下

由于全身各系统发生退行性变化，视力、听力、注意力、记忆力、反应力、肌力等下降，使老年人生活活动及社会活动受限，记忆力、注意力、思维敏捷性随年龄增长而下滑。学习使用智能手机新功能，刚记住操作步骤，转眼就忘，反复尝试无果后，干脆放弃接触新科技产品；复杂的新环境信息涌入，大脑处理速度跟不上，导致心理焦虑，难以适应新环境节奏。

三、老年人的心理影响因素

（一）生理因素

1. 生理功能衰退 老年人生理功能衰退指的是随着年龄增长，人体各器官系统在结构与功能上逐渐出现的一系列不可避免的、渐进性的退化现象。

2. 老年疾病损害 老年人由于罹患各类慢性、退行性及年龄相关性疾病，致使身体的一个或多个器官、系统的结构与功能出现病理性改变，进而造成身体功能衰退、生活自理能力降低、心理状态受影响，以及社会参与度受限等一系列负面后果的现象。

3. 饮食营养缺乏 由于各类因素，致使日常饮食无法足量、均衡地提供身体维持正常生理功能、预防慢性病及保障良好生活质量所必需的营养素，进而引发身体出现一系列与之相关的不良健康状况。

以上生理因素会导致老年人形成“生理不适－心理失衡”的恶性循环。

（二）家庭因素

1. 自我效能因素 自我效能是指个体对自己是否有能力完成某一行为所进行的推测与判断。随着年龄增长，老年人身体功能逐渐下滑，如视物模糊、听力下降、肢体灵活性变差、肌肉力量减弱等，会让他们在完成日常活动，诸如上下楼梯、做饭、穿衣时遭遇困难。多次尝试却无法顺利达成目标，就容易降低自我效能感，觉得自己“什么都做不好了”。例如，一位患有严重关节炎的老人，手部抓握无力，连打开罐头这类小事都难以做到，久而久之，对处理生活琐事的信心就大打折扣。

2. 亲人去世

（1）早年逝子：孩子离世瞬间，老人内心世界仿若天塌地陷，会陷入极度的悲伤、绝望情绪中，常以泪洗面、茶饭不思。这种悲痛并非短暂存在，在之后的数年，特定日期、场景，比如孩子生日、忌日，或是曾经一同去过的地方，都可能瞬间勾起沉痛回忆，让哀伤再度汹涌袭来。长期沉浸在负面情绪中，老年人患抑郁症、焦虑症的风险大幅攀升。他们对未来生活失去希望，觉得人生不再有盼头，日常活动兴趣缺失，失眠、食欲缺乏等症状接踵而至；同时，对自身健康过度担忧，身体稍有不适就惊慌失措，害怕再有变故。没有有效的精神支撑，长期下去，身体疾病将会恶化。

（2）晚年丧偶：晚年丧偶对老年人来说，犹如一场剧烈的生活风暴，会在生理、心理、社交及生活日常等多个维度带来深刻且复杂的影响。丧偶后，健在的一方由于心理上难以承受巨大的打击，健康状况会出现暂时或持续的恶化，特别是老年丧偶的男性，其死亡率显著高于配偶健在的老年男性。

3. 家庭矛盾 在老年家庭成员所处的家庭环境中，由于代际差异、经济问题、生活习惯分歧、赡养与照料安排、情感沟通不畅等多方面因素，致使家庭成员之间（包括老年夫妻之间、老年人与子女或晚辈亲属之间）出现紧张关系、意见不合、频繁争吵，甚至长期冷战对峙等一系列不和谐的状况，对家庭氛围、老年人身心健康及家庭关系的稳定造成消极影响。主要表现在以下方面。

（1）与子女之间的矛盾：老年人与子女之间的矛盾，是因年龄差距衍生出的观念、需求、生活方式差异，在日常相处中碰撞出的不和谐状况，这类矛盾在家庭场景里屡见不鲜，给亲情关系增添不少波折。老年人历经生活的苦日子，养成节俭习惯，买东西看重实用性与性价比。看到子女频繁购买高价潮牌运动鞋、新款电子产品，觉得是铺张浪费，忍不住唠叨“钱要花在刀刃上”；子女却觉得在追求品质生活、紧跟潮流，消费能带来快乐与社交满足，对老人的念叨不胜其烦。

（2）与配偶间的矛盾：老伴老伴，老来做伴。步入老年阶段的夫妻，因生理变化、生活习惯差异、情感交流不畅、家庭事务分歧等一系列因素，致使两人关系出现紧张、摩擦、争吵，甚至陷入长期冷战的不和谐状态，给晚年生活质量与情感体验带来负面影响。步入老年，夫妻双方身体功能下降速度不一。若一方患有慢性病，像高血压、关节炎，需要频繁就医、特殊护理，另一方就承担起照料重任，时间一长，照料者体力不支、精神疲惫，偶尔会抱怨连连；生病的一方因身体不适，情绪烦躁，也易对配偶的照顾方式挑剌，引发矛盾。

4. 家庭结构的变故 随着我国城市化进程的大力推进，已处于传统向现代变迁的转型时期。中国传统的大家庭已经衰落，代际分居已是新的趋势，家庭结构的简单化、家庭规模的小型化和家庭模式的多样化成为现代家庭的主要特征。老人在生活上、经济上、精神上面临着巨大的压力，极易出现孤独、焦虑、抑郁等心理问题，危害着老年人的身心健康，影响老年人的生活质量。

5. 老年再婚 许多老年人丧偶或离婚后，漫长的独居生活让孤独感如影随形。子女忙于工作与家庭，难以给予全天候陪伴，新的伴侣则能填补情感空缺，分享日常喜怒哀乐，在朝夕相伴中寻回生活的温情与浪漫。有的子女受传统观念束缚，觉得父母再婚是对原配的“不忠”，或者担心财产外流，对父母再婚心存抵触。即便表面不反对，后续相处中也可能态度冷淡，不愿接纳新的长辈，给老人夹在中间带来困扰。双方婚前财产的厘清、婚后共同财产的规划，都是棘手难题。各自有房产、存款、贵重物品，重组家庭时，若没提前协商好分配方式，日后一旦涉及养老、医疗大额支出，或是一方离世遗产分割，极易引发激烈矛盾。

（三）社会因素

退休，社会角色转换，丧偶、亲人、朋友的相继去世，经济与社会保障，信息化的加速发展等都会影响老年人心理反应甚至恶化病情。

（四）医源性因素

医务工作者的态度、治疗操作的熟练程度、诊疗程序复杂、时间长、检查多、费用高、康复工具设计笨重，药物副作用的大小对老年人心理和生理都可能会造成影响。

（五）文化因素

老年群体所处的特定社会文化环境中，包含价值观、信仰、习俗、语言、家庭观念、传统观念等在内的一系列文化要素，它们以潜移默化的方式，塑造着老年人的认知模式、情绪表达、行为习惯，进而对老年患者面对疾病、治疗及康复过程中的心理状态产生正面或负面的干预效果。

（六）生活因素

良好的生活习惯、有意义的身心活动有益于老年人的心理健康。反之，则会损害老年人的心理健康。

四、老年人的心理康复方法

老年患者的心理康复是帮助老年患者在患病后，克服因身体疾病、生活改变等带来的心理障碍，重塑积极心态与健康心理状态的过程，对提升其生活质量、促进身体康复意义重大。

（一）建立良好的治疗关系

在老年患者的心理康复进程里，构建良好的治疗关系极为关键，它宛如一座稳固的桥梁，横跨在医护人员与老年患者之间，承载着信任、理解与配合，为康复工作的顺利推进奠定根基。

（二）情绪宣泄法

针对老年患者群体，借助一系列恰当且适配的途径与活动，引导他们将生病期间郁积于内心的恐惧、焦虑、悲伤、愤怒等负面情绪释放出来的心理干预方法。其核心在于为老年患者创造安全、适宜的表达场景，让无形且沉重的不良情绪转化成可感知、可抒发的具体行为，规避情绪的持续内耗。一方面，借助倾诉、书写、艺术创作等语言或非语言形式，打破老年患者内心的情绪禁锢，使其积压的情感得以流动；另一方面，在宣泄过程中，帮助患者梳理杂乱的思绪，重寻心理平衡，为后续更积极地接纳治疗、投入康复进程构筑稳固的心理根基。

（三）支持性心理治疗

支持性心理治疗是一种基础性的心理治疗方法，利用建议、劝告和鼓励等方式来对患者进行治疗。

1. 家庭支持疗法 家庭是一个有机整体，每位家庭成员的态度、行为都相互关联、彼此影响。对于老年人来说，家庭氛围、成员关系质量，对其心理状态有着极为关键的影响。当老人遭遇生理功能衰退、慢性病困扰、社交圈子缩小等晚年常见困境时，来自家庭系统的回应与支持，能够成为对抗心理危机的有力防线。

2. 社会支持疗法 一种心理社会干预手段，旨在通过挖掘、强化老年人身边的各类社会联系与资源，助力他们维持良好心理状态、提升生活质量，应对衰老带来的诸多挑战。如：政府部门、社区机构、专业医疗机构、养老服务组织等正规社会体系的援助。例如，社区卫生服务中心为老年人定期免费体检、上门随访慢性病情况；亲属、朋友、邻里这些私人社交网络给予的关怀。

（四）转移注意力

老年人身体患病、受伤或术后处于康复阶段时，运用有意识的心理引导与环境调节手段，促使老年人将关注点从自身的病痛、伤残状态及康复过程的不适、压力，转移至其他更具吸引力、趣味性、积极性的事物之上，借此缓解心理负担，优化康复体验，间接助力生理恢复的干预策略。

（五）行为训练

针对性改善老年人因生理功能衰退、疾病困扰、心理变化等因素引发的各类功能障碍与不良行为习惯，提升他们的生活质量、自理能力及社会适应水平。部分老年人存在不良生活习惯，久坐不动、饮食不均衡、用药不规律。训练过程中会融入健康知识科普与监督机制，引导老人逐步建立规律作息、合理膳食、按时服药的健康生活模式，为长期健康保驾护航。

（六）家庭治疗

治疗师与老年个体及其家庭成员共同工作，将家庭视为一个互动的系统单元，通过改善家庭成员之间的沟通模式、情感互动方式与关系结构，处理老年人面临的心理、行为及生活适应等问题，提升老年人整体生活质量的心理治疗方法。

▶知识拓展

空巢老人的照护

空巢老人是指没有子女或子女成年后相继离开家庭，只剩下老年人独自生活的群体。空巢老人的照护需要家庭、社区、社会等多方面共同努力。

1. 家庭照护　从定期沟通与陪伴、生活照料协助、关注老人心理健康等方面，给予他们物质和情感上的支持和安慰，帮助老人缓解孤独、焦虑等不良情绪。

2. 社区照护　建立信息档案、组织志愿服务、提供医疗保健服务等方式为老人提供相应的服务。

3. 社会照护　完善养老服务设施、专业心理支持、政策保障与支持等方式提高空巢老人的生活质量。

—• 考试知识点总结 •—

—• 本章小结 •—

—• 协和云课堂……　拓展练习及参考答案 •—

（张艺珊）

参考文献

［1］蒋继国. 医学心理学［M］. 6版. 北京：人民卫生出版社，2024.

［2］李佳佳. 截肢患者术后心理分析及康复护理［J］. 内蒙古医学杂志，2012，44（17）：133-134.

［3］李涛. 儿童精神病学［M］. 北京：人民卫生出版社，2023.

［4］陆建霞，苏红，刘洁. 康复心理学［M］. 武汉：华中科技大学出版社，2021.

［5］马现仓，王学义，李卫晖. 中国创伤后应激障碍防治指南（2024版）［M］. 北京：人民卫生出版社，2024.

［6］美国精神病学会. DSM-5精神障碍诊断与统计手册［M］. 张道龙，译. 北京：北京大学出版社，2016.

［7］彭咏梅. 康复心理［M］. 2版. 北京：中国中医药出版社，2024.

［8］田国华，赵英. 截肢术后幻肢痛的临床治疗进展［J］. 继续医学教育，2017，1（31）：123-1252.

［9］田玲玲，谌秘，邹田子，等. 康复期脑卒中患者心理灵活性现状及影响因素分析［J］. 护理学杂志，2024，39（3）：18-22.

［10］田仁礼. 心理学基础［M］. 4版. 北京：人民卫生出版社，2022.

［11］汪启荣. 护理心理学［M］. 4版. 北京：人民卫生出版社，2024.

［12］汪启荣，郭娟. 心理咨询实务［M］. 大连：大连理工大学出版社，2024.

［13］姚树桥，杨艳杰. 医学心理学［M］. 7版. 北京：人民卫生出版社，2021.

［14］张路，吕绪鲁，董文霞. 镜像治疗配合心理行为干预在截肢后幻肢痛患者的应用效果［J］. 中国临床护理，2021，10（13）：601-604.

［15］张宁，吴均林. 康复心理咨询：技术与实践［M］. 北京：科学出版社，2021.

［16］张晓静，刘嘉欣，陈岩燕，等. 脊髓损伤带来的心理社会影响及有效干预研究进展［J］. 中国康复医学杂志，2024，39（12）：1901-190.

［17］中国康复医学会康复心理学专委会. 康复心理咨询技术操作专家共识［J］. 中华物理医学与康复杂志，2020，42（11）：961-968.

［18］周郁秋. 康复心理学［M］. 3版. 北京：人民卫生出版社，2019.

［19］JIANG LIN，XIE XIN，HE RONGFANG，et al. Analysis of risk factors for post-operative recurrence after percutaneous endoscopic lumbar discectomy in patients with lumbar disc herniation：a meta-analysis［J］. Journal of Orthopaedic Surgery and Research，2023.

［20］CHUANG CH，CHEN PC，BAI CH，et al. Association between spinal cord injury and alcohol dependence：a population-based retrospective cohort study［J］. J Pers Med，2022.

［21］GUO J，WANG J，SUN W，et al. The advances of post-stroke depression：2021 update［J］. J Neurol，2022.

［22］ROBINSON R G，SPALLETTA G. Poststroke depression：a review［J］. Can J Psychiatry，2010.